REVISANDO COM
AS MELHORES QUESTÕES DE

PROVAS DE RESIDÊNCIA MÉDICA

OBSTETRÍCIA

FELIPE COSTA

REVISANDO COM
AS MELHORES QUESTÕES DE

PROVAS DE RESIDÊNCIA MÉDICA

OBSTETRÍCIA

COM ÁUDIO em cada questão via **QR *code***

manole
editora

PRODUÇÃO E COORDENAÇÃO EDITORIAL: Eliane Otani
PROJETO GRÁFICO E DIAGRAMAÇÃO: Otani Editorial
CAPA: Plin Editorial
IMAGENS DE MIOLO: retiradas das provas de acesso direto
GRAVAÇÃO DOS ÁUDIOS: LK Produtora (Santa Maria, RS)
LOGOTIPOS ©: Fertilitat Centro de Medicina Reprodutiva, Unimed Santa Maria/RS, Universidade Franciscana e @unicredpontocapital.

CIP-BRASIL. CATALOGAÇÃO NA PUBLICAÇÃO
SINDICATO NACIONAL DOS EDITORES DE LIVROS, RJ

C872r

Costa, Felipe
Revisando com as melhores questões de provas de residência médica : obstetrícia / Felipe Costa. - 1. ed. - Barueri [SP] : Manole, 2024.
288 p. : il. ; 23 cm.

Inclui bibliografia
ISBN 978-85-204-5862-4

1. Obstetrícia. 2. Medicina - Estudo e ensino (Residência). 3. Residentes (Medicina). 4. Formação profissional. I. Título.

24-92924 CDD: 618.2
CDU: 618.2

Gabriela Faray Ferreira Lopes - Bibliotecária - CRB-7/6643

1ª edição – 2025

Editora Manole Ltda.
Alameda América, n. 876
06543-315 – Santana de Parnaíba – SP – Brasil
Tel.: (11) 4196-6000
www.manole.com.br https://atendimento.manole.com.br

Impresso no Brasil | *Printed in Brazil*

Dedico este livro aos meus pacientes e alunos,
que me inspiram a sempre estudar mais e mais.
Agradeço aos meus pais, Anita e Madril,
pelo incentivo de sempre.

PREFÁCIO

É com enorme alegria que recebi o convite para escrever o prefácio deste livro.

Conheço o autor, o Prof. Dr. Felipe Costa, desde a época de sua graduação em Medicina pela Universidade Federal de Santa Maria (UFSM), onde já se destacava. Posteriormente, ele se especializou em Ginecologia, Obstetrícia e Reprodução Humana, concluindo exemplarmente seu Mestrado e Doutorado. Com um perfil arrojado e ávido por transmitir conhecimento e facilitar o processo de ensino-aprendizagem, no período de 2008 a 2011, contribuiu efetivamente conosco na SOGIRGS (Sociedade de Ginecologia e Obstetrícia do Rio Grande do Sul) na elaboração de questões para avaliação do médico residente do Rio Grande do Sul, carinhosamente conhecido como "nosso Teguinho".

A proposição de suas questões, desde aquela época, sempre ganhou notoriedade pela qualidade e pela viabilidade de abordar o máximo de fundamentos necessários para garantir que o médico residente avaliado demonstrasse uma compreensão ideal das diversas interfaces da grande área da Ginecologia e Obstetrícia. Com o passar dos anos, ele também investiu na atividade docente, tendo sido Professor Doutor em importantes universidades gaúchas, como a UFSM, a Universidade de Santa Cruz do Sul e a Universidade Franciscana.

Percebe-se pela excelente qualidade do trabalho aqui apresentado que o Prof. Felipe sempre manteve viva sua preocupação com a sedimentação do conhecimento por parte dos alunos de graduação, internato e médicos residentes. Neste livro, foram incluídas inúmeras questões de prova de acesso direto de Obstetrícia de seleções de residência médica dos principais serviços de ensino do Brasil, sempre priorizando questões avaliativas ideais, que não suscitassem divergências ou polêmicas, e que refletissem a abordagem científica atualizada de 16 temas de relevância obstétrica.

Certamente, o Prof. Dr. Felipe Costa contribui enormemente para a sedimentação do conhecimento de todos os alunos, residentes e profissionais que tenham a oportunidade de se familiarizar com esta bela obra, de formato inteligente e moderno. Ele não apenas apresenta as questões e seus gabaritos, como também aborda pontos-chave de cada tópico, oferecendo a todos uma discussão objetiva em áudio, com uma locução envolvente, acessível por QR *code* de forma dinâmica e bastante esclarecedora. Esta modalidade inovadora e arrojada certamente contribuirá para o fortalecimento do processo ensino-aprendizagem e atrairá todos que são ávidos por atualização na área.

Em nome da Universidade Federal de Ciências da Saúde de Porto Alegre (UFCSPA), como Professora do Departamento de Ginecologia e Obstetrícia, renovo meu agradecimento pelo privilégio de, por meio deste prefácio, apresentar esta nova e instigante edição. Esta qualificada obra será um presente para todos que anseiam por conhecimento e, em especial, ao acadêmico dedicado, como uma excelente forma de testar e fixar o conhecimento na área.

Sejam todos muito bem-vindos a este moderno formato de aprendizado!

Profª Drª Patrícia El Beitune
Professora Associada do Departamento de Ginecologia e Obstetrícia (DGO)
da Universidade Federal de Ciências da Saúde de Porto Alegre (UFCSPA)
Chefe do DGO UFCSPA 2021-2024
Editora associada da RBGO Gynecology & Obstetrics

Este livro tem *QR codes* em cada questão

Para melhor experiência com os áudios, instale o Google Drive em seu dispositivo móvel.

SUMÁRIO

A Medicina é uma área do conhecimento em constante evolução. Os protocolos de segurança devem ser seguidos, porém novas pesquisas e testes clínicos podem merecer análises e revisões, inclusive de regulação, normas técnicas e regras do órgão de classe, como códigos de ética, aplicáveis à matéria. Alterações em tratamentos medicamentosos ou decorrentes de procedimentos tornam-se necessárias e adequadas. Os leitores, estudantes e profissionais da saúde que se sirvam desta obra como apoio ao conhecimento são aconselhados a conferir as informações fornecidas no que concerne a medicamentos, produtos,, equipamentos e outro qualquer recurso. É responsabilidade do médico, com base na sua experiência e na avaliação clínica do paciente e de suas condições de saúde e de eventuais comorbidades, determinar as dosagens e o melhor tratamento aplicável a cada situação. As linhas de pesquisa ou de argumentação do autor, assim como suas opiniões, não são necessariamente as da Editora.
Esta obra serve apenas de apoio complementar a estudantes e à prática médica, mas não substitui a avaliação clínica e de saúde de pacientes, sendo do leitor – estudante ou profissional da saúde – a responsabilidade pelo uso da obra como instrumento complementar à sua experiência e ao seu conhecimento próprio e individual.
Do mesmo modo, foram empregados todos os esforços para garantir a proteção dos direitos de autor envolvidos na obra, inclusive quanto às obras de terceiros e imagens e ilustrações aqui reproduzidas. Especificamente nesta obra, as questões foram reproduzidas das respectivas provas, com pequenas alterações referentes a correções de formalização da língua portuguesa. Caso algum autor se sinta prejudicado, favor entrar em contato com a Editora.

As questões deste livro foram retiradas na íntegra* dos concursos de residência médica promovidos pelas seguintes instituições:

AMRIGS – Associação Médica do Rio Grande do Sul

ENARE – Exame Nacional de Residência Médica (MEC)

FMUSP – Faculdade de Medicina da USP

HCPA – Hospital de Clínicas de Porto Alegre

HIAE – Hospital Israelita Albert Einstein

HSL-SP – Hospital Sírio Libanês

IAMSPE – Instituto de Assistência Médica ao Servidor Público Estadual de São Paulo

PSU-MG – Processo Seletivo Unificado de Residência Médica de Minas Gerais

PUCRS – Pontifícia Universidade Católica do Rio Grande do Sul

SCMSP – Santa Casa de Misericórdia de São Paulo

SURCE – Seleção Unificada para Residência Médica no Estado do Ceará

SUS-BA – Processo Seletivo Unificado do SUS da Bahia

SUS-SP – Processo Seletivo Unificado do SUS de São Paulo

UNICAMP – Universidade Estadual de Campinas

UNIFESP – Universidade Federal de São Paulo

UFRJ – Universidade Federal do Rio de Janeiro

USP-RP – Universidade de São Paulo em Ribeirão Preto

* Foram realizadas correções de erros da língua portuguesa.

APRESENTAÇÃO

No ano de 2022, publiquei o livro *Revisando com as melhores questões de provas de residência médica – Ginecologia geral e endócrina*, pela Editora Manole, para comemorar os meus 15 anos de docência em Ginecologia e Obstetrícia em cursos de Medicina no Rio Grande do Sul (UFSM, UNISC e UFN) e para auxiliar os alunos da graduação em medicina nos seus estudos, bem como os jovens médicos que se submeterão às provas de residência médica. A partir do sucesso desse livro e da solicitação de vários alunos, lanço, agora, o de obstetrícia, nos mesmos moldes do livro anterior.

Revisando com as melhores questões de provas de residência médica – Obstetrícia é um compilado das melhores questões de acesso direto dos últimos 10 anos das principais provas de residência médica do Brasil. O livro é interativo, pois conta com o comentário do assunto cobrado, em áudio, que poderá ser acessado através do *QR code* que acompanha cada questão. A obra aborda os principais temas da obstetrícia que são cobrados nas seleções de residência médica.

Acredito que a realização de boas questões é um ótimo método de revisão de conteúdo para os alunos das faculdades de medicina e médicos que estão se preparando para as provas de residência médica.

Desejo que esta obra seja útil no seu processo de aprendizagem.

Bons estudos!

Felipe Costa

1

MODIFICAÇÕES FISIOLÓGICAS NA GESTAÇÃO

1. (PUCRS-2024) **Gestante, 22 semanas, assintomática, vem à consulta de pré-natal referindo boa movimentação fetal. Ao exame físico: FC 104 bpm, PA 92/62 mmHg, FR 18 mrpm, Tax 36,2°C. Em relação ao caso, qual é a conduta mais adequada?**

A. Encaminhar a paciente para a emergência devido à baixa PA. Nessa fase da gestação, espera-se um leve aumento da PA, causado pela redução da resistência vascular periférica.

B. Orientar repouso relativo devido ao aumento da FC. No segundo trimestre, espera-se uma redução do débito cardíaco, causada pela diminuição da FC e do volume sistólico.

C. Tranquilizar a paciente quanto às adaptações fisiológicas. Nessa fase da gestação, pode ocorrer discreta queda da PA, devido à diminuição da resistência vascular periférica, apesar da elevação do débito cardíaco.

D. Orientar a paciente a fazer controle diário dos sinais vitais e retornar em uma semana à consulta para acompanhamento da FR. No segundo trimestre, espera-se um aumento da FR devido à elevação do diafragma, com consequente redução do volume residual pulmonar.

2. (PSU-MG-2023) **Sobre as modificações adaptativas do organismo materno durante a gravidez, assinale a opção ERRADA:**

A. Ocorre aumento dos níveis séricos de colesterol LDL para esteroidogênese placentária.

B. Ocorre efeito hipoglicemiante materno pelo aumento sérico do hormônio lactogênio placentário.

C. Pode ocorrer glicosúria e proteinúria pelo aumento do ritmo de filtração glomerular.

D. Pode ocorrer redução do peristaltismo intestinal pela ação miorrelaxante da progesterona.

3. (FMUSP-2023) **Paciente de 24 semanas de gestação, em consulta de pré-natal, refere problema na gengiva com presença de uma bola vermelha e dolorida. Relata frequente sangramento gengival ao escovar os dentes. Ao exame clínico, observa-se a seguinte imagem:**

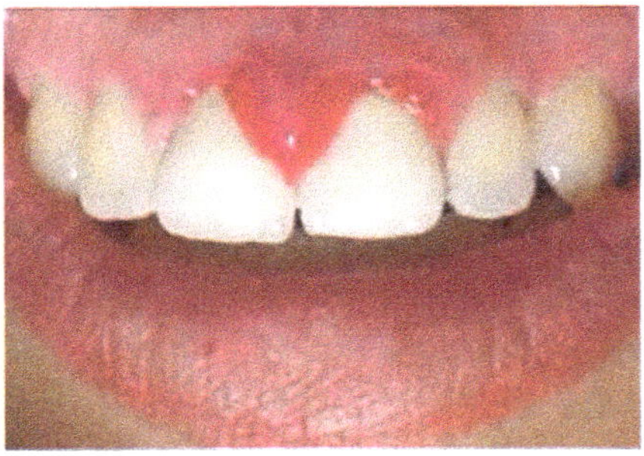

Qual é a melhor conduta?

A. Orientar higiene bucal.
B. Solicitar biópsia.
C. Encaminhar para exérese.
D. Realizar cauterização.

4. (SCMSP-2021) **O organismo materno, a fim de gestar de maneira fisiológica, vive inúmeras modificações adaptativas. Essas alterações ocorrem tanto nos órgãos reprodutores quanto de forma sistêmica. A respeito das modificações gravídicas, assinale a alternativa correta.**

A. No terceiro trimestre, há o decréscimo de 15% da frequência cardíaca, associado ao aumento de 45% a 50% do volume sanguíneo.
B. Há o aumento da frequência respiratória, contudo o volume corrente e a ventilação por minuto em repouso se mantêm nos valores pré-gravídicos.
C. O metabolismo lipídico materno apresenta uma fase anabólica no primeiro e no segundo trimestre e uma fase catabólica no terceiro trimestre.
D. A taxa de filtração glomerular aumenta, porém, devido à ação progestagênica, há aumento na creatinina plasmática.
E. O consumo de glicose pelo feto é contínuo, e a ingestão materna, intermitente. Para manter a fonte de energia fetal contínua, o transporte de glicose através da placenta ocorre por osmose.

5. (IAMSPE-2021) **Uma mulher de 24 anos de idade foi ao pronto-socorro no dia 7 de outubro de 2020, referindo última menstruação em 29 de julho de 2020 e queixando-se de polaciúria intensa. Com base nesse caso hipotético, assinale a alternativa que apresenta o sinal que, ao exame de toque vaginal, pode ser encontrado.**

A. Sinal de Hegar.
B. Sinal de Pinard.
C. Sinal de McRoberts.
D. Sinal de Haller.
E. Sinal de Mauriceau.

6. (IAMSPE-2021) **Quanto às adaptações do sistema cardiovascular materno à gravidez normal, é correto afirmar que ocorre:**

A. Aumento da volemia materna, decorrente, prioritariamente, do acréscimo de volume plasmático.
B. Aumento da resistência vascular periférica, com consequente aumento da pressão arterial sistêmica materna.
C. Aumento da produção de prostaciclinas, o que ocasiona vasoconstrição sistêmica materna.
D. Variação do volume sanguíneo materno, associada à quantidade de tecido trofoblástico, sendo menor nas gestações múltiplas.
E. Diminuição da frequência cardíaca basal e do débito cardíaco materno.

7. (AMRIGS-2021) **Em relação às modificações fisiológicas da gestação no sistema respiratório, podemos dizer que:**

A. Ocorre hipoventilação fisiológica.
B. A capacidade pulmonar total não se altera.
C. O volume corrente e o volume-minuto diminuem.
D. O volume residual diminui.

8. (HCPA-2021) **Considere as assertivas abaixo sobre alterações fisiológicas na gravidez.**

I. O útero é capaz de distender até 1.000 vezes seu volume normal pelo alongamento e pela hipertrofia do músculo uterino.
II. No início, antes das 7 semanas, o corpo lúteo é a principal fonte de progesterona que mantém a gravidez.
III. O sinal de Hartman é um pequeno sangramento que pode ocorrer à medida que o blastocisto se implanta no endométrio.

Quais são corretas?

A. Apenas I.
B. Apenas II.
C. Apenas III.
D. I, II e III.

9. (PSU-MG-2019) **Durante a gravidez, ocorrem alterações fisiológicas em praticamente todos os sistemas. Ao se avaliar uma paciente grávida com possível indicação cirúrgica, qual das situações abaixo está INCORRETA?**

A. Ocorre redução da resistência vascular sistêmica, da pressão arterial sistólica e da pressão diastólica principalmente na metade da gestação.
B. No final da gravidez, o fluxo sanguíneo pode variar significativamente de acordo com a posição adotada pela paciente.
C. O aumento fisiológico da volemia sanguínea faz com que sinais de hipovolemia sejam detectados precocemente.
D. Sinais clínicos de insuficiência cardíaca, como terceira bulha, sopro sistólico de ejeção e edema de membros inferiores, são comuns em pacientes grávidas saudáveis.

10. (FMUSP-2019) **Mulher, 26 anos de idade, inicia o pré-natal na 34ª semana, referindo palpitações, principalmente quando faz exercícios, tais como andar um pouco mais rápido ou subir um curto lance de escadas, com piora progressiva nas duas últimas semanas. Paciente refere que acorda à noite com falta de ar nesse período, principalmente quando dorme em posição supina. Nega doenças prévias. Refere sedentarismo antes de engravidar. Ao exame clínico, apresenta bom estado geral, corada, hidratada, pressão arterial 120 x 80 mmHg, frequência cardíaca 90 bpm, rítmica, sopro sistólico +/6+ em foco aórtico acessório. Edema de membros inferiores ++/4+. Qual é a principal hipótese diagnóstica?**

A. Insuficiência cardíaca congestiva.
B. Anemia fisiológica da gravidez.
C. Alterações normais da gestação.
D. Estenose aórtica reumática.

11. (USP-RP-2018) **Primigesta, 21 anos, 34 semanas, retorna para consulta pré-natal referindo edema vespertino de membros inferiores e cansaço discreto. Sem outras queixas. Ao exame físico, observou-se pressão arterial 96 x 60 mmHg, pulso 88 bpm, sopro sistólico suave em foco mitral (sem irradiação), ictus cardíaco desviado lateralmente da linha hemiclavicular. No eletrocardiograma, observou-se desvio do eixo elétrico cardíaco para a esquerda, discreto achatamento do segmento ST e aumento do complexo QRS. Com base nessas informações, qual seria o diagnóstico para essa gestante?**

A. Adaptações funcionais da gravidez.
B. Insuficiência cardíaca congestiva.
C. Insuficiência aórtica moderada.
D. Estenose mitral leve.

12. (PUCRS-2016) **Com relação às modificações fisiológicas da gravidez, considere as afirmativas abaixo:**

I. O volume sanguíneo materno na gestação aumenta de 30 a 50% quando comparado com os níveis pré-gestacionais.
II. Os valores de leucócitos podem chegar a 25.000/mm^3 durante o parto e o puerpério.
III. O aumento da pressão venosa nos membros inferiores se deve à compressão das veias pélvicas pelo útero volumoso.

Está/estão correta(s) a(s) afirmativa(s):

A. I, apenas.
B. II, apenas.
C. III, apenas.
D. II e III, apenas.
E. I, II e III.

13. (SUS-SP-2016) **Primigesta, 16 anos, vem para a primeira consulta pré-natal após teste de gravidez urinário positivo, com atraso de 11 semanas. Queixa-se de náuseas, tontura, cansaço e sonolência durante o dia e dor nas mamas. Refere palpitações eventuais e, ultimamente, sente-se com constipação intestinal. Sem comorbidades, nega alergias. Exame físico: bom estado geral, PA: 90 × 60 mmHg, FC: 104 bpm, FR: 22 ipm, T: 36,7°C. Semiologia pulmonar sem alterações. Semiologia cardiológica com presença de sopro sistólico +/4+ multifocal e**

desdobramento da primeira bulha cardíaca. Abdome flácido, RHA+, sem alterações, indolor, útero não palpável. Exame ginecológico sem alterações. Em relação às queixas e achados de exame físico dessa paciente, é correto afirmar que:

A. A pressão arterial tende a cair no primeiro trimestre de gestação, mantendo-se em níveis mais baixos durante toda a gestação. Isso se deve ao fenômeno de vasoconstrição na gestação.

B. A presença de sopro cardíaco pode ser um achado fisiológico na gestante, porém o mais frequente é a presença de sopro diastólico.

C. Na gestação, há um aumento fisiológico do débito cardíaco e da frequência cardíaca maternas. A gestante também pode apresentar uma "dispneia fisiológica" devido ao aumento do volume corrente.

D. Mastalgia é uma queixa incomum em gestantes em período inicial da gestação.

E. Constipação é frequente em gestantes, está associada aos níveis hormonais de beta-HCG e tende a melhorar com a evolução da gestação.

14. (HIAE-2015) **Constituem modificações gravídicas gerais do organismo materno:**

A. Aumento do volume de reserva expiratória e da frequência respiratória.

B. Aumento do tempo de esvaziamento gástrico e hipoatividade da vesícula biliar.

C. Hipermotilidade do trato urinário e polaciúria.

D. Hemodiluição e diminuição da concentração de fibrinogênio sanguíneo.

15. (SUS-SP-2014) **Sobre as modificações gravídicas:**

I. O aumento da volemia materna decorre em maior proporção do acréscimo de volume plasmático que da hiperplasia celular.

II. Durante a gestação normal, a hipófise aumenta de tamanho à custa de hipertrofia e hiperplasia da porção anterior da glândula, em especial dos lactótrofos, gerada pela ação estimuladora do estrógeno.

III. Na gestante, ocorre aumento do volume corrente respiratório, com aumento da reserva expiratória e inspiratória.

Está correto o que se afirma em:

A. I e II.

B. I, apenas.

C. II e III.

D. II, apenas.

E. I, II e III.

GABARITO

1. C	4. C	7. D	10. C	13. C
2. B	5. A	8. D	11. A	14. B
3. A	6. A	9. C	12. E	15. A

PONTOS-CHAVE

- O volume sanguíneo total e o débito cardíaco maternos aumentam em torno de 50% na gravidez.
- O aumento do volume plasmático é maior do que a massa eritrocitária, ocorrendo uma hemodiluição na gestação e consequente anemia fisiológica.
- Há redução da resistência vascular periférica e consequente diminuição da pressão arterial sistêmica. A pressão arterial diminui mais no 2° trimestre de gestação e retorna a níveis pré-gravídicos próximo ao termo.
- A gravidez é um estado de hipercoagulabilidade, aumentando o risco de fenômenos tromboembólicos nesse período.
- Leucocitose sem desvio à esquerda é comum na gravidez e fisiológica.
- Hidronefrose é comum e fisiológica na gestação, sendo mais evidente à direita.
- As alterações fisiológicas que ocorrem no trato geniturinário durante a gestação, como a estase urinária, associadas às alterações imunológicas da gravidez, predispõem a infecção do trato urinário.
- Em decorrência da maior volemia durante a gestação, a taxa de filtração glomerular aumenta, com redução dos níveis séricos de ureia e creatinina e aparecimento de glicosúria fisiológica.
- A musculatura lisa do trato digestório fica mais relaxada em função dos altos níveis de progesterona, o que acarreta refluxo gastroesofágico, esvaziamento gástrico mais lento e diminuição da motilidade intestinal, causando sintomas comuns, como pirose e constipação.

- A redução do retorno venoso pela compressão da veia cava inferior pelo útero gravídico e a redução do tônus venoso causam edema de membros inferiores, varizes e hemorroidas.
- Há hiperventilação pela gestante em decorrência do aumento do volume corrente, causando alcalose respiratória.
- A vasodilatação da gravidez leva a hiperemia e edema da cavidade nasal, predispondo a congestão, epistaxe e voz anasalada.

2 ASSISTÊNCIA PRÉ-NATAL

1. (UNIFESP-2024) Tercigesta de 24 semanas, hígida, com 2 partos anteriores no termo, o último há 1 ano e 3 meses, vem à consulta pré-natal. Afirma ter recebido a vacina tríplice acelular do adulto (dTpa) nas gestações anteriores. Qual é a orientação mais adequada em relação à imunização com a referida vacina na gravidez atual?

A. Receber a vacina após a 32ª semana.
B. Receber a vacina neste momento.
C. Não receber a vacina, uma vez que a paciente já está imune.
D. Não receber a vacina, pois a paciente não pertence a grupo de risco.

2. (UNIFESP-2024) Secundigesta, 28 anos de idade, parto anterior no termo. Primeira consulta em UBS com diagnóstico de gravidez tópica de 8 semanas. Realizado teste rápido para sífilis, com resultado positivo. No cartão pré-natal da gestação anterior, encontra-se anotado o diagnóstico de sífilis e tratamento feito com penicilina benzatina, 7.200.000 UI. Feito seguimento sorológico, há 6 meses, com VDRL de 1:2. Qual é a conduta mais indicada?

A. Solicitar VDRL.
B. Tratar com penicilina benzatina 2.4000.000 UI.
C. Tratar com penicilina benzatina 7.200.000 UI.
D. Solicitar FTA-Abs.

3. (HSL-SP-2024) Secundigesta, 23 anos de idade, portadora de diabetes tipo 1, comparece à primeira consulta de pré-natal com 15 semanas de idade gestacional. Refere aborto espontâneo prévio. Encontra-se em insulinoterapia com controle glicêmico adequado. Trouxe ultrassonografia morfológica do primeiro trimestre sem alterações. Exame físico: PA: 120 x 85 mmHg, pulso: 82 bpm, altura uterina: 14 cm, foco: 140 bpm. A conduta mais adequada a se realizar nessa consulta é:

A. Prescrever hidroclorotiazida.
B. Prescrever ácido acetilsalicílico.
C. Prescrever heparina de baixo peso molecular.
D. Trocar insulina por metformina.
E. Adicionar glibenclamida.

4. (UNIFESP-2023) **Paciente 30 anos, 3ª gestação, 14 semanas. Na 1ª gestação, teve pré-eclâmpsia com 31 semanas, parto cesárea de emergência. Na 2ª gestação, entrou em trabalho de parto prematuro, evoluindo para parto normal com 32 semanas. Mesmo parceiro. Qual é a orientações no pré-natal?**

A. Ácido fólico, sulfato ferroso e progesterona.
B. Ácido acetilsalicílico, progesterona e sulfato ferroso.
C. Ácido fólico, heparina de baixo peso molecular e progesterona.
D. Sulfato ferroso, ácido acetilsalicílico e heparina de baixo peso molecular.

5. (UNIFESP-2023) **Secundigesta, 38 anos de idade, com idade gestacional de 10 semanas, apresenta glicemia de jejum de 94 mg/dL, colhida há 2 dias. A gestação anterior, há 5 anos, transcorreu sem complicações e com parto normal a termo de recém-nascido com peso adequado (3300 g). Qual deve ser a orientação, baseado no resultado laboratorial apresentado?**

A. Solicitar nova glicemia de jejum e Hb glicada após as 12 semanas.
B. Solicitar curva glicêmica com 24 semanas.
C. Não é necessário solicitar exames adicionais.
D. Solicitar curva glicêmica com 28 semanas.

6. (UNICAMP-2023) **Mulher, 18a, G2P0A1, idade gestacional de 21 semanas, sem queixas ou alterações ao exame físico. Exames laboratoriais de rotina pré-natal: hemoglobina = 11,4 g/dL; hematócrito = 36%; glicemia de jejum = 82 mg/dL; exame de urina = normal; urocultura = negativa. Sorologias: sífilis = negativa; toxoplasmose = IgG positivo e IgM negativo; HIV = negativa; hepatite C = negativa; hepatite B = antiHBs positivo, HBsAg e antiHBc negativos. Refere que desde a menarca apresenta fluxo menstrual intenso e com duração de sete dias. É CORRETO AFIRMAR QUE:**

A. Os exames sugerem anemia na gestação; investigar com eletroforese de hemoglobina.

B. Os exames estão normais; orientar dieta e prescrever 40 mg de ferro elementar ao dia, em uso contínuo.
C. Trata-se de anemia ferropriva; prescrever 200 mg de ferro elementar ao dia, por três meses.
D. Trata-se de traço talassêmico; prescrever 40 mg de ferro elementar e 5 mg de ácido fólico ao dia, por três meses.

7. (PSU-MG-2023) **Paciente procura a maternidade, insegura com a orientação recebida na unidade básica de saúde (UBS) onde realiza o pré-natal de risco habitual. Apresentou VDRL reativo até 1/16 e teste rápido para treponema positivo, sem histórico de tratamento prévio; foi solicitado o VDRL para o parceiro, que veio negativo, e a recomendação foi de que só ela deveria tratar, já que o parceiro não apresentava sífilis. Considerando o diagnóstico de sífilis para a paciente e iniciando logo seu tratamento, assinale a conduta CORRETA em relação a seu parceiro sexual.**
A. Realizar um teste treponêmico e só tratar se o teste for positivo.
B. Repetir o teste não treponêmico e só tratar se o novo teste for positivo.
C. Realizar um teste treponêmico e tratar como sífilis, independentemente do resultado do teste. A dose preconizada vai diferir se o teste for positivo ou negativo.
D. Considerar que a sífilis foi excluída e que não precisa tratar.

8. (SCMSP-2023) **Uma gestante com 21 semanas de gestação compareceu à unidade básica de saúde (UBS) para atualizar sua carteira vacinal. Apresentava vacinação incompleta, tendo recebido apenas uma dose de vacina, contendo o componente tetânico. Nessa situação hipotética, a gestante deve:**
A. Receber uma dose de dTpa a partir da 28ª semana de gestação.
B. Completar o esquema vacinal, recebendo duas doses de dT e uma dose de dTpa, respeitando o intervalo mínimo de um mês entre as doses.
C. Completar o esquema vacinal com uma dose de dT e uma dose de dTpa, devendo esta última ser aplicada a partir da 28ª semana de gestação, respeitando o intervalo mínimo de um mês entre elas.
D. Receber duas doses de dT a partir da 28ª semana de gestação, respeitando o intervalo mínimo de um mês entre elas.
E. Receber uma dose de dT e uma dose de dTpa dentro do intervalo mínimo de um mês entre elas.

9. (SCMSP-2023) **Com relação à ultrassonografia obstétrica, assinale a alternativa correta.**

A. A determinação da idade gestacional com base na ultrassonografia, quando esta é realizada no 1° trimestre de gestação, sempre é mais eficaz do que por meio de fatores clínicos, como a data da última menstruação e a data da concepção, nos casos de técnicas de reprodução assistida.

B. O espessamento do saco gestacional em torno de dez a doze semanas de gestação representa sinal de alerta para a gestação.

C. A ultrassonografia obstétrica é capaz de detectar diversas anomalias fetais, como a acrania, a espinha bífida e a onfalocele.

D. A estimativa do peso fetal pode ser realizada pela obtenção do diâmetro biparietal.

E. A translucência nucal aumentada no exame morfológico de 1° trimestre de gestação indica que o feto é portador da síndrome de Down.

10. (HSL-SP-2023) **Primigesta, 29 anos, apresentou pielonefrite no primeiro trimestre ocasionada por E. coli. A conduta mais adequada no acompanhamento pré-natal é:**

A. Realização de ressonância magnética das vias urinárias.

B. Antibioticoprofilaxia diária ao longo do pré-natal.

C. Prescrição de composto à base de *cranberry* e manjericão.

D. Ingesta adequada de líquido e micção a cada 6 horas.

E. Realização de urina I e urocultura em cada trimestre.

11. (HSL-SP-2023) **Considere a imagem abaixo.**

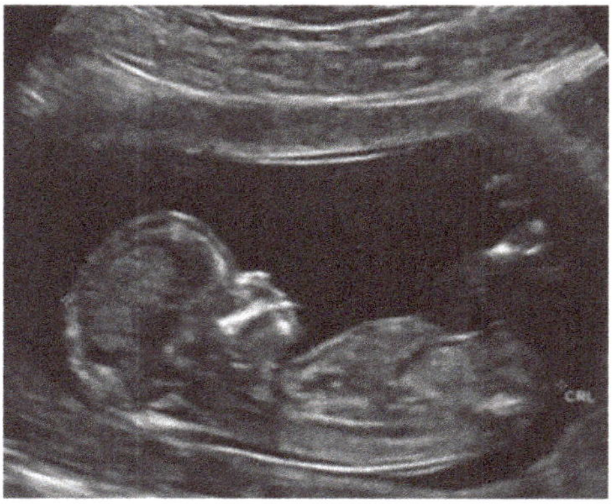

Nessa imagem ultrassonográfica do final do primeiro trimestre de gestação, observa-se feto com:

A. Ausência do osso nasal e pé torto congênito.
B. Osso nasal adequado e anencefalia.
C. Ausência de osso nasal e aumento da transluscência nucal.
D. Osso nasal e transluscência nucal adequados.
E. Higroma cístico e edema da calota craniana.

12. (HCPA-2023) **A regra de Nägele pode ser utilizada para o cálculo da data provável do parto. Considerando que uma gestante informou ter sido 1° de junho de 2022 a data da última menstruação, a data provável do parto será:**
A. 26 de fevereiro de 2023.
B. 1° de março de 2023.
C. 04 de março de 2023.
D. 08 de março de 2023.

13. (HCPA-2023) **Assinale a assertiva correta sobre assistência pré-natal.**
A. No exame físico da gestante, a ausculta dos batimentos cardiofetais pode ser feita a partir da 6ª semana de gestação com sonar Doppler.
B. No 3° trimestre de gestação, o decúbito dorsal materno pode levar ao efeito Poseiro, que se caracteriza por bradicardia materna e taquicardia fetal.
C. Toda gestante deve receber pelo menos 1 dose da vacina dTpa, mesmo que tenha recebido dTpa na gestação anterior e dT na gestação atual.
D. A presença de anticorpos IgG para toxoplasmose com baixa avidez no 1° trimestre de gestação indica infecção antiga e exclui infecção aguda nos últimos 3 meses.

14. (HCPA-2023) **Qual fármaco, dentre os abaixo, pode ser utilizado durante a gestação em pacientes com epilepsia?**
A. Lamotrigina.
B. Hidantoína.
C. Fenobarbital.
D. Ácido valproico.

15. (HCPA-2023) **Paciente de 26 anos, G3P2, veio à consulta na 18ª semana de gestação. Em seu histórico, constavam partos com nascimentos nas idades gestacionais de 34 semanas e 30 semanas, nos quais apresentara contrações e ruptura de membranas.**

Negou uso de medicamentos. A urocultura realizada evidenciou *Streptococcus* do grupo Beta (30.000 colônias/mL). Ao exame físico, o colo era grosso, fechado e posterior, e os batimentos cardiofetais, de 132 bpm. Qual a conduta mais adequada?

A. Observar clinicamente a paciente e repetir a urocultura em 7 dias.
B. Prescrever apenas ampicilina por via oral.
C. Prescrever progesterona por via vaginal e repetir a urocultura.
D. Prescrever progesterona por via vaginal e ampicilina por via oral.

16. (ENARE-2023) **Gestante, 23 semanas, refere que não fez nenhum dos exames solicitados na rotina de primeiro trimestre. Nega doenças prévias; o peso pré-gestacional era 80 kg e, atualmente, está com 90 kg, sendo que a altura é de 1,60 m. Considerando a disponibilidade técnica adequada, a melhor conduta para o diagnóstico de diabetes gestacional é solicitar:**

A. Hemoglobina glicada e glicemia de jejum no momento da consulta.
B. Teste oral de tolerância à glicose com 100 g em jejum e duas horas após sobrecarga.
C. Teste oral de tolerância à glicose com 75 g em jejum de duas horas imediatamente.
D. Apenas hemoglobina glicada.
E. Teste oral de tolerância à glicose com 75 g em jejum, uma e duas horas após sobrecarga, entre 24 e 28 semanas.

17. (ENARE-2023) **Gestante de 22 semanas comparece ao consultório referindo disúria e polaciúria há 3 dias. Nega outras queixas. Trouxe exame de urocultura realizado há 3 dias, que evidenciou E. coli. O antibiograma mostrou que a bactéria em questão era sensível aos seguintes fármacos: nitrofurantoína, ampicilina, ciprofloxacino e norfloxacino. Refere que já é o terceiro quadro de infecção do trato urinário durante essa gestação. Nesse caso, a conduta mais adequada é prescrever:**

A. Ciprofloxacino 500 mg de 12/12 horas por 7 dias.
B. Norfloxacino 400 mg uma vez ao dia por 3 dias.
C. Nitrofurantoína 100 mg de 6/6 horas por 5 dias.
D. Ampicilina 500 mg de 6/6 horas por 7 dias, seguido de nitrofurantoína profilática uma vez ao dia.
E. Nitrofurantoína 100 mg de 6/6 horas por 7 dias.

18. (FMUSP-2023) Paciente de 41 anos retorna à consulta de pré-natal trazendo o exame realizado com 12 semanas de gestação: translucência nucal de 2,5 mm e imagens apresentadas a seguir.

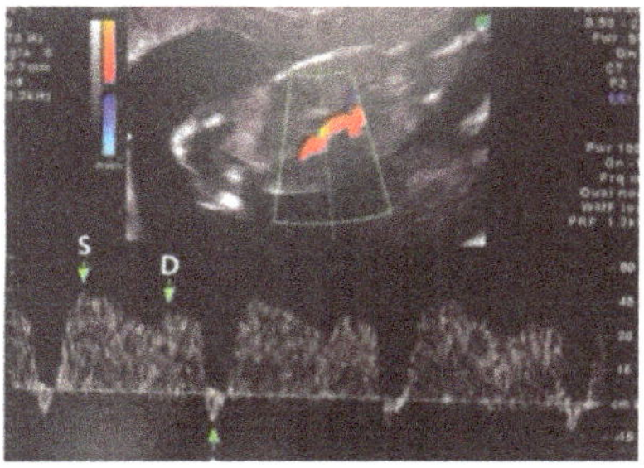

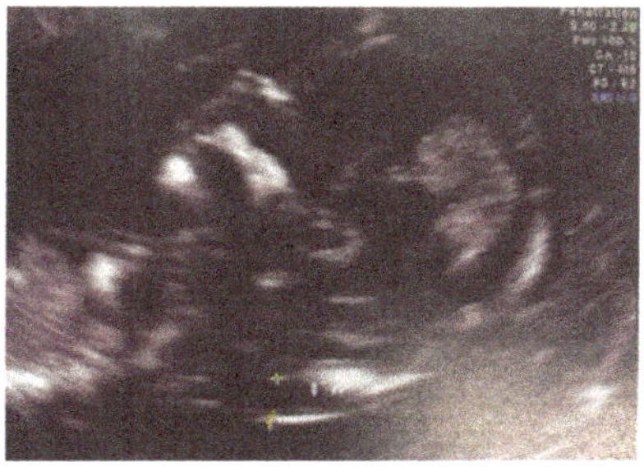

Quando comparado à população dessa mesma idade, qual é o significado desse resultado?

A. Mantido o risco basal de cardiopatia fetal.
B. Maior risco de meningomielocele.
C. Maior risco de trissomia.
D. Maior risco de espinha bífida.

19. (USP-RP-2023) Secundigesta com 1 parto normal anterior a termo, 26 anos, 15 semanas de gestação, sem comorbidades prévias. Comparece à consulta para iniciar pré-natal, sem queixas clínicas ou obstétricas. Exame físico: bom estado geral, PA: 105 x 72 mmHg. Peso: 92 kg, estatura: 160 cm. Altura uterina: 18 cm, ausculta de batimentos cardíacos fetais de 142 bpm. Além da suplementação de ferro, qual a conduta mais adequada para essa paciente?

A. Iniciar ácido acetilsalicílico e enoxaparina.
B. Iniciar ácido acetilsalicílico e cálcio.
C. Iniciar ácido acetilsalicílico.
D. Não indicar profilaxia medicamentosa.

20. (USP-RP-2022) Mulher, 28 anos, G2P1A0, 1 parto pré-termo anterior espontâneo com 32 semanas sem intercorrências, está em seguimento pré-natal em uso de progesterona via vaginal. Comparece ao ambulatório para realizar ultrassom morfológico e medida de colo uterino. Ultrassom morfológico sem alterações e avaliação do colo uterino com 2,6 cm de comprimento. Qual a conduta clínica?

A. Indicar cerclagem.
B. Suspender a progesterona.
C. Manter a progesterona.
D. Colocar pessário cervical.

21. (UNIFESP-2022) **Gestante, 39 anos de idade, 2G1P normal anterior (nativivo de termo, 3950 g), veio para consulta pré-natal de rotina. Os dados de seguimento estão a seguir. DUM: 03/01/2021; peso inicial: 70 kg; est: 1,61 m; IMC inicial: 27 kg/m^2.**

Data	Peso (kg)	PA (mmHg)	Edema	AU (cm)	BCF (bpm)	Idade gestacional	Conduta
10/03/21	73,5	100 x 70	ausente	-----	------	9 sem + 3 dias	rotina
14/04/21	75	100 x 70	ausente	-----	160	13 sem	morfo 1°
12/05/21	76,2	90 x 70	ausente	17	156	18 sem + 3 dias	morfo 2°
06/06/21	77	110 x 70	ausente	21	136	22 sem + 3 dias	rotina ok
05/07/21	78,8	100 x 60	ausente	25	126		

Exames em 08/03/2021: Hb = 10,1; Ht = 31; leucograma = 10200; plaquetas: 221100; glicemia de jejum: 94 mg/dL; sorologias: VDRL não reagente/teste rápido não reagente; HIV: não reagente; HBsAg: não reagente; hepatite C: não reagente; toxoplasmose: IgG reagente, IgM não reagente; rubéola: IgG reagente, IgM não reagente.

A alternativa que descreve os exames que devem ser solicitados na consulta de 20 de julho é:

A. Teste oral de tolerância à glicose, sorologias para HIV e sífilis.
B. Hemograma, sorologias para HIV e sífilis.
C. Teste oral de tolerância à glicose, hemograma, sorologias para HIV, sífilis e toxoplasmose.
D. Hemograma, sorologias para HIV e sífilis, pesquisa de estreptococo.

22. (UNICAMP-2022) **Mulher, 22a, G2P1FV0, vem para primeira consulta de pré-natal em unidade básica de saúde, assintomática. Idade gestacional pela amenorreia: 6 semanas. Antecedente pessoal: óbito fetal com 32 semanas sem causa conhecida. Nega patologias crônicas e nega uso de substâncias psicoativas. Questiona sobre riscos desta gestação e se deverá fazer algo diferente. EM RELAÇÃO ÀS DÚVIDAS DA PACIENTE, ASSINALE A RESPOSTA CORRETA:**

A. Risco habitual; seguir pré-natal de rotina em UBS.
B. Alto risco; usar anticoagulação profilática.
C. Alto risco; investigar trombofilias.
D. Risco habitual; ultrassonografia quinzenal no terceiro trimestre.

23. (PSU-MG-2022) **Em relação aos esquemas de imunização em mulheres, assinale a alternativa ERRADA:**

A. A imunização para HPV quadrivalente, segundo o Programa Nacional, são duas doses com intervalo de seis meses entre elas, para meninas de 9 a 14 anos.
B. A vacina contra febre amarela contém vírus atenuado, por isso é contraindicada na gravidez.
C. As gestantes com esquema vacinal completo para dTpa (tríplice bacteriana acelular do adulto) não necessitam de dose de reforço a cada gestação.
D. Na imunização de gestantes e puérperas contra a covid-19, não se deve usar imunizantes que tenham como vetor o adenovírus.

24. (HSL-SP-2022) **Primigesta de 32 anos, 30 semanas de gestação, refere ardência ao urinar há 1 dia, além de sangramento na urina. Nega febre ou dor lombar. Sem queixas obstétricas. A conduta mais adequada é:**

A. Prescrever macrodantina diária até o parto.
B. Prescrever fosfomicina trometamol em dose única.
C. Aguardar resultado da urina I e urocultura para prescrição de antibiótico adequado.
D. Prescrever anti-inflamatório não hormonal por 3 dias.
E. Prescrever norfloxacino por 5 dias.

25. (ENARE-2022) **O exame físico obstétrico consiste em inspeção, palpação, ausculta e, se necessário, toque. Quanto à palpação, devemos frisar a avaliação do útero e do seu conteúdo, visando ao reconhecimento do feto nele contido, sua apresentação e posição. Para sistematizar a técnica de palpação, são consideradas diversas fases (manobras de Leopold-Zweifel). Sobre essas fases, assinale a alternativa correta.**

A. No primeiro tempo, delimita-se o fundo uterino, diagnosticando a situação fetal. Na maioria dos casos, sentimos no fundo uterino o polo pélvico, sendo mais volumoso, irregular, resistente, mas redutível. Se encontrado o polo cefálico, este será de superfície mais regular, resistente e irredutível. O feto pode estar em situação posterior, anterior, à esquerda e à direita.

B. No segundo tempo, objetiva-se determinar a posição fetal, podendo ser longitudinal (vertical), transversal ou córmica, ou oblíqua, em relação ao eixo materno. As mãos são deslizadas para a lateral, em direção ao polo inferior do órgão, tentando sentir o dorso fetal e as pequenas partes ou membros, de um lado ou outro lado do útero.
C. O terceiro tempo é conhecido, mais particularmente, por manobra de Leopold ou Pawlick. Tem como objetivo avaliar a mobilidade do polo fetal inferior em relação ao estreito superior da pelve materna, determinando, assim, a apresentação fetal. Quando o polo fetal estiver mais insinuado, mais móvel estará, havendo demonstração da dilatação cervical. A apresentação pode ser pélvica, cefálica e córmica.
D. No quarto tempo, objetiva-se a determinação da insinuação fetal. É a única manobra feita com as costas do examinador voltada para os pés das pacientes, colocando-se as mãos sobre as fossas ilíacas, em direção ao hipogástrio, com movimento de escavação.
E. Durante a palpação, foi vista posição fetal à esquerda. Assim, fica perceptível que o dorso está à esquerda e os membros fetais orientados à direita em relação ao eixo materno.

26. (AMRIGS-2022) **Qual das vacinas abaixo deve ser evitada durante a gestação, segundo os protocolos do Ministério da Saúde?**
A. Difteria.
B. Sarampo.
C. Coqueluche.
D. Tétano.

27. (AMRIGS-2022) **Assinale a alternativa correta sobre pré-natal de baixo risco.**
A. O ácido fólico deve ser iniciado de rotina a partir da 12ª semana de gestação.
B. A vacina dTpa (difteria, tétano e coqueluche – *pertussis* acelular) está contraindicada na gestação pelo risco de malformação fetal.
C. A vacina contra influenza está contraindicada no primeiro trimestre de gestação pelo risco de malformação fetal.
D. A cultura de secreção vaginal/anal para estreptococo beta-hemolítico do grupo B deve ser realizada preferencialmente entre 35 e 37 semanas de gestação.

28. (SURCE-2021) **Paciente de 38 anos, primigesta, comparece ao ambulatório para primeira consulta de pré-natal com 10 semanas de idade gestacional, pela última menstruação. Você solicita que a ultrassonografia transvaginal seja realizada entre 11 semanas e 13 semanas e 6 dias. Qual é, entre as seguintes opções, uma função dessa ultrassonografia?**

A. Diagnosticar aneuploidia.
B. Rastrear colo curto na gestação.
C. Confirmar a datação da gravidez.
D. Diagnosticar doença hipertensiva gestacional.

29. (HSL-SP-2021) **Gestante de 13 semanas faz ultrassonografia de rotina, em que se observa translucência nucal de 8 mm. Ela deverá ser informada que:**

A. Está indicada a realização do exame morfológico no segundo e terceiro trimestres.
B. Existe alto risco de que o feto tenha anomalias cromossômicas.
C. Se trata de medida adequada para a idade gestacional, indicando baixo risco de aneuploidia.
D. Se trata de marcador patognomônico de trissomia fetal.
E. Isoladamente, essa medida não indica risco aumentado de trissomia.

30. (HCPA-2021) **Assinale a assertiva correta sobre dosagem e período ideal de administração de ácido fólico para pacientes que pretendem engravidar.**

A. Todas as pacientes devem utilizar 5 mg/dia, por via oral, a partir de pelo menos 30 dias antes da concepção e até a 12ª semana de gestação.
B. Pacientes com filho com defeito do tubo neural em gestação anterior devem receber 4 mg/dia, por via oral, a partir de pelo menos 30 dias antes da concepção e até a 12ª semana de gestação.
C. Pacientes que não apresentam fator de risco para malformação do tubo neural devem receber pelo menos 1 mg/dia, por via oral, desde a concepção até o final da gestação.
D. Pacientes em uso de carbamazepina devem receber 0,4 mg/dia, por via oral, a partir de pelo menos 30 dias antes da concepção e até a 12ª semana de gestação.

31. (SURCE-2020) **Primigesta de 16 anos, com atraso menstrual de 5 dias, comparece à primeira consulta de pré-natal relatando diagnóstico de epilepsia e uso de ácido valproico e fenitoína.**

Paciente refere que gestação não foi planejada e que não vai à consulta com neurologista há anos para ajuste de medicação, mesmo tendo apresentado crise convulsiva há 6 meses. Qual a prescrição ideal para essa paciente?

A. Ácido fólico 5 mg + lamotrigina.
B. Ácido fólico 5 mg + carbamazepina.
C. Ácido fólico 0,4 mg + fenitoína e carbamazepina.
D. Ácido fólico 0,4 mg + ácido valproico e fenitoína.

32. (SURCE-2020) **Paciente primigesta, no curso da 12ª semana, comparece à consulta inicial de pré-natal em unidade básica de saúde. Refere estar temerosa com a ocorrência de casos de sarampo na cidade e questiona acerca de quais vacinas ela deve realizar. Quais vacinas devem ser recomendadas a essa paciente durante sua gestação?**

A. Deve-se recomendar a realização de vacinação para influenza, hepatite B e dTpa.
B. Deve-se recomendar a realização de vacinação para hepatite B, dTpa e tríplice viral.
C. Deve-se recomendar a realização de vacinação para hepatite B, febre amarela e influenza.
D. Deve-se recomendar a realização de vacinação para influenza, febre amarela e tríplice viral.

33. (FMUSP-2020) **Paciente de 16 anos de idade procura o serviço de saúde preocupada porque acha que a barriga está pequena e não sente o bebê mexer ainda. Não iniciou pré-natal por medo de contar para os pais da gravidez. Não se lembra da data da última menstruação, mas acha que está com 7 meses (lembra de ter sangrado em maio). Nega doenças, refere uso eventual de maconha e cigarro. Ao exame obstétrico, altura uterina 22 cm, BCF presente e rítmico ao sonar, especular sem alterações, toque vaginal com colo amolecido, grosso e impérvio. Realizada ultrassonografia obstétrica, com peso fetal estimado de 650 g e índice de líquido amniótico de 10 cm, biometria compatível com 24 semanas. A orientação para a paciente é de que:**

A. A datação da gravidez é de 24 semanas, seguir pré-natal normal.
B. Realizar dopplervelocimetria de artérias uterinas.
C. É necessário repetir a ultrassonografia em 14 a 21 dias para confirmar a datação.
D. Realizar amniocentese e cariótipo fetal.

34. (UNIFESP-2019) **Quanto ao calendário vacinal da gestante, é correto afirmar que:**

A. Gestantes com anti-HBsAg positivo devem ser revacinadas para hepatite B para conferir proteção ao recém-nascido.
B. A vacinação contra o sarampo é indicada para moradoras ou viajantes para áreas endêmicas.
C. A vacina contra a coqueluche recomendada na gestação é a tríplice bacteriana adulta celular.
D. A vacinação contra a influenza não pode ser administrada no primeiro trimestre.
E. A vacina contra a febre amarela é recomendada para moradoras ou viajantes para áreas endêmicas.

35. (UNICAMP-2019) **Mulher, 28a, G1P0C0A0, grávida de 14 semanas. Antecedentes pessoais: diabetes *mellitus* tipo I há 15 anos, sobrepeso e hipertensão arterial sistêmica crônica controlada, em uso de insulina, metformina e captopril. Fundo de olho: retinopatia diabética. Proteinúria = 2g/24 horas. A CONDUTA É:**

A. Internar para perfil glicêmico com dieta; manter captopril; suspender metformina; ajustar insulina de acordo com perfil glicêmico.
B. Suspender metformina e captopril; iniciar metildopa, ácido acetilsalicílico e carbonato de cálcio; ajustar dose de insulina segundo perfil glicêmico; recomendar dieta.
C. Internar para perfil glicêmico com dieta; suspender metformina; prescrever metildopa, ácido acetilsalicílico e heparina de baixo peso.
D. Suspender captopril; manter metformina apenas se houver necessidade de dose total de insulina acima de 100 UI/dia; recomendar dieta e atividade física aeróbica.

36. (UNICAMP-2019) **Mulher, 20a, G1A0P0C0 com idade gestacional de 28 semanas, comparece à consulta de pré-natal sem queixas, trazendo exames. Exame sumário de urina: 20.000 leucócitos/mL; 3.000 hemácias/mL; bactérias numerosas e células epiteliais numerosas; urocultura: *Escherichia coli* com contagem de colônias $> 10^5$ UFC/mL. O DIAGNÓSTICO E A CONDUTA SÃO:**

A. Bacteriúria assintomática; não há necessidade de tratamento.
B. Cistite; deve ser considerada terapêutica via oral.
C. Cistite; repetir urocultura para confirmar diagnóstico.
D. Bacteriúria assintomática; tratamento pelo risco de pielonefrite.

37. (SUS-SP-2019) **Tercigesta, 35 anos de idade, faz ultrassonografia morfológica do primeiro trimestre, que mostra translucência nucal aumentada, ausência de osso nasal e alteração do ducto venoso. É correto afirmar que:**

A. Deve-se realizar amniocentese para pesquisa de trissomias na 20ª semana.
B. O exame é patognomônico de síndrome de Down.
C. Há entre 95% e 99% de chance de aneuploidia fetal.
D. Está indicada biópsia de vilo corial para cariótipo.
E. Está indicado coletar cariótipo fetal por punção de sangue do cordão.

38. (PUCRS-2019) **Primigesta, 30 anos, raça negra, hígida, assintomática, com história familiar de tireoidopatia e com 26 semanas de gestação, vem para sua segunda consulta de pré-natal trazendo os seguintes exames laboratoriais, com a especificação da semana em que foram realizados: hemoglobina = 10,2 g/dL e eletroforese de hemoglobina = 99% AA (12ª semana); toxoplasmose: IgG reagente, IgM reagente e teste de avidez de IgG > 60% (12ª semana); teste de tolerância oral a glicose: glicemia jejum = 95 mg/dL; 1 hora = 140 mg/dL; 2 horas = 130 mg/dL (24ª semana); ecografia obstétrica com medida da translucência nucal = 2,0 mm (12ª semana). Diante desses achados, qual é o diagnóstico correto?**

A. Anemia falciforme.
B. Toxoplasmose aguda.
C. Cromossomopatia.
D. Diabete gestacional.

39. (SUS-SP-2018) **Objetivo principal e a melhor idade gestacional para avaliar a translucência nucal e observar a presença do osso nasal:**

A. Avaliação da face fetal; entre 20 e 25 semanas.
B. Investigação de defeitos do tubo neural; entre 8 e 12 semanas.
C. Avaliação do risco de síndromes genéticas; entre 11 e 14 semanas.
D. Investigação de malformações cardíacas; entre 10 e 13 semanas.
E. Avaliação da morfologia fetal; entre 18 e 22 semanas.

40. (SUS-SP-2018) **A vacina dTpa (difteria, *pertussis*, tétano acelular):**

A. Não é recomendada na gestação, pelos riscos de manifestações neurológicas fetais.

B. É recomendada a partir de 20 semanas de gestação em todas as gestantes.
C. É recomendada a partir de 28 semanas de gestação nas gestantes não vacinadas previamente.
D. É recomendada a partir de 24 semanas de gestação, caso a gestante não tenha feito dose de reforço no último ano da dupla antitetânica.
E. Não é recomendada na gestação, pois é composta por toxoides diftéricos e tetânicos.

41. (AMRIGS-2018) **A palpação do abdome da gestante no terceiro trimestre de gestação nos fornece informações importantes e faz parte da propedêutica obstétrica. Assim, as manobras de Leopold-Zweifel permitem identificar, EXCETO:**
A. A situação fetal.
B. A apresentação do feto.
C. A posição fetal.
D. Se o feto está insinuado.
E. Se a paciente está em trabalho de parto.

42. (HCPA-2018) **Assinale a assertiva correta sobre assistência pré-natal.**
A. Não é aconselhável coletar material para exame citopatológico de colo uterino durante a gestação pelo risco de sangramento.
B. Pacientes no 1° trimestre de gestação com glicemia de jejum < 92 mg/dL não necessitam realizar teste de tolerância oral a glicose (75 g de glicose) entre a 24ª e a 28ª semana, pois esse valor exclui a possibilidade de desenvolver diabetes melito gestacional.
C. Mulheres devem receber uma dose de dTpa (difteria, tétano e pertússis acelular) em cada gestação, independentemente de terem sido vacinadas anteriormente, para proteger o recém-nascido da coqueluche.
D. Gestantes com hemoglobina de 10 mg/dL devem receber suplementação de ferro (1 drágea/dia: 200 mg de sulfato ferroso equivalente a 40 mg de ferro-elemento) na segunda metade da gestação.
E. Gestantes que receberam a última dose da vacina antitetânica há 10 anos ou mais necessitam de 1 dose de reforço.

43. (HCPA-2018) **Paciente de 32 anos, com 18 semanas de gestação, G3P2 (recém-nascidos com 1.700 g e 1.550 g, ambos de parto prematuro), fumante (10 cigarros/dia), trouxe resultado de**

urocultura com *Escherichia coli* (> 100.000 UFC/mL) sensível a todos os antibióticos testados. No momento, encontra-se assintomática, nega alergias e refere uso de sulfato ferroso. Ao exame físico, os batimentos cardiofetais eram de 146 bpm, o colo estava fechado e a altura uterina era de 16 cm. Qual a conduta mais adequada?

A. Repetir a urocultura para confirmar o diagnóstico, pois, estando a paciente assintomática, deve ser apenas contaminação.
B. Prescrever ciprofloxacino (500 mg/dia por via oral, por 7 dias) e progesterona natural (200 mg/dia por via vaginal).
C. Prescrever ampicilina (500 mg por via oral, de 6/6 horas, por 7 dias) e recomendar o uso de pessário cervical.
D. Prescrever ampicilina (500 mg por via oral de 6/6 horas, por 7 dias) e progesterona natural (200 mg/dia por via vaginal).
E. Prescrever ampicilina (500 mg/dia por via oral, por 7 dias) e, após, nitrofurantoína profilática (100 mg/noite por via oral) até o término da gestação e recomendar o uso de pessário cervical.

44. (PSU-MG-2018) **Paciente de 38 anos, solteira, executiva, gravidez não planejada, foi transferida de São Paulo para Belo Horizonte e procura um pré-natalista. Está assintomática e apresenta exames realizados há quinze dias, com os seguintes resultados: grupo sanguíneo AB, Rh negativo; teste de Coombs indireto negativo; glicemia de jejum 90 mg/dL; hemoglobina 11,6 g/dL; sorologia para toxoplasmose IgG positivo e IgM negativo; pesquisa de anti-HIV-1 e 2 negativa, HbsAg negativo, VDRL não reator, urocultura positiva, acima de 100.000 unidades formadoras de *E. coli*. Considerando essas informações e os resultados de exames dessa paciente, assinale a alternativa CORRETA:**

A. A urocultura é indicativa de bacteriúria assintomática e seu tratamento poderá ter impacto na prevenção de prematuridade.
B. O HbsAg não reator indica susceptibilidade à infecção pelo HBV e justifica a vacinação após o parto.
C. O norfloxacino (categoria B) é amplamente usado nas infecções urinárias não complicadas na gravidez, sendo o mais indicado nesse caso.
D. O teste de Coombs indireto foi corretamente solicitado, mas será necessário também solicitar o grupo sanguíneo com fator Rh e teste de Coombs indireto do pai.

45. (UNIFESP-2017) **Secundigesta, primípara, 25 anos, idade gestacional de 16 semanas, comparece à consulta de pré-natal com os seguintes exames laboratoriais: tipagem sanguínea A, Rh negativo e exame de Coombs indireto negativo. Tipagem sanguínea do marido A, Rh positivo. As orientações a serem oferecidas à gestante sobre o seguimento laboratorial e a profilaxia da sensibilização ao fator Rh, RESPECTIVAMENTE, são:**

A. Exame de determinação do Rh fetal em sangue materno; imunoglobulina anti-D no pós-parto se o feto apresentar Rh positivo e Coombs indireto positivo.
B. Exames seriados do Coombs indireto; imunoglobulina anti-D na 28ª semana e no pós-parto se o recém-nascido apresentar Rh positivo e Coombs direto negativo.
C. Exames seriados do Coombs indireto; imunoglobulina anti-D na 28ª semana e no pós-parto se o recém-nascido apresentar Rh positivo e Coombs direto positivo.
D. Exames seriados do Coombs direto; imunoglobulina anti-D no pós-parto se o recém-nascido apresentar Rh positivo e Coombs direto negativo.
E. Exame de determinação do Rh fetal em sangue materno; imunoglobulina anti-D no pós-parto se o feto apresentar Coombs direto positivo.

46. (PUC-RS-2017) **Em relação às recomendações para o pré-natal de baixo risco, afirma-se:**

I. A primeira consulta deve ocorrer antes das 12 semanas.
II. O esqueleto fetal requer cálcio; logo, toda gestante necessita suplementação complementar desse elemento, além da dieta.
III. É obrigatória a complementação de ferro e de vitaminas A e D, devido à espoliação fetal a partir de 12 semanas de gestação.

Está/estão correta(s) a(s) afirmativa(s):

A. I, apenas.
B. II, apenas.
C. III, apenas.
D. II e III, apenas.
E. I, II e III.

47. (SURCE-2017) **Primigesta de 35 anos, com índice de massa corpórea de 28 kg/m^2, com gestação de 12 semanas, retornou à unidade básica de saúde da família para mostrar os resultados dos exames laboratoriais de rotina pré-natal. O valor da glicemia de**

jejum foi de 88 mg/dL. Ante o exposto, de acordo com a orientação do Ministério da Saúde do Brasil, como se deve prosseguir na pesquisa diagnóstica do diabetes gestacional?

A. Repetir a glicemia de jejum, entre 24 e 28 semanas.
B. Indicar teste oral de tolerância à glicose com 75 g, de imediato.
C. Fazer teste oral de tolerância à glicose com 50 g, entre 24 e 28 semanas.
D. Solicitar teste oral de tolerância à glicose com 75 g, entre 24 e 28 semanas.

48. (AMRIGS-2017) **Em relação às seguintes vacinas, analise quais podem ser realizadas durante a gestação:**

I. Gripe (influenza + H1N1).
II. Hepatite B.
III. Tríplice bacteriana acelular (dTpa).

Quais estão corretas?

A. Apenas I.
B. Apenas II.
C. Apenas III.
D. Apenas I e II.
E. I, II e III.

49. (SUS-SP-2015) **Gestante de 18 semanas vem para a primeira consulta de rotina e o obstetra encontra altura uterina de 25 cm. Há suspeita de:**

A. Insuficiência placentária.
B. Infecção congênita.
C. Oligoâmnio.
D. Erro de data.
E. Amniorrexe prematura.

50. (HCPA-2015) **Gestante com 26 semanas de gestação, assintomática, trouxe resultados de exames de rotina à consulta pré-natal. A urocultura apresentava crescimento de *Streptococcus agalactiae* (50.000 colônias/mL). Qual a conduta mais adequada?**

A. Tratar a atual bacteriúria assintomática e anotar na carteira de pré-natal que a gestante deverá realizar profilaxia contra *Streptococcus agalactiae* no parto, não sendo necessárias pesquisas vaginal e anal entre 35-37 semanas.

B. Tratar a atual bacteriúria assintomática e realizar pesquisas vaginal e anal para *Streptococcus agalactiae* em torno de 35-37 semanas.
C. Tratar a atual bacteriúria assintomática e realizar imediatamente pesquisas vaginal e anal para *Streptococcus agalactiae* para confirmar a colonização do trato genital.
D. Não é necessário tratamento no momento, mas a paciente deverá realizar pesquisas vaginal e anal para *Streptococcus agalactiae* em torno de 35-37 semanas.
E. Não é necessário tratamento no momento por não se tratar de bacteriúria assintomática, mas a gestante deverá realizar profilaxia contra *Streptococcus agalactiae* no parto, não sendo necessárias pesquisas vaginal e anal entre 35-37 semanas.

51. (AMRIGS-2014) **Qual das drogas abaixo pode ser mantida durante a gestação?**
A. Metformina.
B. Enalapril.
C. Captopril.
D. Losartana potássica.
E. Sinvastatina.

52. (AMRIGS-2014) **Primigesta assintomática com 20 semanas de gestação vem à consulta de pré-natal trazendo urocultura de rotina com o seguinte resultado: *Escherichia coli* 100.000 colônias/mL. Com relação a esse caso, pode-se afirmar que:**
A. Deve-se tratar para evitar possível pielonefrite aguda, sendo a nitrofurantoína por 7 dias uma opção terapêutica segura.
B. Não há necessidade de antibioticoterapia, pois a paciente é assintomática.
C. Deve-se tratar para evitar possível pielonefrite aguda, sendo a norfloxacina por 7 dias uma opção terapêutica segura.
D. Não há necessidade de antibioticoterapia, pois o risco de a paciente desenvolver pielonefrite é muito baixo.
E. Trata-se de contaminação, devendo repetir a urocultura em 2 meses.

GABARITO

1. B	12. D	23. C	34. E	45. B
2. A	13. C	24. B	35. B	46. A
3. B	14. A	25. E	36. D	47. D
4. B	15. C	26. B	37. D	48. E
5. C	16. E	27. D	38. D	49. D
6. B	17. D	28. C	39. C	50. E
7. C	18. C	29. B	40. B	51. A
8. E	19. B	30. B	41. E	52. A
9. C	20. C	31. A	42. C	
10. B	21. B	32. A	43. D	
11. D	22. C	33. C	44. A	

PONTOS-CHAVE

- O pré-natal deve estar ao alcance de todas as gestantes e tem como objetivos assegurar o nascimento de um bebê saudável e reduzir os riscos maternos.
- É recomendado um número mínimo de 6 consultas pré-natais.
- Os exames laboratoriais recomendados no pré-natal são: hemograma completo, tipagem sanguínea, glicemia de jejum, TSH, sorologias para toxoplasmose, sífilis, HIV e hepatites B e C, urina tipo I (EAS), urocultura, cultura para estreptococo do grupo B e colpocitologia oncótica.
- A ultrassonografia transvaginal entre 11 e 13 semanas e 6 dias de gestação é fundamental para datar a gestação, diagnosticar gestação gemelar e sua corionicidade, rastrear aneuploidias e predizer o risco de pré-eclâmpsia.
- A ultrassonografia morfológica de 2° trimestre (20 a 24 semanas de gestação) é essencial para o diagnóstico de malformações fetais, que pode ser completado por via transvaginal para medir o colo uterino e, assim, estimar o risco de parto pré-termo.
- A cada consulta de pré-natal, deve-se avaliar a pressão arterial, o peso da gestante, os batimentos cardiofetais e a altura uterina.

- Na gravidez, estão indicadas as vacinas para gripe no período sazonal, a da covid-19, a tríplice bacteriana acelular (dTpa) a partir de 20 semanas de gestação e a vacina para hepatite B em mulheres não imunizadas.

- A suplementação de ácido fólico tem indicação universal, do período periconcepcional até 12 semanas de gestação.

3 SANGRAMENTOS DO INÍCIO DA GESTAÇÃO: ABORTAMENTO, GRAVIDEZ ECTÓPICA E DOENÇA TROFOBLÁSTICA GESTACIONAL

1. (USP-RP-2024) **Mulher de 20 anos, primigesta, com tempo de amenorreia de 11 semanas, apresenta aumento do volume abdominal desproporcional à idade gestacional, náuseas e sangramento vaginal discreto desde que descobriu a gestação. Realizou USTV com os seguintes achados: útero aumentado de volume (700 cm^3), com conteúdo na cavidade endometrial heterogêneo com múltiplas vesículas e embrião não identificado. Ovários aumentados de tamanho (200 cm^3 à direita e 250 cm^3 à esquerda), com múltiplas imagens císticas. Considerando a principal hipótese diagnóstica, qual a melhor conduta?**

A. Misoprostol dose única, seguido de curetagem uterina e laparoscopia para ooforoplastia.
B. Aspiração uterina e laparoscopia para ooforoplastia.
C. Misoprostol de 4 em 4 horas seguido de aspiração uterina.
D. Dilatação do colo uterino com vela e aspiração intrauterina.

2. (UFRJ-2024) **Pode-se afirmar que são características de um abortamento incompleto à ultrassonografia:**

A. Qualquer espessura endometrial; tecido heterogêneo que distorce o eco médio endometrial.
B. Eco endometrial central com espessura entre 8 e 10 mm.
C. Apresentações variadas, incluindo hematoma subcoriônico.
D. Saco gestacional > 20 mm e eco embrionário ausente na US transvaginal.

3. (ENARE-2023) **Mulher de 24 anos refere atraso menstrual há 8 semanas e, nos últimos dias, vem apresentando sangramento intermitente. Ao exame ginecológico, apresenta pequena quantidade de sangue coletada em região de fundo de saco vaginal, ausência de sangramento ativo e colo uterino fechado. Dosagem de beta-hCG evidenciou 40.000 UI. O ultrassom demonstrou múltiplas vesículas, e o laudo veio como gestação molar completa. Nesse caso, é necessário:**

A. Repetir a ultrassonografia transvaginal e reavaliar dosagem de beta-hCG em sete dias.
B. Realizar raio X de tórax e acompanhar com dosagem seriada de beta-hCG.
C. Administrar misoprostol vaginal e seguir com realização da curetagem uterina.
D. Realizar aspiração intrauterina e acompanhar com dosagem seriada de beta-hCG.
E. Realizar dilatação do colo com velas de Hegar e curetagem uterina.

4. (PUCRS-2023) **Mulher, 25 anos, com data de última menstruação incerta, usuária de DIU de cobre, chega à emergência com queixa de dor de moderada intensidade em fossa ilíaca direita há cerca de 5 dias, associada a pequeno sangramento vaginal. Os sinais vitais são estáveis. Os exames complementares evidenciaram: beta-hCG: 3.000 mUI/mL; hemograma, função renal e hepática sem alterações; ecografia transvaginal com identificação de massa heterogênea em topografia de anexo direito com 3,0 cm em seu maior diâmetro e ausência de gestação intraútero. Sobre o caso clínico, afirma-se:**

I. O diagnóstico de gestação ectópica deve ser considerado. Nesse contexto, o principal local acometido seria a região ístmica da trompa, seguida pela ampola.
II. Quando há falha contraceptiva, a probabilidade de desenvolver gravidez ectópica é maior nas usuárias de DIU quando comparada a mulheres que não utilizam contracepção.
III. O metotrexato é uma opção terapêutica, uma vez que a paciente apresenta estabilidade hemodinâmica, massa anexial menor que 4,0 cm no maior diâmetro e beta-hCG sérico menor que 5.000 mUI/mL.

Estão corretas as afirmativas:

A. I e II, apenas.
B. I e III, apenas.

C. II e III, apenas.
D. I, II e III.

5. (UNIFESP-2022) Primigesta, 10 semanas de gestação, refere sangramento vaginal. Relata náuseas e mamas aumentadas e doloridas há 5 semanas. Exame físico: bom estado geral, normotensa, útero amolecido e aumentado 2 vezes, colo impérvio, com sangramento em pequena quantidade. Ultrassonografia: concepto com comprimento cabeça-nádegas (CCN) compatível com a idade gestacional menstrual, vitalidade preservada, BCF 114 bpm, área de descolamento ovular com 2 cm. Qual é a conduta mais adequada?
A. Repouso relativo e uso de analgésicos se tiver cólica.
B. Progesterona intravaginal e analgésicos.
C. Antiespasmódicos intravenosos por 2 dias.
D. Terbutalina ou nifedipina via oral por 2 dias.

6. (UNICAMP-2022) Mulher, 22a, G1P0, idade gestacional de 10 semanas, procurou o pronto atendimento com dor em baixo ventre e sangramento. Exame físico: hidratada, FR = 14 irpm, PA = 88 x 56 mmHg, FC = 112 bpm, descorada +/4+, T = 36,4°C. Exame especular: sangramento ativo com coágulos; toque vaginal: colo pérvio para 1 polpa digital, com útero aumentado para 8 semanas. A CONDUTA É:
A. Progesterona.
B. Ultrassonografia.
C. Misoprostol.
D. Curetagem.

7. (UFRJ-2022) A mola hidatiforme completa e a parcial constituem patologias distintas, com características citogenéticas, histológicas e clínicas próprias. É uma característica própria da mola hidatiforme parcial:
A. O triploide ser o cariótipo mais comum.
B. O feto ausente na patologia.
C. Âmnio e hemácias ausentes.
D. Vilosidades hidrópicas difusas.

Situação-problema para as questões 08 a 10

Paciente vem à emergência obstétrica referindo estar gestante, com exame de beta-HCG positivo. Relatou que apresentou sangramento vaginal e cólicas, ambos de leve intensidade. Com base na data da última menstruação, a idade gestacional é de 8 semanas. Ao exame físico: PA: 120 x 80 mmHg, FC: 80 bpm, temperatura axilar: 36,5°C, mucosas coradas. Abdômen plano, flácido, sem visceromegalias. Toque vaginal: orifício externo pérvio a 1 polpa digital e orifício interno fechado.

8. (SUS-BA-2022) **Indique o diagnóstico no momento do atendimento na emergência obstétrica.**

A. Início de trabalho de abortamento.
B. Ameaça de abortamento.
C. Gravidez ectópica.
D. Abortamento retido.

9. (SUS-BA-2022) **O médico solicitou uma ultrassonografia, cujo resultado é apresentado uma semana após. Não voltou a apresentar cólicas ou sangramento. No laudo ultrassonográfico, consta óbito embrionário. Indique os critérios ultrassonográficos que diagnosticarão o aborto retido precoce.**

A. Saco gestacional com diâmetro médio ≥ 25 mm, porém sem vesícula vitelínica e sem embrião.
B. Embrião com comprimento crânio-nádegas ≥ 2 mm e sem atividade cardíaca.
C. Ausência de embrião com batimento cardíaco uma semana após exame, demonstrando saco gestacional vazio.
D. Ausência de embrião com batimento cardíaco 5 ou mais dias após exame, demonstrando o saco gestacional com vesícula vitelínica.

10. (SUS-BA-2022) **Constatado o óbito embrionário, indique o método preferencial de abordagem a ser adotado.**

A. Dilatação cervical e curetagem uterina.
B. Curetagem uterina.
C. Misoprostol e aspiração manual intrauterina.
D. Ocitocina endovenosa e aspiração manual intrauterina.

11. (HIAE-2022) **Paciente de 30 anos de idade submeteu-se a aspiração manual intrauterina por suspeita de abortamento retido. O material é enviado para exame anatomopatológico (AP) e**

cariótipo. Após 5 dias, recebe os seguintes laudos: presença de vilosidades coriônicas e tecido trofoblástico com áreas necróticas; cariótipo 47 XXY. A dosagem de beta-hCG após uma semana tem valor de 5 mU/mL. Nesse caso, após análise dos exames, o diagnóstico final é:

A. Neoplasia trofoblástica gestacional.
B. Mola hidatiforme parcial.
C. Mola hidatiforme completa.
D. Abortamento.

12. (ENARE-2022) **O diagnóstico de neoplasia trofoblástica gestacional é feito quando, após esvaziamento uterino por mola hidatiforme, ocorre:**

A. Elevação aguda do beta-hCG no 10° mês, após estar negativo desde o 6° mês.
B. Beta-hCG detectável após 4 meses (dois valores).
C. Elevação aguda do beta-hCG no primeiro mês.
D. Beta-hCG em títulos maiores que 1.000 mUI/mL na primeira semana.
E. Manutenção de beta-hCG por três semanas consecutivas (quatro valores).

13. (FMUSP-2022) **Mulher, 28 anos de idade, chega ao pronto-socorro com queixa de dor de forte intensidade em hipogástrio, acompanhada de sangramento vaginal de pequena quantidade. Na anamnese, relata um abortamento espontâneo há 18 meses. Refere data da última menstruação em 08/10/2021. Refere ser diabética tipo I há 15 anos. Ao exame clínico: descorada ++/4, PA 90 x 51 mmHg, FC 110 bpm, FR 23 rpm. Dor à palpação profunda, com sinal de descompressão brusca presente em fossa ilíaca direita. No toque vaginal, o colo do útero é posterior, levemente amolecido, impérvio e com dor à mobilização. Foram recebidos os seguintes resultados de exames: Hb 9,1 g/dL, Ht 28,2%, leucócitos 12.83 mil/mm^3, plaquetas 175 mil/mm^3 e beta-HCG 1.820 mUI/mL. A imagem do ultrassom é apresentada a seguir [ao lado].**

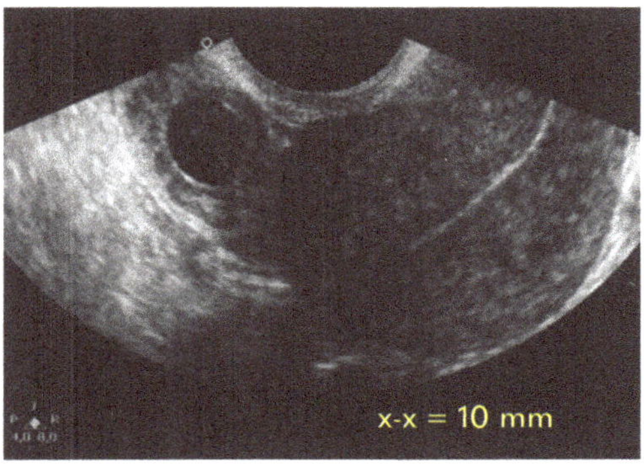

Com base no quadro clínico e ultrassonográfico, qual é o diagnóstico?

A. Abortamento tubário.
B. Gravidez de sítio desconhecido.
C. Gravidez ectópica.
D. Gravidez incipiente.

14. (SCMSP-2022) Uma mulher, com atraso menstrual de oito semanas, deu entrada no pronto-socorro com dor abdominal de forte intensidade há duas horas. Ao exame, dor à palpação profunda em fossa ilíaca direita, com descompressão brusca positiva. Sua frequência cardíaca era de 132 bpm e sua pressão arterial era de 80 x 40 mmHg, com pulso filiforme. O beta-HCG na urina era positivo. O ultrassom endovaginal mostrou cavidade uterina com eco endometrial de 14 mm, massa anexial heterogênea de 5,4 cm e grande quantidade de líquido livre na cavidade abdominal. Com base nesse caso hipotético, assinale a alternativa que apresenta a conduta adequada.

A. Curetagem uterina.
B. Laparoscopia.
C. Laparotomia exploradora.
D. Tratamento clínico com metotrexato intramuscular.
E. Tratamento clínico com metotrexato diretamente na massa anexial.

15. (USP-RP-2021) Paciente 22 anos, G1P0A0, tempo de amenorreia de 8 semanas e 2 dias, dá entrada na unidade de emergência com queixa de sangramento vaginal há 4 horas. Ao exame, a paciente está em bom estado geral, descorada +/4+, afebril, pressão arterial = 110 x 50 mmHg, frequência cardíaca = 90 bpm. Especular: presença de sangue em fundo de saco com saída ativa pelo orifício externo do colo em pequena quantidade. Ao toque, o colo está amolecido, fechado. O útero é globoso, amolecido e palpável 2 cm acima da sínfise púbica. Foi realizado exame ultrassonográfico transvaginal (imagens [a seguir]). Qual a conduta terapêutica mais adequada no momento?

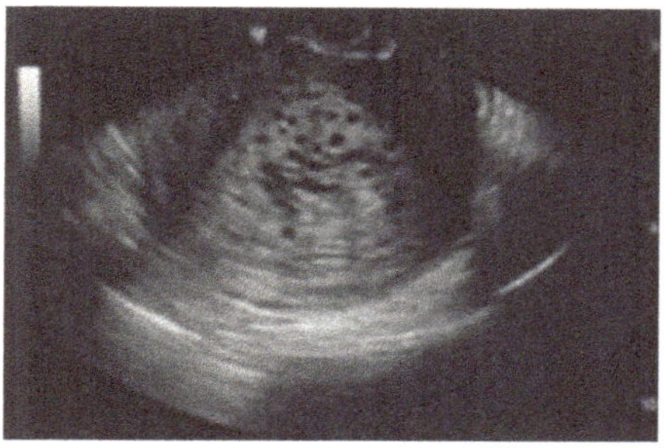 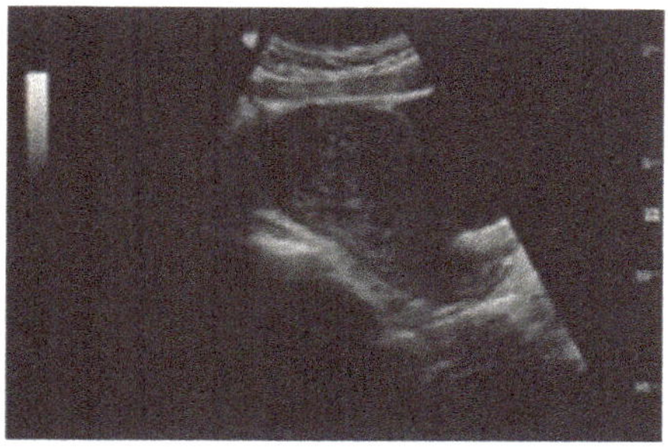

A. Dilatação cervical seguida de vácuo-aspiração uterina.
B. Dilatação cervical seguida de curetagem uterina fracionada.
C. Misoprostol e vácuo-aspiração uterina.
D. Repouso físico e sexual e antiespasmódicos.

16. (HCPA-2021) **Ultrassonografia obstétrica de uma paciente indicou gestação de 8 semanas, compatível com a data da última menstruação (DUM). Após 6 semanas, procurou a emergência por apresentar cólicas abdominais e sangramento vaginal. Ao exame físico, foram identificados colo uterino fechado e sangramento oriundo do interior do colo uterino. Nova ultrassonografia mostrou um embrião de 8 semanas e 5 dias, sem atividade cardíaca. Com base nessas informações, assinale a assertiva correta.**

A. Trata-se de ameaça de abortamento, havendo necessidade, por ser uma gestação inicial, de nova ultrassonografia em 1 semana para confirmar o diagnóstico.
B. A idade gestacional do feto apresenta erro superior a 10 dias em relação à DUM, sinalizando que a DUM está incorreta.
C. Para induzir a evacuação dos produtos da gestação, devem ser administrados 400 mcg de misoprostol, por via vaginal, 3 horas antes do procedimento, considerando tratar-se de uma gestação com cerca de 8 semanas.
D. Para induzir a evacuação dos produtos da gestação, devem ser administrados misoprostol e ocitocina, considerando tratar-se de gestação de 14 semanas.

17. (AMRIGS-2021) **Em relação às doenças trofoblásticas gestacionais (DTG), analise as seguintes assertivas:**

I. As DTG são eventos patológicos relacionados a erros de fertilização.
II. Na mola hidatiforme parcial, é possível encontrar macroscopicamente embrião e membrana amniótica.
III. São consideradas complicações possíveis: pré-eclâmpsia, hipotireoidismo, anemia e hiperêmese gravídica.

IV. A aspiração a vácuo é o principal método de esvaziamento uterino nas gestações molares.

Quais estão corretas?

A. Apenas I e II.
B. Apenas III e IV.
C. Apenas I, II e IV.
D. I, II, III e IV.

18. (UNICAMP-2020) **Mulher, 22a, primigesta, com idade gestacional de oito semanas (conforme data da última menstruação e ultrassonografia precoce transvaginal de seis semanas). Refere sangramento via vaginal abundante há 2 horas, associado a cólica intensa. Exame especular: moderada quantidade de sangue coletado em fórnice posterior. Toque vaginal: útero intrapélvico sem dor à palpação anexial; colo grosso, posterior e impérvio. Ultrassonografia transvaginal: útero de 140 cm^3, linha endometrial de 10 mm, anexos sem alterações. O DIAGNÓSTICO É:**

A. Gestação incipiente.
B. Abortamento incompleto.
C. Gestação ectópica.
D. Abortamento completo.

19. (SUS-SP-2020) **Considera-se conduta adequada no aborto retido na 8ª semana de gestação:**

A. Orientar a paciente para aguardar a eliminação fisiológica por até 40 dias em uso de antibioticoprofilaxia.
B. Indicar curetagem uterina pelo risco de fenômenos tromboembólicos nos primeiros 7 dias.
C. Orientar a paciente em relação à possibilidade de aguardar a eliminação fisiológica ou esvaziamento uterino com ou sem preparo do colo uterino.
D. Repetir a ultrassonografia semanalmente para observar absorção fisiológica do feto, por até 40 dias.
E. Prescrever misoprostol diariamente até a eliminação espontânea dos restos placentários.

20. (SURCE-2020) **Paciente, 16 anos, comparece à emergência queixando-se de atraso menstrual há 3 meses, cefaleia, sangramento transvaginal e vômitos incoercíveis. Refere ter realizado teste urinário para gravidez com resultado positivo. Ao exame**

físico, encontra-se com pressão arterial de 140 x 100 mmHg, fundo uterino palpável entre sínfise púbica e cicatriz umbilical, batimentos cardíacos fetais não identificados ao sonar e toque vaginal apresentando colo amolecido, pérvio para uma polpa digital com transposição de sangramento abundante. Considerando as causas de sangramento de primeiro trimestre da gestação e o quadro clínico descrito, qual a melhor hipótese diagnóstica para esse caso e o mais adequado exame complementar a ser realizado?

A. Trata-se de um provável abortamento, sendo indicada a realização de dosagem sérica de hCG.
B. Trata-se de uma provável gravidez ectópica, sendo indicada a realização de dosagem sérica de hCG.
C. Trata-se de uma provável placenta prévia, sendo indicada a realização de exame ultrassonográfico transvaginal.
D. Trata-se de uma provável doença trofoblástica gestacional, sendo indicada a realização de exame ultrassonográfico transvaginal.

21. (FMUSP-2020) Paciente secundigesta com 9 semanas de gravidez, pela data da última menstruação, refere cólica abdominal de forte intensidade e sangramento vaginal volumoso e espontâneo. Ao exame especular, moderada quantidade de sangue em fundo de saco posterior, com sangramento ativo. Toque vaginal com colo pérvio para 2 cm. Qual é a principal hipótese diagnóstica?

A. Abortamento retido.
B. Gestação incipiente.
C. Abortamento inevitável.
D. Incompetência cervical.

22. (AMRIGS-2020) Gestante com aproximadamente 8 semanas de gestação por DUM vem à emergência por sangramento vaginal em pequena quantidade. Após exame físico, foi realizada ultrassonografia pélvica transvaginal, sendo identificado saco gestacional intrauterino com diâmetro médio do saco gestacional (DMSG) de 30 mm, com ausência de embrião. Nesse caso, identifica-se uma:

A. Gestação inicial; orienta-se repetir a ultrassonografia em 7-10 dias.
B. Gestação interrompida.

C. Provável gestação molar.
D. Gestação ectópica com pseudossaco gestacional.

23. (AMRIGS-2020) **Após a perfuração uterina acidental com histerômetro, no final de uma curetagem de abortamento incompleto, qual a conduta inicial mais adequada?**
A. Observação.
B. Laparotomia exploradora.
C. Videolaparoscopia.
D. Antibioticoterapia e observação.

24. (SUS-SP-2020) **Para tratamento conservador da gravidez ectópica íntegra, é correto afirmar que:**
A. A embolização de artérias uterinas é indicada nos casos de massa anexial em expansão.
B. O cloreto de potássio pode ser injetado em massa anexial que for menor que 3 cm.
C. O misoprostol pode ser empregado por via vaginal nos casos em que a massa anexial é inferior a 3 cm e não há batimentos cardíacos fetais.
D. O metotrexato pode ser usado por via intramuscular se a massa tubária for menor que 3,5 cm e o beta-hCG menor que 5.000 mUI/mL.
E. A exérese do segmento tubário afetado por meio de videolaparoscopia preserva mais adequadamente o futuro reprodutivo.

25. (AMRIGS-2020) **Paciente de 19 anos, com atraso menstrual de 30 dias, chega ao plantão de emergência com queixa de dor no baixo-ventre, de moderada a forte intensidade, há cerca de 5 dias, associada a pequeno sangramento vaginal. Avaliada e submetida a exames subsidiários, apresentou hCG elevado (5.250,00 mUI/mL); hemograma sem alterações; ecografia transvaginal com identificação de massa heterogênea em topografia de anexo esquerdo com 3,0 cm em seu maior diâmetro e pequena quantidade de líquido livre com debris em fundo de saco posterior. Qual a conduta mais adequada a ser seguida após internação?**
A. Tratamento cirúrgico imediato.
B. Observação do quadro com repetição dos exames em 48 horas.
C. Administração de metotrexato IM na dose de 50 mg/m^2.
D. Administração de metotrexato IM na dose de 75 mg/m^2.

26. (HCPA-2020) Paciente de 41 anos foi submetida a aspiração manual intrauterina (AMIU) por aborto incompleto de uma gestação de 8 semanas, tendo sido identificado, previamente, um embrião. Os exames pré-operatórios do dia indicaram hemoglobina de 10,6 g/dL, leucograma de 13.390 leucócitos/mL, sem desvio para a esquerda. Durante o procedimento, a única anormalidade observada foi o útero com consistência anormalmente amolecida. Na sala de recuperação anestésica, 15 minutos após o procedimento, a paciente estava com pressão arterial de 79 x 46 mmHg, frequência respiratória de 16 mpm e dor abdominal 7 em 10 na escala análogo-visual. Foi administrado analgésico e realizada reposição de volume com 1 litro de soro fisiológico. Uma hora depois, a pressão arterial era de 86 x 51 mmHg, e o índice de Glasgow, de 13. Ao toque vaginal, o sangramento era escasso, e a paciente apresentava dor à mobilização uterina. Nesse caso,

A. O diagnóstico deve ser revisto, por tratar-se mais provavelmente de uma complicação de mola hidatiforme completa. Faz-se necessário dosar hCG quantitativo, medir a expressão da proteína p57 por imuno-histoquímica no exame patológico dos restos placentários e prescrever sulfato ferroso por 60 dias e anticoncepção segura por 6 meses, no mínimo.
B. Deve-se realizar laparotomia por suspeita de gestação heterotópica.
C. Deve-se realizar curetagem uterina, pois a AMIU não foi eficaz na remoção dos restos placentários.
D. Deve-se manter a paciente em observação por mais 24 horas e solicitar uma ultrassonografia transvaginal para identificar a espessura endometrial e, se necessário, realizar nova AMIU.
E. Deve-se administrar antibióticos (gentamicina e clindamicina por via intravenosa) e adotar medidas de suporte, pois trata-se de abortamento infectado.

27. (SURCE-2020) Paciente de 26 anos, referindo atraso menstrual de 2 meses, é encaminhada ao pré-natal de referência. Antecedentes gineco-obstétricos: terceira gestação, nenhum parto, dois abortos espontâneos (primeiro aborto com 18 semanas e segundo aborto com 16 semanas, nascidos vivos, evoluindo com óbito logo após os nascimentos) e conização a frio por NIC 3 aos 20 anos de idade. O exame físico realizado evidenciou colo uterino impérvio. O ultrassom mostrou

gestação inicial de 7 semanas e comprimento do colo uterino de 29 mm. O tratamento correto a ser orientado é:

A. Realizar cerclagem emergencial do colo uterino.
B. Realizar restrição de atividade física, repouso no leito e uso de progesterona.
C. Realizar cerclagem do colo uterino baseada nos antecedentes obstétricos, entre 12 e 14 semanas, após a ultrassonografia revelar boa vitalidade e ausência de anomalias fetais.
D. Realizar cerclagem do colo uterino baseada nos dados ultrassonográficos entre 16 e 24 semanas de gravidez, após a ultrassonografia revelar boa vitalidade e ausência de anomalias fetais.

28. (UFRJ-2020) **Mulher, sem doenças prévias, procura atendimento de emergência com queixa de sangramento vaginal, enjoos e vômitos. Relata estar grávida de 3 meses, mas ainda não realizou ultrassonografias ou iniciou pré-natal. Exame especular: sangramento pelo colo uterino com saída de vesículas. Ela está desidratada, com pressão arterial de 140 x 100 mmHg. O exame de beta-HCG quantitativo foi de 400.000 mU/mL. Ultrassonografia na emergência: útero cheio de material ecogênico, contendo múltiplas vesículas anecoicas, sem fluxo ao Doppler e sem visualização do feto. Os ovários encontram-se bastante aumentados de volume, com múltiplos cistos multiloculados. Diante desses achados, a hipótese diagnóstica mais provável é:**

A. Carcinoma ovariano.
B. Mola hidatiforme parcial.
C. Mola hidatiforme completa.
D. Carcinoma de endométrio.

29. (UNICAMP-2019) **Mulher, 23a, relata atraso menstrual de 10 dias e traz beta-HCG com valor de 750 mUI/mL e ultrassonografia transvaginal: linha endometrial medindo 20 mm. Identificado, no ovário esquerdo, cisto de conteúdo anecoico, permeado por debris, medindo 3,5 cm, apresentando vascularização periférica ao Doppler colorido; presença de conteúdo líquido laminar no fundo de saco posterior. O DIAGNÓSTICO E A CONDUTA SÃO:**

A. Aborto retido; curetagem uterina.
B. Gestação inicial; ultrassonografia em 15 dias.

C. Gestação ectópica; laparoscopia.
D. Gestação anembrionada; curetagem uterina.

30. (SUS-SP-2019) **Gestante de 28 anos de idade, na 10ª semana, procura o pronto-socorro com queixa de sangramento vaginal moderado há 3 dias, associado a dor pélvica, febre, adinamia e anorexia. Realizou ultrassonografia há 2 semanas, compatível com o tempo gestacional, sem alterações. O exame mostra mau estado geral, temperatura de 38,5°C, dor à palpação de abdome inferior, sem descompressão brusca. Observa-se sangramento pelo colo uterino, com saída de material necrótico, com odor desagradável. O colo uterino está pérvio para 1 cm, o útero aumentado 1 vez e doloroso à mobilização. O diagnóstico é de:**

A. Neoplasia de sítio placentário.
B. Gravidez ectópica infectada.
C. Doença trofoblástica gestacional.
D. Abortamento infectado.
E. Doença inflamatória pélvica aguda.

31. (PSU-MG-2019) **Paciente 15 anos, hígida, G1P0A0, idade gestacional de nove semanas e dois dias, comparece à segunda consulta de pré-natal na unidade básica de saúde, com queixa de sangramento genital. Ultrassonografia transvaginal realizada hoje revelou cavidade uterina distendida, com a presença de múltiplas vesículas em forma de "flocos de neve", embrião não identificado e ovários aumentados de volume, repletos de cistos com diâmetro médio de 2,0 cm. Diante dessa situação, assinale a conduta MAIS ADEQUADA:**

A. Encaminhar a paciente à maternidade para realização de esvaziamento intrauterino.
B. Encaminhar a paciente ao serviço de pré-natal de alto risco para seguimento adequado.
C. Repetir a ultrassonografia obstétrica em aproximadamente 15 dias para confirmação diagnóstica.
D. Solicitar semanalmente exame de beta-hCG quantitativo para acompanhamento da evolução da gestação.

32. (AMRIGS-2019) Paciente de 40 anos, G3P2, com 13 semanas de gestação, refere sangramento vaginal, cólicas frequentes e vômitos há 1 dia. Ao exame, útero palpável ao nível da cicatriz umbilical, batimentos cardiofetais ausentes ao sonar Doppler e colo fechado ao toque vaginal. Foi realizada ultrassonografia obstétrica que evidencia os seguintes achados:

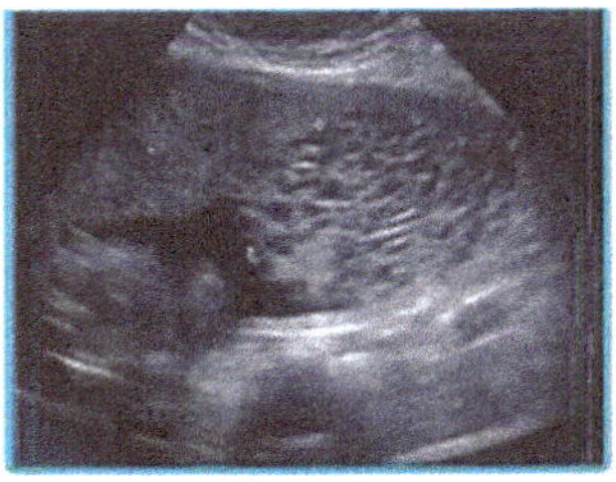

Figura 1A

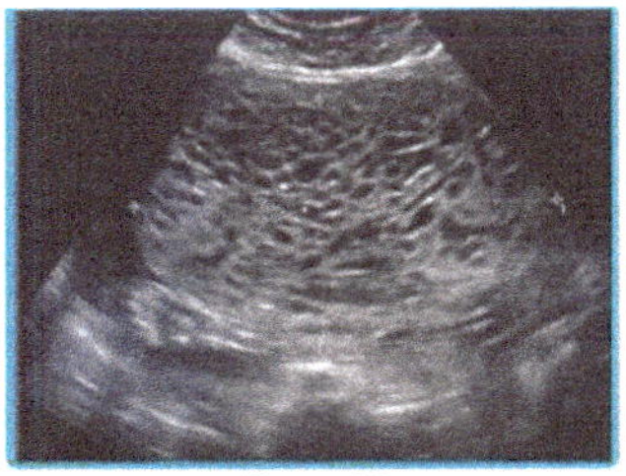

Figura 1B

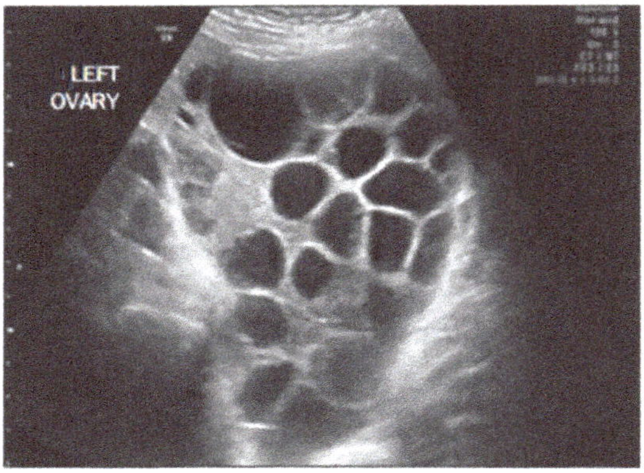

Qual a hipótese diagnóstica?

A. Ameaça de abortamento.

B. Doença trofoblástica gestacional.

C. Descolamento do córion frondoso.

D. Placenta prévia.

33. (UNICAMP-2019) Mulher, 20a, G1P0A0C0, idade gestacional 8 semanas e 3 dias, comparece ao pronto atendimento com queixa de sangramento vaginal em pequena quantidade e dor em fossa ilíaca esquerda há 1 dia. Traz beta-HCG sérico coletado há dois dias de 1.800 mUI/mL. Ao exame físico, abdome pouco doloroso à palpação, com descompressão brusca dolorosa negativa; ao toque vaginal, útero discretamente aumentado

de volume e anexo esquerdo palpável e doloroso. Ultrassonografia transvaginal: saco gestacional de 3 cm em anexo à esquerda, sem visualização de batimentos cardiofetais, sem líquido livre na cavidade. Beta-HCG sérico, colhido hoje, é de 4.000 mUI/mL. A CONDUTA É:

A. Expectante com retorno em 24 horas para ultrassonografia.
B. Expectante com retorno em 72 horas para beta-HCG.
C. Prescrever metotrexato e colher beta-HCG em 72 horas.
D. Cirúrgica com salpingectomia à esquerda.

34. (PSU-MG-2019) O diagnóstico da gravidez tornou-se mais precoce e eficiente com a evolução dos métodos laboratoriais. No entanto, os sinais e sintomas clínicos mantêm importância na suspeição da gestação e no diagnóstico diferencial entre gravidez ectópica, tópica e quadros de dor pélvica aguda não associados a gravidez. Sobre o diagnóstico de gravidez ectópica, assinale a afirmativa CORRETA.

A. A dosagem qualitativa de beta-hCG no sangue da mulher é essencial para a diferenciação entre a gravidez tópica e a ectópica.
B. A identificação do pulso vaginal ao toque é secundária ao aumento da vascularização uterina, sendo sugestiva de gravidez tópica.
C. A tríade clássica, presente na grande maioria dos casos de gravidez ectópica, é composta pelo atraso menstrual, dor abdominal e corrimento.
D. A ultrassonografia transvaginal, aliada aos valores séricos de beta-hCG, tem sido considerada o padrão de referência para reconhecer precocemente a gravidez ectópica.

35. (FMUSP-2019) Mulher, 19 anos de idade, queixa-se de sangramento genital intenso há um dia, acompanhado por cólica leve em hipogástrio. Apresenta atraso menstrual de 10 dias e realizou beta-HCG há 4 dias, com valor de 1.250 UI/L. Ao exame clínico, apresenta pouca dor na palpação do abdome, sangramento coletado em pequena quantidade ao exame especular e colo grosso posterior e impérvio ao toque, com útero levemente aumentado e anexos pouco dolorosos. O ultrassom transvaginal revela pequena quantidade de líquido livre na cavidade abdominal, com útero em posição anteversofletida, eco endometrial hiperecogênico de 13,5 mm e imagem paraovariana de 15 x 13 mm, demonstrada a seguir.

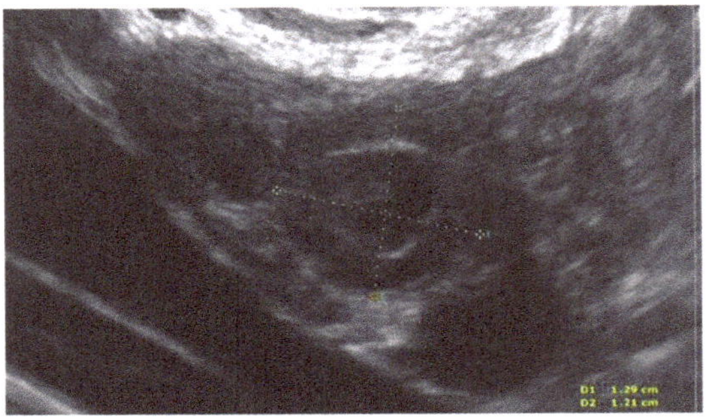

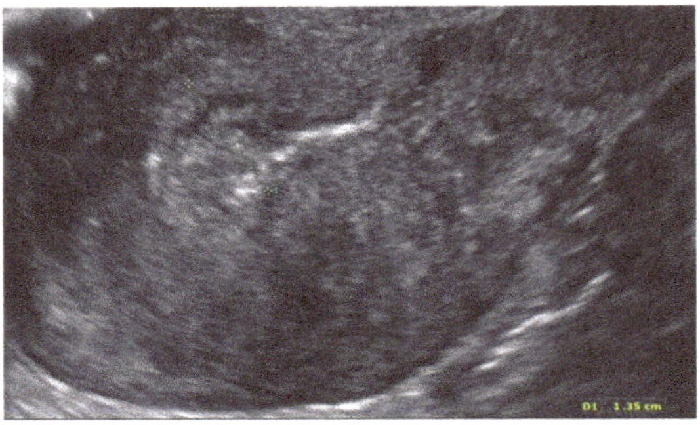

Qual é a conduta para essa paciente?

A. Novo beta-HCG em 15 dias para confirmar abortamento completo.

B. Curva de beta-HCG por suspeita de gestação ectópica.

C. Aspiração uterina por abortamento incompleto.

D. Novo beta-HCG em uma semana por ser gestação incipiente.

36. (HCPA-2019) **Paciente de 27 anos realizou salpingectomia por gestação ectópica, compatível com 7 semanas, sem intercorrências. Transcorridas 24 horas do procedimento, por se encontrar em bom estado geral, a paciente teve alta hospitalar. No terceiro dia pós-operatório, procurou a emergência por apresentar sangramento vaginal mais intenso do que o da menstruação habitual. Os sinais vitais estavam normais, e o exame físico não revelou achados dignos de nota, exceto esse sangramento. Com base no quadro, qual a conduta mais adequada?**

A. Iniciar com antimicrobianos e ácido tranexâmico por via oral, pela possibilidade de endometrite pós-cirúrgica e para reduzir o sangramento vaginal.

B. Solicitar dosagens de β-hCG e hemoglobina; nível elevado de β-hCG e nível baixo de hemoglobina em comparação aos do pré-operatório estariam relacionados com corpo lúteo hemorrágico.

C. Manter a paciente em observação e solicitar dosagens de β-hCG sérico seriado; a permanência de níveis séricos elevados de β-hCG estaria relacionada com gestação ectópica persistente.
D. Iniciar com ácido tranexâmico por via oral; se o sangramento persistir, reintervir.
E. Tranquilizar a paciente, pois a retirada do trofoblasto na salpingectomia reduz os níveis de β-hCG, levando à involução do corpo lúteo e determinando a ocorrência de sangramento uterino esperado.

37. (UNIFESP-2019) **Quartigesta, nulípara, 35 anos de idade, 12 semanas de gestação, refere antecedente de perdas gestacionais com 20, 18 e 16 semanas, que foram rápidas, indolores e sem sangramento importante. A ultrassonografia constatou feto único, vivo, sem anomalias e biometria compatível com a idade gestacional menstrual. O próximo passo no cuidado dessa gestante é:**
A. Cerclagem via vaginal entre 12 e 16 semanas.
B. Progesterona vaginal e medidas seriadas do colo uterino.
C. Pessário vaginal e cerclagem entre 16 e 20 semanas.
D. Abstinência sexual e progesterona vaginal.
E. Repouso no leito e progesterona vaginal.

38. (UNIFESP-2018) **Primigesta, 23 anos de idade, foi submetida à aspiração manual intrauterina por diagnóstico de doença trofoblástica. O exame histopatológico do material aspirado revelou diagnóstico de mola hidatiforme completa. O hCG pré-esvaziamento foi 101.000 mUI/mL. Apresenta os valores de hCG 5.405, 4.383, 6.154 e 8.324 mUI/mL, respectivamente, nos 7°, 14°, 21° e 28° dias após o esvaziamento. Nega sangramento genital desde o 10° dia pós-operatório. O diagnóstico e o tratamento proposto, respectivamente, são:**
A. Neoplasia trofoblástica gestacional; quimioterapia.
B. Restos molares; curetagem uterina.
C. Mola invasora; quimioterapia.
D. Coriocarcinoma; histerectomia.
E. Tumor trofoblástico de sítio placentário; histeroscopia.

39. (UFRJ-2018) **Mulher, 40 anos, é submetida a esvaziamento uterino na 13ª semana de gestação devido à mola hidatiforme. Em rela-**

ção ao acompanhamento através da dosagem de β-hCG, faz parte do protocolo pós-molar dosá-lo:

A. No dia seguinte e 1 ano após.
B. Mensalmente por 1 ano.
C. Semanalmente após o esvaziamento da mola.
D. Bimensalmente para avaliar início de quimioterapia.

40. (UFRJ-2018) **O fator que diferencia a ameaça de abortamento do abortamento inevitável é:**

A. Colo entreaberto.
B. Presença de batimento cardiofetal (BCF) ao sonar.
C. Tamanho uterino.
D. Presença de cólicas.

41. (IAMSPE-2018) **Uma paciente de 42 anos, com gravidez de 12 semanas, calculada pela data da última menstruação, apresenta quadro de sangramento vaginal intermitente e indolor, com piora progressiva nas últimas 24 horas. Ao exame físico, apresenta mucosas descoradas e taquicardia. O toque vaginal demonstra útero aumentado de volume, palpável próximo à cicatriz umbilical, de consistência amolecida e orifício externo do colo uterino entreaberto. A ultrassonografia confirmou a hipótese diagnóstica de gravidez molar. Com relação a essa neoplasia, é correto afirmar que:**

A. O risco de malignidade não se associa à idade maior que 40 anos da gestante.
B. A presença de formações císticas intrauterinas "em flocos de neve" à ultrassonografia transvaginal sugere o diagnóstico de mola hidatiforme.
C. O diagnóstico de mola hidatiforme parcial é normalmente mais precoce devido à presença de feto.
D. Não existe correlação entre o título de gonadotrofina coriônica humana (hCG) e a quantidade de células trofoblásticas em atividade.
E. O risco de malignidade não se associa ao tempo prolongado (mais de seis meses) de duração da gravidez molar.

42. (HIAE-2018) **Faz-se diagnóstico de neoplasia trofoblástica gestacional quando, após esvaziamento uterino por mola hidatiforme, ocorre:**

A. Elevação aguda do beta-hCG no 10° mês, após estar negativo desde o 6° mês.

B. Beta-hCG detectável após 3 meses (dois valores).
C. Elevação aguda do beta-hCG no primeiro mês.
D. Beta-hCG em títulos maiores que 1.000 mUI/mL na primeira semana.
E. Manutenção de beta-hCG por três semanas consecutivas (quatro valores).

43. (FMUSP-2018) Mulher de 22 anos de idade está em sua primeira gestação. A idade gestacional é de 8 semanas (conforme data da última menstruação e ultrassonografia de primeiro trimestre). Refere sangramento genital abundante há 2 horas, associado a cólica intensa. No exame especular, encontrou-se moderada quantidade de sangue coletado em fórnice posterior. Ao toque vaginal, útero aumentado (duas vezes o tamanho normal), sem dor anexial. Colo grosso, posterior e impérvio. Realizada ultrassonografia a seguir:

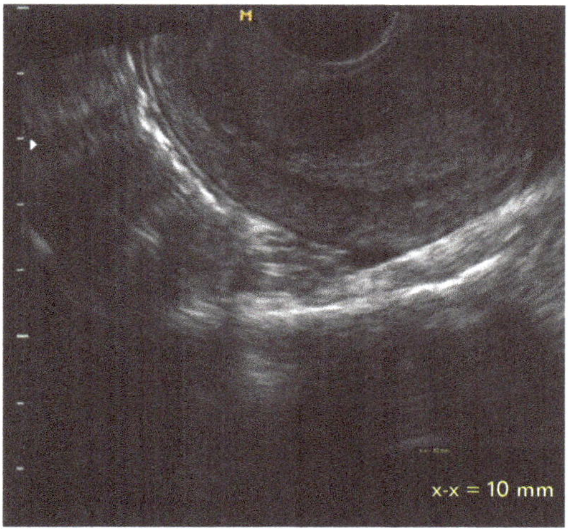

Qual o diagnóstico?

A. Abortamento completo.
B. Gestação incipiente.
C. Abortamento incompleto.
D. Gestação ectópica.

44. (UNICAMP-2018) Primigesta, 27a, comparece ao pronto atendimento com queixa de sangramento via vaginal volumoso e cólicas intensas há dois dias, com piora nas últimas quatro horas. Idade gestacional de 12 semanas e 4 dias por ultrassonografia

realizada há duas semanas, cujo laudo foi normal. Exame físico: regular estado geral, descorada 3+/4+, FC = 120 bpm, PA = 90 x 60 mmHg, FR = 26 irpm, afebril. Abdome: plano, flácido, discretamente doloroso à palpação profunda, descompressão brusca negativa. Exame especular: sangramento ativo em grande quantidade pelo colo uterino, com saída de material compatível com restos ovulares; toque vaginal: útero aumentado para 10 semanas, com orifício interno pérvio para uma polpa digital, anexos de volume normal.

O DIAGNÓSTICO E A CONDUTA SÃO:

A. Aborto retido; prescrever misoprostol 100 μg via vaginal de 6/6 horas e, após 4 doses, proceder com curetagem uterina.
B. Aborto incompleto; internação hospitalar, estabilização hemodinâmica e curetagem uterina.
C. Aborto incompleto; prescrever misoprostol 100 μg via vaginal de 4/4 horas e, após 3 doses, proceder com curetagem uterina.
D. Aborto em curso; internação hospitalar e reavaliação em 6 horas.

45. (PSU-MG-2018) Paciente com 18 anos de idade relata atraso menstrual de sete semanas e queixa-se de dor hipogástrica com sangramento vaginal discreto, estando hemodinamicamente estável. A dosagem de beta-HCG foi de 700 mUI/mL e o ultrassom pélvico endovaginal não detectou a presença de saco gestacional intrauterino nem de massas anexiais. Assinale a alternativa que contém a próxima etapa indicada na conduta dessa paciente:

A. Iniciar tratamento com metotrexato.
B. Realizar videolaparoscopia de urgência.
C. Repetir dosagem de beta-HCG em 48 horas.
D. Repetir ultrassonografia em 24 horas.

46. (IAMSPE-2018) Paciente de 29 anos procura o serviço de obstetrícia com queixa de sangramento vaginal discreto e dor em baixo-ventre, de leve intensidade, há 15 dias. Trouxe USG realizada há uma semana, que não identificou saco gestacional intrauterino e beta-HCG = 2300 mUI/mL, também realizado há uma semana, na mesma data. Repetidos os exames, a ultrassonografia agora apresentou saco gestacional intrauterino, embrião em seu interior com CCN = 3 mm e a presença de tumor em anexo direito sem fluxo ao Doppler. Os níveis de beta-HCG

apresentaram elevação significativa. Considerando todos os dados clínicos citados, a melhor hipótese diagnóstica é:

A. Gravidez ectópica.
B. Gestação incipiente com teratoma em ovário direito.
C. Gravidez heterotópica.
D. Ameaça de abortamento.
E. Ameaça de abortamento e teratoma de ovário direito.

47. (AMRIGS-2018) Primigesta, 30 anos, com data da última menstruação há 5 semanas, traz beta-HCG sérico realizado há 5 dias, com resultado de 2.560 mUI/mL. Hoje, apresentou sangramento vivo de pequena quantidade e dor pélvica tipo cólica. Foi solicitado novo beta-HCG sérico, cujo resultado foi 1.500 mUI/mL. Analise as hipóteses diagnósticas para o caso em questão:

I. Gravidez viável.
II. Abortamento.
III. Gravidez ectópica.

Quais estão corretas?

A. Apenas I.
B. Apenas II.
C. Apenas III.
D. Apenas II e III.
E. I, II e III.

48. (UNICAMP-2018) Mulher, 29a, comparece ao pronto atendimento queixando-se de sangramento vaginal em pequena quantidade há três dias. Não se recorda com exatidão da data da última menstruação, porém acredita que está atrasada. Exame físico: bom estado geral, corada, FR= 16 irpm, FC = 84 bpm, PA = 110 x 80 mmHg; abdome: plano, flácido, indolor à palpação, descompressão brusca negativa. Exame especular: colo uterino sem lesões macroscópicas, sangramento em "borra de café" em pequena quantidade, coletado em fundo de saco vaginal, e ausência de sangramento ativo; toque vaginal: útero de volume aparentemente normal, colo uterino impérvio, anexos indolores à mobilização e de volume normal. Teste de β-hCG urinário: positivo. Ultrassonografia transvaginal realizada no mesmo dia: útero de volume normal, cavidade endometrial sem alterações

com linha endometrial de 10 mm, ovários e anexos sem alterações ecográficas. O DIAGNÓSTICO E A CONDUTA SÃO:

A. Aborto completo; alta do pronto atendimento e retorno em 15 dias na UBS.
B. Gestação ectópica; internação para laparoscopia diagnóstica.
C. Aborto completo; retorno para reavaliação ultrassonográfica em 7 dias.
D. Gestação de localização indeterminada; solicitar dosagem de β-hCG sérico quantitativo.

49. (HCPA-2018) Paciente com 18 semanas de gestação veio à emergência queixando-se de dor no baixo-ventre e sangramento moderado por via vaginal. Ao exame físico, encontrava-se afebril e com sinais vitais normais. Ao exame especular, apresentava sangramento em fundo de saco, sem perda de líquido amniótico. Ao toque vaginal, o colo estava 90% apagado, com 7 cm de dilatação, e a bolsa amniótica estava protrusa, podendo ser palpadas partes fetais. Os batimentos cardiofetais eram de 160 bpm. O hemograma estava normal. Qual o diagnóstico mais provável e qual a conduta mais adequada?

A. Hematoma subcoriônico; solicitar ultrassonografia pélvica transvaginal para confirmar e estimar o tamanho do hematoma.
B. Trabalho de parto pré-termo; prescrever tocolítico, corticosteroide e sulfato de magnésio para neuroproteção.
C. Ameaça de abortamento; iniciar profilaxia para estreptococo do grupo B.
D. Abortamento séptico; iniciar antibioticoterapia de amplo espectro e prescrever misoprostol por via vaginal.
E. Abortamento inevitável; prescrever analgesia, manter NPO e aguardar a evolução do quadro.

50. (PUCRS-2017) Paciente de 28 anos, com história prévia de laparoscopia para investigação de infertilidade, vem à emergência com quadro clínico de dor abdominal importante em baixo-ventre, sangramento vaginal leve e atraso menstrual. Ao exame, revela PA de 80 x 40 mmHg, FC de 140 bpm, pulso fino e dor importante à compressão e descompressão de fossa ilíaca direita. Ecografia revela útero com espessura endometrial de 0,5 cm, levemente heterogêneo, imagem de 4,2 cm em região de anexo direito, heterogênea, com aspecto de hematossalpinge, e presença de moderada quantidade de líquido livre na pelve; hCG-β de 3800 mUI/mL. A conduta mais apropriada é indicar:

A. Laparotomia.
B. Laparoscopia.
C. Metotrexato endovenoso.
D. Metotrexato por via laparoscópica.
E. Metotrexato intramuscular e laparotomia.

51. (FMUSP-2017) Primigesta, de 23 anos, realizou fertilização assistida. Encontra-se na quinta semana de gestação diagnosticada por beta-hCG sérico de 2.350 mUI/mL há 2 dias. Vem ao pronto atendimento com queixa de sangramento vaginal com característica de borra de café. O exame clínico apresentou como achados relevantes abdome indolor e pequena quantidade de sangue coletado em fórnice posterior da vagina. Foi solicitada avaliação ultrassonográfica, que demonstrou útero em anteversoflexão, com eco endometrial espessado medindo 16 mm e imagem paraovariana esquerda medindo 28 x 20 x 22 mm (imagens a seguir). O nível sérico de beta-hCG foi de 1.650 mUI/mL.

Ultrassom da região anexial esquerda:

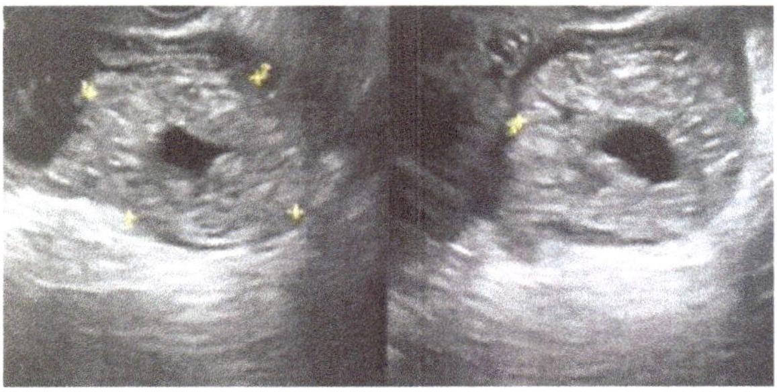

Ultrassom uterino:

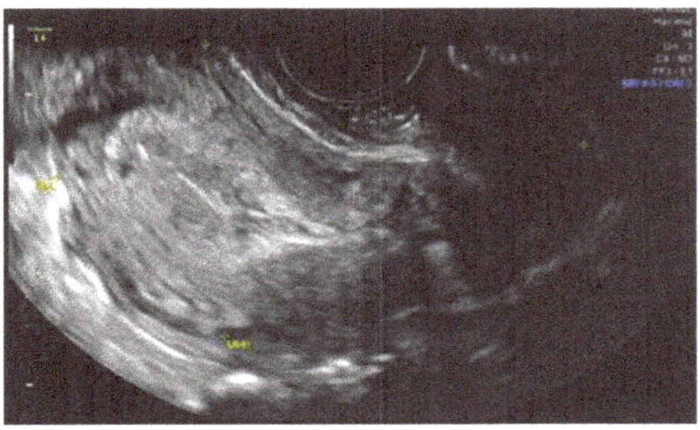

Nessa paciente, a conduta indicada é:

A. Conservadora, com beta-HCG seriado.

B. Cirúrgica por laparoscopia.

C. Cirúrgica por curetagem uterina.

D. Medicamentosa com metotrexato.

52. (UNICAMP-2017) **Mulher, 32a, G1P0C0A0, chega ao pronto-socorro queixando-se de sangramento vaginal intermitente em pequena quantidade há 10 dias. Não se recorda com exatidão da data da última menstruação, porém acha que está com 2 meses de gravidez. Nega outras queixas. Exame físico: bom estado geral, corada, hidratada, FR = 14 irpm, FC = 82 bpm, PA = 110 x 70 mmHg, Temp. = 36,8°C. Abdome: flácido e descompressão brusca negativa. Exame ginecológico especular: pequena quantidade de sangramento coletado em fundo de saco posterior; toque vaginal: útero de volume aparentemente normal, colo impérvio e tumoração dolorosa à palpação em anexo esquerdo. Hb = 13,0 g/dL; Ht = 38%. Ultrassonografia transvaginal: massa em topografia de anexo esquerdo, com diâmetro de 5,2 cm, contendo um embrião com atividade cardíaca embrionária presente; ausência de líquido livre em cavidade pélvica. CONSIDERANDO QUE A PACIENTE MANIFESTA DESEJO DE TENTAR NOVA GESTAÇÃO, A CONDUTA É:**

A. Tratamento clínico com metotrexato intramuscular. Dosar β-hCG sérico quantitativo no 4° e 7° dias após o tratamento.

B. Orientação de repouso e abstinência sexual. Repetir ultrassonografia transvaginal e β-hCG sérico quantitativo em 3 dias.

C. Internação para tratamento cirúrgico da gravidez ectópica.

D. Tratamento clínico com metotrexato intramuscular. Dosar β-hCG sérico quantitativo no 1° e 3° dias após o tratamento.

53. (UNICAMP-2017) **Entre as condutas nas gestações ectópicas, NÃO é correto:**

A. Indicar laparoscopia ou laparotomia na gestação ectópica rota hemodinamicamente estável.

B. Aplicar injeção intracardíaca no embrião quando o saco gestacional se encontra no colo ou na cicatriz de cesárea, seguido de metotrexato no interior do saco gestacional.

C. Ter conduta expectante até a 36ª semana na gestação ovariana ou abdominal com feto vivo.
D. Dar metotrexato sistêmico na gestação heterotópica.
E. Dar metotrexato sistêmico se o diâmetro da massa anexial for menor ou igual a 3,5 cm, com condições hemodinamicamente estáveis.

54. (PSU-MG-2017) **Paciente de 32 anos, G2P2A0, união estável, usuária de DIU há três anos, desde o último parto, é atendida na maternidade apresentando sangramento vaginal moderado, dor pélvica intensa, sinais de irritação peritoneal, pressão arterial de 80 x 40 mmHg. Segundo seu parceiro, a paciente estava se queixando de dor abdominal há cerca de 36 horas. Assinale a alternativa que contém a PRINCIPAL hipótese diagnóstica para esse quadro clínico:**

A. Abortamento.
B. Doença inflamatória pélvica.
C. Gravidez ectópica rota.
D. Perfuração uterina pelo DIU.

55. (HCPA-2017) **Paciente assintomática teve confirmado o diagnóstico de mola hidatiforme ao exame anatomopatológico em material de curetagem realizada após aborto. O médico deve:**

A. Tranquilizar a paciente, pois a doença é benigna e não necessita de acompanhamento, uma vez que ela está assintomática.
B. Internar a paciente para realizar estadiamento da doença.
C. Solicitar dosagem de hCG quantitativo semanalmente até sua negativação e, após, liberar a paciente para engravidar.
D. Solicitar dosagem de hCG qualitativo semanalmente até sua negativação, que deve ocorrer em até 3 semanas.
E. Solicitar dosagem de hCG quantitativo semanalmente até sua negativação e, após, realizar medidas mensais por 6-12 meses.

56. (PUCRS-2016) **Em relação ao abortamento, considere as afirmativas abaixo:**

I. A conduta deve ser expectante no abortamento com colo aberto e ultrassonografia mostrando restos ovulares.
II. No abortamento retido de 1° trimestre, não se deve realizar conduta expectante devido ao risco de infecção.

III. No abortamento séptico, o uso de antibióticos é mandatório, e um dos esquemas possíveis é a associação de clindamicina ou metronidazol com gentamicina IV.

Está/estão correta(s) a(s) afirmativa(s):

A. I, apenas.
B. II, apenas.
C. III, apenas.
D. I e III, apenas.
E. I, II e III.

57. (PUCRS-2016) **Em relação à gestação ectópica, considere as seguintes afirmativas:**

I. O diagnóstico é confirmado na ausência de saco gestacional intrauterino com o β-hCG de 600 mUI/mL.
II. Após o tratamento com metotrexato, o β-hCG deve ser seriado a cada 48 horas até ficar indetectável.
III. A presença de embrião com vitalidade diminui a chance de sucesso do tratamento com metotrexato.

Está/estão correta(s) a(s) afirmativa(s):

A. I, apenas.
B. II, apenas.
C. III, apenas.
D. I e II apenas.
E. I e III apenas.

58. (AMRIGS-2016) **Primigesta, com 12 semanas de gestação, por ultrassonografia de 8 semanas assintomática, vem realizar ultrassonografia morfológica de primeiro trimestre. Ao exame, observa-se ausência de batimentos cardíacos fetais e feto com estimativa de 10 semanas de gestação. Faz-se o diagnóstico de gestação interrompida. Qual a causa mais comum de aborto espontâneo?**

A. Insuficiência de corpo lúteo.
B. Alterações cromossômicas.
C. Alterações gênicas.
D. Infecção materna.
E. Síndrome do anticorpo antifosfolipídeo.

59. (HCPA-2016) Paciente submeteu-se a curetagem por um aborto infectado de 12 semanas. No primeiro dia pós-operatório, encontrava-se em bom estado geral, embora apresentasse sangramento vaginal mais intenso do que uma menstruação e colo uterino com 2 cm de dilatação. O último pico febril (38°C) fora registrado há 23 horas. O médico assistente decidiu dar-lhe alta, prescrevendo doxiciclina e metronidazol por mais 7 dias. A conduta médica relativa à indicação da alta e à prescrição de antimicrobianos foi:

A. Adequada em todos os aspectos. A complementação do tratamento com antimicrobianos após a alta hospitalar por aborto infectado está bem demonstrada.
B. Adequada no que diz respeito à alta hospitalar, mas inadequada quanto à prescrição dos medicamentos. Está bem demonstrado que não é necessário prescrever antimicrobianos após a alta hospitalar em casos de aborto infectado.
C. Adequada no que diz respeito à alta hospitalar, uma vez que a paciente irá completar 24 horas afebril, mas inadequada quanto ao tempo de prescrição dos antimicrobianos. Deve-se prescrevê-los por 14 dias.
D. Inadequada no que diz respeito à alta hospitalar, uma vez que a paciente não preenchia os critérios de alta, mas adequada quanto ao uso de antimicrobianos. Está bem demonstrado que é necessário prescrevê-los após a alta hospitalar nos casos de aborto infectado.
E. Inadequada em todos os aspectos. A paciente não preenchia os critérios de alta hospitalar, e o uso de antimicrobianos após a alta já se demonstrou desnecessário.

60. (SUS-SP-2016) Paciente de 25 anos, sexo feminino, nuligesta, portadora de hepatite C crônica, procura pronto-socorro por dor abdominal importante hoje, sem melhora com medicação. Nega alterações do trato urinário ou intestinal. Nega febre. Refere também atraso menstrual de 2 semanas. Antecedentes ginecológicos: vida sexual ativa, sem parceiro fixo, uso irregular de preservativo masculino. Ciclos regulares. Ao exame físico: bom estado geral, PA 100 × 70 mmHg, FC 84 bpm. Abdome flácido, RHA+, dor à palpação profunda de fossa ilíaca direita, sem dor à descompressão brusca. Especular: secreção fisiológica, colo epitelizado. Toque vaginal: útero retrovertido, intrapélvico, com dor à palpação anexial direita. A principal hipótese diagnóstica é uma provável:

A. Gestação ecópica. Deve-se solicitar beta-HCG quantitativo, ultrassom transvaginal e tipagem sanguínea. Como paciente encontra-se estável e é nuligesta, caso exames compatíveis, pode-se considerar conduta expectante, se saco gestacional estiver de tamanho adequado e BHCG em queda.
B. Apendicite. Deve-se internar a paciente para realização de antibioticoterapia endovenosa e apendicectomia.
C. Doença inflamatória pélvica aguda. Deve-se internar a paciente para a realização de antibioticoterapia endovenosa.
D. Gestação ectópica. Deve-se solicitar beta-HCG quantitativo, ultrassom transvaginal e tipagem sanguínea. Deve-se proceder à laparotomia exploradora imediatamente pelo risco da patologia.
E. Gestação ectópica. Deve-se solicitar beta-HCG quantitativo, ultrassom transvaginal e tipagem sanguínea. Como paciente encontra-se estável e é nuligesta, caso exames compatíveis, pode-se considerar uso de metotrexato, se saco gestacional estiver de tamanho adequado e BHCG em queda.

Considere o caso abaixo para responder às questões 61 e 62.

Mulher de 30 anos consultou por apresentar sangramento vaginal de pequeno volume há 15 dias, iniciado 10 dias após a data esperada da menstruação. Como método anticoncepcional, vinha utilizando preservativo. Realizou teste comercial de gestação, e o resultado foi positivo. O exame ginecológico revelou pequeno sangramento vaginal. No momento, a dosagem sérica de β-hCG é de 2.500 mUI/mL.

61. (HCPA-2015) **Diante desse quadro, são propostos os diagnósticos abaixo.**

I. Gestação normal.
II. Gestação ectópica.
III. Gestação interrompida.

Quais devem ser considerados?

A. Apenas I.
B. Apenas II.
C. Apenas III.
D. Apenas I e III.
E. I, II e III.

62. (HCPA-2015) **Qual a conduta a ser adotada?**

A. Repetir a dosagem de β-hCG em 48 horas.
B. Realizar ultrassonografia transvaginal.
C. Dosar progesterona sérica.
D. Manter a paciente em observação e fazer controle clínico em uma semana.
E. Realizar videolaparoscopia diagnóstica.

63. (USP-RP-2014) **ID: secundigesta, 27 anos de idade, com atraso menstrual de três meses. HMA: queixa-se de dor intensa em cólica em hipogástrio há 1 dia, associada a sangramento vaginal em grande quantidade há 3 horas. Refere tonturas e fraqueza intensa. EF: encontra-se pálida, com mucosas descoradas (2+/4+), PA: 90 x 50 mmHg, FC: 110 bpm. EG: ao exame especular, observa-se grande quantidade de coágulos em fundo de saco vaginal. Toque vaginal: útero doloroso, aumentado de volume para 10 semanas, e colo uterino pérvio 2 cm. Pode-se dizer que se trata de:**

A. Gestação ectópica tubária. Deverá ser submetida à laparoscopia para confirmação diagnóstica e salpingectomia para tratamento.
B. Aborto retido. É necessária a administração de ocitocina endovenosa para promover maior dilatação do colo e expulsão fetal.
C. Aborto inevitável. A paciente deve ser submetida à ultrassonografia transvaginal para confirmar o óbito fetal antes da curetagem uterina.
D. Aborto incompleto. A curetagem uterina imediata é o tratamento de escolha para resolução do quadro.

64. (PUCRS-2014) **G3P1A1, na 12ª semana de gestação, apresenta sangramento genital volumoso, com perda de substância sólida. O colo é permeável e a ultrassonografia sugere retenção de membranas e restos placentários. Qual a conduta indicada?**

A. Proceder à curagem uterina.
B. Realizar curetagem uterina.
C. Administrar misoprostol vaginal.
D. Aguardar resolução espontânea.
E. Administrar ocitocina em altas doses.

GABARITO

1. D	14. C	27. C	40. A	53. D
2. A	15. A	28. C	41. B	54. C
3. D	16. C	29. B	42. E	55. E
4. C	17. C	30. D	43. A	56. C
5. A	18. D	31. A	44. B	57. C
6. D	19. C	32. B	45. C	58. B
7. A	20. D	33. C	46. C	59. E
8. B	21. C	34. D	47. D	60. A
9. A	22. B	35. B	48. D	61. E
10. C	23. A	36. E	49. E	62. B
11. D	24. D	37. A	50. A	63. D
12. E	25. A	38. A	51. A	64. B
13. C	26. E	39. C	52. C	

PONTOS-CHAVE

- O abortamento é uma complicação muito comum no curso de uma gestação inicial, acometendo 10% das gestantes após o diagnóstico de uma gravidez clínica.
- A maioria dos abortamentos (80%) ocorre no início da gestação, ou seja, no 1° trimestre.
- As cromossomopatias são as causas mais comuns dos abortos espontâneos de 1° trimestre de gestação.
- Metade das mulheres com ameaça de aborto acaba abortando.
- O abortamento habitual ou recorrente é definido como a perda de duas ou mais gestações.
- A insuficiência istmocervical é uma importante causa de aborto de 2° trimestre de gestação.

- Na gestação ectópica (GE), um óvulo fertilizado se implanta fora da cavidade endometrial, sendo mais comum na tuba uterina. Pode causar hemorragia, choque hipovolêmico e morte, sendo de suma importância o diagnóstico e o tratamento precoces.

- Para um diagnóstico precoce de GE, é importante a suspeição em qualquer gestação inicial na presença de sangramento vaginal e/ou dor abdominal.

- A combinação da dosagem sérica quantitativa de β-hCG com os achados da ultrassonografia transvaginal determina, na maioria dos casos, o diagnóstico de GE, embora, em alguns casos, esses exames necessitem ser realizados de forma seriada para o diagnóstico, na presença de estabilidade hemodinâmica.

- O nível de hCG deve subir um mínimo de 53% em 48 horas em uma gravidez normal. Quando há um aumento inadequado, há uma sensibilidade de 99% para uma gravidez anormal (abortamento ou GE). Dois terços das GE têm valores de hCG com crescimento anormal, enquanto o terço restante mostra uma progressão normal.

- O nível sérico no qual deve aparecer saco gestacional na cavidade uterina por ultrassonografia transvaginal é chamado de zona discriminatória do β-hCG, que fica entre 1.500 e 2.000 mUI/mL. Se a dosagem sérica de β-hCG for < 1.500 mUI/mL e for constada ausência de gestação intrauterina à ultrassonografia transvaginal em paciente clinicamente estável, deve-se repetir a dosagem de β-hCG em 48 horas e, atingindo níveis discriminatórios, realizar uma nova ultrassonografia.

- A ausência de imagem de gestação tópica com valores do β-hCG acima da zona discriminatória é indicativa de gestação anormal, exceto nos casos de gravidez múltipla. Por essa razão, o limite discriminatório mais fidedigno para diagnosticar a ectopia em gravidez de localização desconhecida é o valor do β-hCG > 3.500 mUI/mL.

- No diagnóstico diferencial da GE, devem ser considerados a gestação normal, a gestação heterotópica, a gestação intersticial ou cornual, a ameaça de abortamento ou o abortamento incompleto, a ruptura de cisto ovariano e a torção ovariana.

- O tratamento da GE pode ser cirúrgico, medicamentoso, com metotrexato, ou expectante, a depender de critérios específicos para cada caso.

- A doença trofoblástica gestacional (DTG) compreende condições benignas e malignas que têm em comum a proliferação anormal do tecido trofoblástico. Fazem parte desse grupo a mola hidatiforme, a mola invasora, o coriocarcinoma e o tumor trofoblástico do sítio placentário.

- A DTG é causa de sangramento vaginal na primeira metade da gestação.

- A mola completa é diploide e tem maior probabilidade de transformar-se em coriocarcinoma. A mola parcial é triploide e raramente evolui para as formas malignas.

- O diagnóstico de mola hidatiforme é feito por ultrassonografia e dosagem elevada de β-hCG. O seu tratamento é feito por vácuo aspiração e seguimento pós-molar.

- O seguimento pós-molar com dosagem sérica do β-hCG quantitativo é importante para que se possa garantir a remissão da doença. As dosagens podem ser descontinuadas após 6 meses consecutivos de negativação do β-hCG.

- A estabilização ou elevação dos títulos de β-hCG durante o seguimento pós-molar sugerem a ocorrência de neoplasia trofoblástica gestacional.

4 GESTAÇÃO GEMELAR

1. (FMUSP-2023) **Gestante de 28 anos, 2G:1PN:0A, encontra-se internada na enfermaria de alto risco por gestação gemelar dicoriônica-diamniótica e perda de líquido amniótico há 4 dias. Hoje, 33 semanas e 4 dias de gestação, o primeiro gemelar está em apresentação pélvica e pesa 1.405 g, e o segundo gemelar está em apresentação cefálica e pesa 1.712 g. A paciente queixa-se de dor em baixo-ventre. Ao exame clínico, PA 110 x 74 mmHg, FC 82 bpm, BCF de ambos presentes e rítmicos, dinâmica uterina de 2 contrações fracas em 10 minutos. Ao toque, colo fino, pérvio para 3 cm. Qual é a conduta obstétrica?**

A. Parto cesáreo de urgência.
B. Condução de trabalho de parto.
C. Butilbrometo de escopolamina e reavaliação.
D. Inibição de trabalho de parto prematuro.

2. (SCMSP-2023) **A respeito da gestação múltipla, assinale a alternativa correta.**

A. O risco de prematuridade é maior em gestações múltiplas, então devem ser adotadas medidas profiláticas como repouso, dosagem de progesterona e cerclagem.
B. Nas gestações dicoriônicas, sempre existe algum grau de anastomose entre as circulações dos fetos.
C. A síndrome da transfusão feto-fetal é uma complicação das gestações múltiplas dicoriônicas decorrente do desequilíbrio das comunicações vasculares placentárias entre os fetos.
D. A corionicidade é determinada por ultrassonografia, preferencialmente no 1° trimestre da gestação. O sinal do lambda (projeção do córion na membrana amniótica que divide as bolsas amnióticas) representa a gestação dicoriônica, e o sinal do T representa a gravidez monocoriônica.
E. O óbito de um dos fetos nas gestações dicoriônicas impõe a necessidade de monitorização da coagulação, pelo risco de coagulopatia.

3. (HSL-SP-2023) **Primigesta, gemeligesta dizigótica, 36 semanas, em trabalho de parto com 6 cm de dilatação. O primeiro feto está em AEA e o segundo, em OEA. Ambos têm peso estimado ao redor de 2.600 g. Indica-se:**

A. Aguardar o parto vaginal.
B. Extração podálica do segundo gemelar após o nascimento do primeiro.
C. Amniotomia e versão interna do primeiro gemelar.
D. Extração podálica do primeiro gemelar.
E. Cesárea.

4. (IAMSPE-2022) **Uma gestante de 26 anos de idade compareceu à consulta pré-natal na seção de obstetrícia do Hospital do Servidor Público Estadual (HSPE), levando consigo exame ultrassonográfico, que revelava a presença de dois fetos, com comprimento cabeça-nádegas (CCNs) sugestivo de gestação gemelar de onze semanas, e evidenciava o sinal de lambda. Com base nesse caso hipotético, é correto afirmar que:**

A. Existe alto risco de feto acárdico.
B. Há alto risco de síndrome de transfusão feto-fetal.
C. Se trata de gravidez gemelar dizigótica.
D. A clivagem do zigoto, caso a gestação gemelar seja monozigótica, provavelmente ocorreu entre o 8° e o 10° dia após a fecundação.
E. A clivagem do zigoto, caso a gestação gemelar seja monozigótica, provavelmente ocorreu entre o 1° e o 3° dia após a fecundação.

5. (HSL-SP-2022) **A gestação gemelar pode ser classificada em:**

I. Monocoriônica e monoamniótica.
II. Monocoriônica e diamniótica.
III. Dicoriônica e diamniótica.

É correto afirmar que gêmeos idênticos podem ser oriundos de:

A. II em 100% e I em 50% das gestações.
B. I, II ou III.
C. I, somente.
D. I ou II, já que a III origina gêmeos fraternos.
E. I em 100% e II em 50% das gestações.

6. (AMRIGS-2022) **Relacione a coluna 1 à coluna 2, associando o tipo de placentação da gemelaridade à linha de tempo em que ocorre.**

Coluna 1

A. Dicoriônica/diamniótica.

B. Monocoriônica/diamniótica.

C. Monocoriônica/monoamniótica.

Coluna 2

( ) Entre os dias 1 e 3.

( ) Entre os dias 3 e 8.

( ) Entre os dias 8 e 13.

A ordem correta de preenchimento dos parênteses, de cima para baixo, é:

A. A – B – C.
B. B – C – A.
C. C – A – B.
D. C – B – A.

7. (UNIFESP-2021) Em relação às gestações gemelares, pode-se dizer que:

A. As monozigóticas podem ser discordantes quanto ao sexo.
B. As dizigóticas podem ser monocoriônicas.
C. As monozigóticas podem ser dicoriônicas.
D. As dizigóticas são mais frequentes no início da vida reprodutiva da mulher.

8. (UNICAMP-2021) Primigesta de 34 semanas, sem pré-natal, chega à maternidade com quadro de sangramento vaginal intenso. Exame obstétrico: altura uterina de 39 cm; toque: colo fechado e com apresentação inatingível. Submetida à cesárea de urgência. A foto apresenta um momento do intraparto.

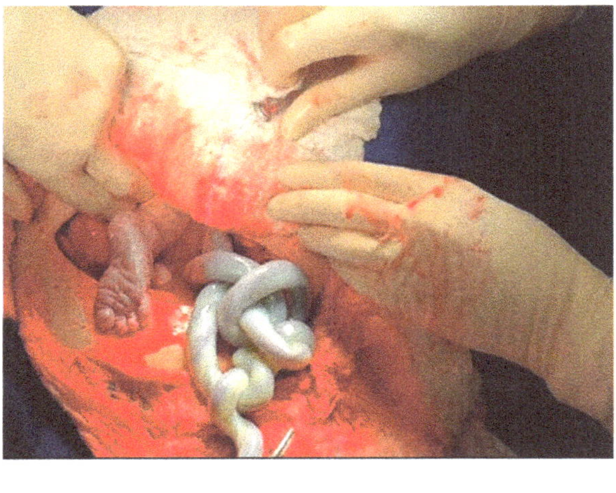

A condição apresentada na foto está associada à gestação:

A. Gemelar monocoriônica e diamniótica.
B. Pré-termo com polidrâmnio e prolapso de cordão.
C. Gemelar monocoriônica e monoamniótica.
D. Pré-termo complicada por rotura de vasa prévia.

9. (UFRJ-2021) **Sobre a gravidez gemelar monozigótica, sabe-se que em 30% dos casos ela é dicoriônica e diamniótica. Pode-se afirmar, portanto, que, nesses casos, a divisão do ovo se deu entre:**

A. O 8° e o 13° dia.
B. O 13° e o 21° dia.
C. O 1° e o 3° dia.
D. O 3° e o 8° dia.

10. (HCPA-2021) **Assinale a assertiva correta sobre gestação gemelar e avaliação por ultrassonografia (US).**

A. A US realizada entre a 11ª e a 13ª semanas mais 6 dias é a mais adequada para definir a corionicidade e estimar o risco de alterações cromossômicas.
B. A presença do sinal de lambda define gestação gemelar monocoriônica.
C. A presença de apenas um saco gestacional com dois embriões à US realizada com 8 semanas indica gestação gemelar dicoriônica monoamniótica.
D. O seguimento da gestação gemelar dicoriônica por US é mais frequente do que o da monocoriônica.

11. (AMRIGS-2021) **Em relação à gestação gemelar, analise as assertivas abaixo:**

I. A mortalidade fetal e neonatal está aumentada, assim como há maior risco de paralisia cerebral quando comparadas à gestação única.
II. A morbidade e a mortalidade maternas são elevadas na gravidez gemelar.
III. A probabilidade de gestação gemelar diminui com a idade materna.

Quais estão corretas?

A. Apenas I e II.
B. Apenas I e III.
C. Apenas II e III.
D. I, II e III.

12. (PUCRS-2021) Mulher, 30 anos, com 15 semanas de gestação, vem para a segunda consulta de pré-natal trazendo ultrassonografia realizada com 12 semanas, que evidenciou a presença de dois fetos com batimentos cardíacos normais, massa placentária em parede posterior uterina com sinal "T" na junção do septo intergemelar com a inserção da placenta. Nesse tipo de gestação gemelar, quando comparado aos outros tipos, é mais frequente ocorrer:

I. Síndrome de transfusão gêmeo-gemelar.
II. Sequência de perfusão venosa reversa do gemelar.
III. Entrelaçamento dos cordões umbilicais.

Está/estão correta(s) apenas a(s) ocorrência(s):

A. I.
B. III.
C. I e II.
D. II e III.

13. (UNIFESP-2020) Qual é o melhor momento do parto na gravidez gemelar monoamniótica, monocoriônica diamniótica e dicoriônica, respectivamente?

A. 32, 36 e 38 semanas.
B. 34, 37 e 37 semanas.
C. 34, 36 e 38 semanas.
D. 37, 38 e 39 semanas.
E. 37, 39 e 40 semanas.

14. (UNICAMP-2019) Mulher, 33a, G1P0A0C0, com idade gestacional de 31 semanas por amenorreia, procura atendimento por contrações regulares há três horas. Ultrassonografia obstétrica: gestação gemelar, dicoriônica e diamniótica. Há cinco dias recebeu corticosteroide para maturidade pulmonar fetal e tem investigação negativa para *Streptococcus* do grupo B. Antecedentes pessoais: hipertensão arterial sistêmica, em uso de alfa-metildopa 2 g/dia e nifedipina 80 mg/dia. Toque vaginal: colo fino, dilatação = 4 cm, primeiro cefálico e bolsa íntegra. A CONDUTA É:

A. Administrar corticosteroide; inibir o trabalho de parto.
B. Administrar corticosteroide; assistência ao parto vaginal.
C. Administrar sulfato de magnésio; assistência ao parto vaginal.
D. Administrar sulfato de magnésio; inibir o trabalho de parto.

15. (SUS-SP-2019) **Sobre a gestação gemelar, pode-se afirmar que:**

A. A dizigótica pode ser diagnosticada somente após a ultrassonografia morfológica de 12 semanas.

B. A monozigótica pode apresentar duas placentas e dois sacos amnióticos.

C. A monozigótica diamniótica resulta da fecundação simultânea de dois óvulos.

D. A monozigótica tem como característica fundamental ter placenta única.

E. A dizigótica corresponde à divisão da massa embrionária inicial em até 72 horas da fecundação.

16. (IAMSPE-2019) **Quanto às gestações gemelares, é correto afirmar que:**

A. Aproximadamente dois terços das gestações gemelares naturalmente concebidas são monozigóticas, e um terço, dizigótica.

B. Nas gestações monozigóticas, quando a divisão do blastocisto ocorre em fases precoces até 72 horas, podem ser encontradas duas placentas e dois sacos amnióticos (gestação dicoriônica e diamniótica).

C. Nas gestações monozigóticas, quando a divisão do blastocisto ocorre entre o 8° e o 13° dia após a fertilização, isto é, quando já se formaram a placa coriônica e o saco amniótico, dá-se origem às gestações dicoriônicas e monoamnióticas.

D. Os gêmeos unidos são resultantes da falha da separação completa dos embriões, quando o processo de divisão é muito precoce, em menos de 72 horas.

E. A gestação dicoriônica só pode ser definida a partir de 12 semanas pela visualização de mais de um saco gestacional e da presença de septo espesso entre eles.

17. (FMUSP-2019) **Gestante com 11 semanas e 4 dias realizou a ultrassonografia apresentada a seguir. Qual dos esquemas melhor demonstra a corionicidade dessa gestação?**

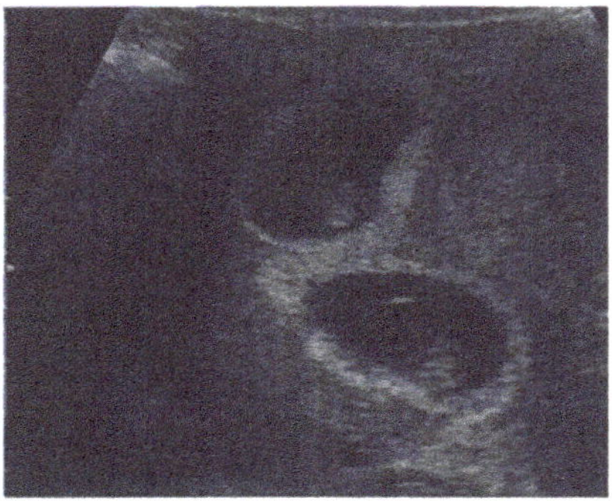

A.

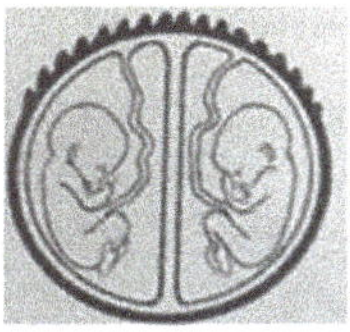

B.

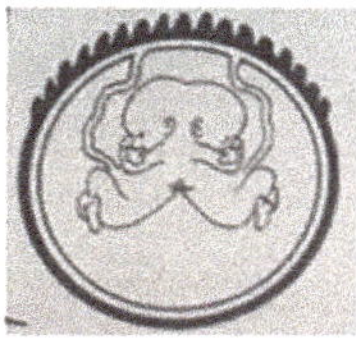

C.

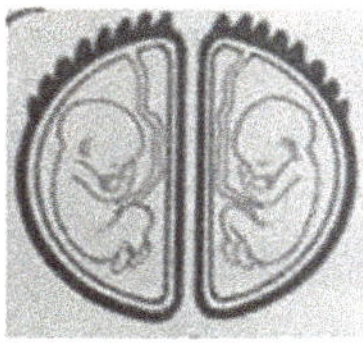

D.

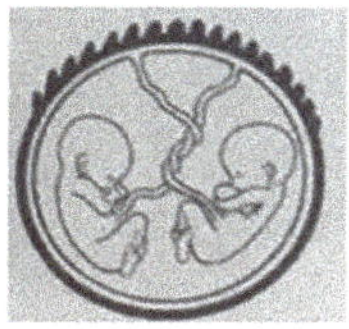

18. (UNIFESP-2018) **Gemeligesta, 30 semanas, apresenta ultrassonografia com 12 semanas demonstrando o sinal do T. Na última consulta de pré-natal, apresentava, ao exame obstétrico, altura uterina de 30 cm e BCF 140/120 bpm. Na ultrassonografia, apresentava feto I com peso estimado de 950 g (percentil 5) e maior bolsão de líquido amniótico de 30 mm e o feto II com peso estimado de 1350 g (percentil 50) e maior bolsão de líquido amniótico de 50 mm. Qual a corionia e o diagnóstico?**

A. Monocoriônica diamniótica com restrição seletiva do crescimento fetal.
B. Monocoriônica diamniótica com síndrome de transfusão feto-fetal.
C. Dicoriônica diamniótica com restrição seletiva do crescimento fetal.
D. Dicoriônica diamniótica com síndrome de transfusão feto-fetal.
E. Monocoriônica monoamniótica com síndrome de transfusão feto-fetal.

19. (SCMSP-2018) **Uma gestante que não realizou pré-natal foi submetida a parto vaginal de gêmeos, sendo o primeiro cefálico, do sexo masculino, com peso de 3.025 g, e o segundo pélvico, do sexo feminino, com peso de 2.670 g. Considerando-se esse caso hipotético, é correto afirmar que:**

A. Se tratava de uma gestação gemelar diamniótica.
B. A diferença de peso entre os recém-nascidos remete ao diagnóstico de síndrome da transfusão feto-feto.
C. Se tratava de uma gemelaridade dizigótica e monocoriônica.
D. Os fetos foram gerados por ovo único clivado antes do 4° dia pós-fecundação.
E. O risco de cromossomopatia dos fetos deveria ter sido calculado, usando-se a média das medidas das translucências nucais de cada um deles.

20. (AMRIGS-2018) **Considere os itens abaixo:**

I. Uso de técnicas de reprodução assistida.
II. Pré-eclâmpsia.
III. Prematuridade.

Quais deles estão associados à gestação gemelar?

A. Apenas I.
B. Apenas II.
C. Apenas III.
D. Apenas I e III.
E. I, II e III.

21. (HCPA-2018) **Primigesta de 20 anos, com gestação gemelar de 35 semanas, veio à emergência com queixa de perda líquida por via vaginal há 2 horas. Ao exame, a paciente estava afebril, com sinais vitais normais e dinâmica uterina de 3 contrações em 10 minutos. Ao exame especular, havia saída de líquido claro pelo orifício cervical externo, podendo ser visualizada modificação no colo. Ao toque vaginal, o colo mostrava-se 100% apagado, médio e centrado, com 4 cm de dilatação. A ultrassonografia identificou o primeiro feto como masculino e em posição cefálica, e o segundo como feminino e em posição pélvica com bolsa íntegra. Qual a conduta mais adequada após a internação?**

A. Prescrever profilaxia para estreptococo do grupo B e acompanhar a evolução do trabalho de parto.
B. Prescrever profilaxia para estreptococo do grupo B e realizar cesariana após 4 horas.
C. Administrar ocitocina para induzir o parto e prescrever profilaxia para estreptococo do grupo B na fase ativa.
D. Administrar corticoterapia e coletar material para pesquisa de estreptococo do grupo B.
E. Realizar cesariana imediatamente.

22. (SCMSP-2017) **Em caso de gestação gemelar, assinale a alternativa correta.**

A. Na gestação monozigótica, obrigatoriamente os sexos são iguais e a gestação é monocoriônica.
B. Na gestação dizigótica, obrigatoriamente é diamniótica e os volumes de líquido amniótico deverão ser iguais.
C. Na gestação dicoriônica, obrigatoriamente é dizigótica e os fetos podem ter tamanhos diferentes.
D. Nas gestações monocoriônicas, obrigatoriamente são monoamnióticas e poderá ocorrer a síndrome de transfusão feto-fetal.

E. Na gestação monocoriônica diamniótica, a síndrome de transfusão feto-fetal altera o volume de líquido nas cavidades amnióticas e na bexiga fetal.

23. (PUCRS-2016) **Assinale a alternativa correta com relação à gestação gemelar.**

A. A corionicidade é determinante para o prognóstico perinatal.
B. O uso de corticoide profilático está indicado, de rotina, após 26 semanas.
C. Na síndrome de transfusão feto-fetal, a oligodramnia ocorre na cavidade amniótica do feto receptor.
D. O parto vaginal está indicado nas gestações monoamnióticas.
E. Gestações dizigóticas apresentam mais riscos do que gestações monozigóticas.

24. (PUCRS-2015) **Em relação às gestações gemelares monocoriônicas, considere as seguintes afirmativas:**

I. Apresentam risco de síndrome de transfusão feto-feto somente se monoamnióticas.
II. Apresentam as mesmas complicações que as gestações gemelares dicoriônicas.
III. Têm origem monozigótica em 100% dos casos.

Está/estão correta(s) a(s) afirmativa(s):

A. I, apenas.
B. II, apenas.
C. III, apenas.
D. I e II, apenas.
E. I, II e III.

25. (PUCRS-2014) **Sobre gestações gemelares monocoriônicas e diamnióticas, são feitas as seguintes assertivas:**

I. Têm origem monozigótica.
II. Apresentam risco de síndrome de transfusão feto-fetal.
III. São mais frequentes que as gestações dicoriônicas.

Está/estão correta(s) a(s) afirmativa(s):

A. I, apenas.
B. II, apenas.
C. I e II, apenas.
D. II e III, apenas.
E. I, II e III.

GABARITO

1. A	6. A	11. A	16. B	21. A
2. D	7. C	12. A	17. C	22. E
3. E	8. C	13. C	18. A	23. A
4. E	9. C	14. C	19. A	24. C
5. B	10. A	15. B	20. E	25. C

PONTOS-CHAVE

- A incidência de gestação gemelar aumentou significativamente nas últimas décadas. Isso pode ser explicado pelo maior uso de técnicas de reprodução assistida.

- A gestação gemelar aumenta significativamente a morbidade e mortalidade maternas e perinatais quando comparada à gestação de feto único. É uma causa importante de nascimento pré-termo.

- Os gêmeos dizigóticos têm placenta dicoriônica/diamniótica, com cada feto possuindo suas próprias placenta e cavidade amniótica. Já os monozigóticos podem ser dicoriônicos, monocoriônicos ou monoamnióticos, a depender do período de divisão embrionária. Se a divisão acontecer durante os primeiros 2 a 3 dias de gestação, ela precede a separação de células, que eventualmente se tornam cório, e resulta em gravidez dicoriônica/diamniótica. Após aproximadamente 3 dias, a geminação não pode dividir a cavidade coriônica e, a partir desse momento, o resultado da placenta é monocoriônica. Se a separação ocorre entre os dias 3 e 8, desenvolve-se gravidez monocoriônica/diamniótica. Entre os dias 8 e 12, o âmnio já se formou, e a gravidez é monocoriônica/monoamniótica. A clivagem embrionária entre os dias 13 e 15 resulta em gêmeos unidos (gemelaridade imperfeita). A ultrassonografia transvaginal de 1º trimestre é fundamental para determinar a corionicidade. O sinal lambda é encontrado nos dicoriônicos, e o sinal T, nos monocoriônicos.

- Na gestação gemelar, a mortalidade materna é 2,5 vezes maior do que na gestação de feto único. A gestação gemelar monocoriônica tem morbimortalidade perinatal 3 a 5 vezes maior que na dicoriônica.

- A síndrome da transfusão feto-fetal é uma complicação da variedade monocoriônica.

5 RESTRIÇÃO DO CRESCIMENTO FETAL

1. (PSU-MG-2023) Paciente de 28 anos, G2PC1A0, IG 31 semanas, encaminhada ao Pré-natal de Alto Risco (PNAR) devido a quadro de crescimento intrauterino restrito (CIUR). Na história clínica: tabagismo 10 cigarros/dia desde a adolescência e filho anterior nascido com 34 semanas, devido a quadro de CIUR. Não apresentava doenças sistêmicas. Ao exame clínico, apresentava UF de 28 cm e BCF de 132 bpm. O último US era de 27 semanas, com peso fetal estimado entre os percentis 3 e 10, sem Doppler. Solicitada ultrassonografia com Doppler na urgência, que confirmou o CIUR. Assinale a opção com a avaliação pela dopplervelocimetria, que, se estiver alterada, define a necessidade da interromper a gestação:

A. Estudo da artéria cerebral média (ACM), que é marcador do mecanismo de compensação fetal.

B. Estudo das artérias umbilicais, um marcador da reserva funcional placentária.

C. Estudo das artérias uterinas que avalia o fluxo uteroplacentário.

D. Estudo do ducto venoso, que é marcador da descompensação e da exaustão do mecanismo de compensação.

2. (SURCE-2023) M.S.S.S., 37 anos, G4P3A0, 3 partos vaginais prévios a termo, idade gestacional de 37 semanas (calculada por ultrassom de 10 semanas), altura de fundo uterino de 31 cm, feto em apresentação cefálica. USG obstétrica revela peso fetal no percentil 3 para a idade gestacional e maior bolsão de líquido amniótico com 21 mm. Doppler das artérias uterinas, cerebral média e umbilical normal. Indique o diagnóstico e conduta corretos.

A. Trata-se de um feto pequeno para a idade gestacional. Permite-se aguardar a resolução da gestação com até 40 semanas e não está contraindicado o parto vaginal.

B. Trata-se de um feto com restrição de crescimento intrauterino estágio 1. Permite-se aguardar a resolução da gestação com até 38 semanas, realizando Doppler semanalmente, e não está contraindicado o parto vaginal.
C. Trata-se de um feto com restrição de crescimento intrauterino estágio 2. Deve-se indicar a resolução da gestação de forma imediata e não está contraindicado o parto vaginal.
D. Trata-se de um feto com restrição de crescimento intrauterino estágio 3. Deve-se indicar a resolução da gestação de forma imediata por meio de uma cesárea.

3. (IAMSPE-2021) **Nos casos de restrição do crescimento fetal, é correto afirmar que:**

A. Está recomendada a pesquisa universal de trombofilias e a prescrição de heparina de baixo peso molecular (HBPM).
B. As situações patológicas, devido à placentação inadequada, podem revelar, na dopplervelocimetria das artérias umbilicais, o aumento da resistência de perfusão e a diminuição do fluxo diastólico.
C. O clampeamento do cordão umbilical deve ser tardio no parto, para se proporcionar maior transferência de glóbulos vermelhos ao recém-nascido.
D. Há acometimento da fase de hiperplasia celular na restrição de crescimento fetal do tipo II, assimétrica, de acordo com a classificação de Lin e Evans de 1984.
E. O aumento do índice de pulsatilidade da artéria cerebral média (ACM) reflete vasoconstrição cerebral secundária à hipóxia, mecanismo conhecido como "centralização fetal".

4. (FMUSP-2021) **Gestante de 43 anos de idade, casada, está em consulta pré-natal após submeter-se a reprodução assistida. É primigesta e tem 33 semanas de gestação. Na avaliação clínica, está em bom estado geral, corada, PA 120 x 75 mmHg, FC 78 bpm, IMC 21,4 kg/m². A altura uterina é de 31 cm. O BCF está presente e é rítmico. Tônus normal. Traz ultrassonografia obstétrica mostrando feto único, cefálico, com dorso à esquerda e placenta posterior. Índice de líquido amniótico 9 cm e peso estimado 1685 g (percentil 5). Na mesma consulta, foi realizada a seguinte avaliação de vitalidade fetal:**

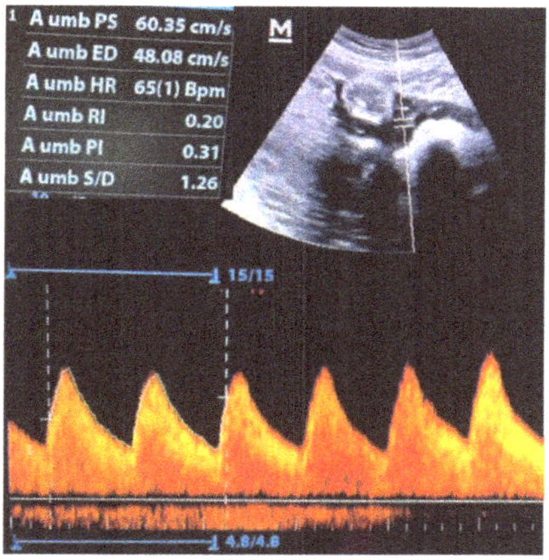

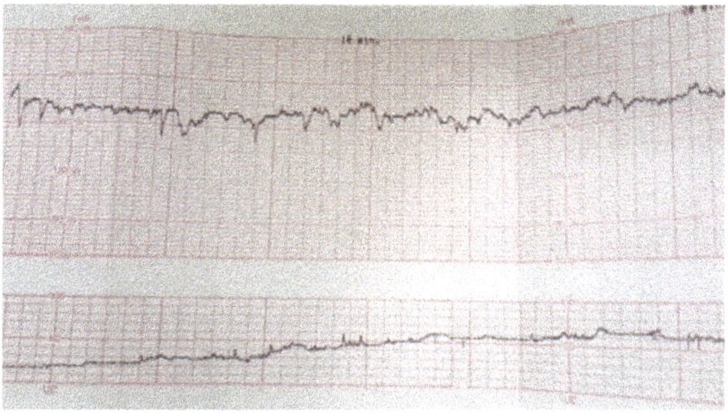

Valores de referência:	A umb PI: 030 a 1,40
	A umb S/D: 1,24 a 3,40

A orientação a ser dada à paciente quanto à resolução da gravidez é:

A. Indicar parto com 34 semanas de gestação.
B. Programar parto no termo precoce.
C. Aguardar termo tardio.
D. Aguardar até 40 semanas de gestação.

5. (PUCRS-2021) **Paciente primigesta, tabagista, consulta no pré-natal com idade gestacional (IG) igual a 28 semanas, calculada por ultrassonografia realizada com 8 semanas. Ao exame físico, a altura uterina é compatível com IG de 23 semanas. Paciente realizou ultrassonografia com estudo Doppler no dia anterior, que evidenciou feto único, em apresentação cefálica, com peso fetal estimado no percentil 1 para a idade gestacional e índice de pulsatilidade normal nas artérias umbilicais. A hipótese diagnóstica de restrição do crescimento fetal do tipo precoce está:**

A. Correta e indica-se a interrupção da gestação por cesariana, baseado no risco de morte fetal associado ao percentil 1 de peso fetal estimado.
B. Correta e indica-se a interrupção da gestação por indução do parto, baseado no risco de morte fetal associado ao percentil 1 de peso fetal estimado e à apresentação favorável do feto para o parto via vaginal.
C. Correta e indica-se acompanhamento seriado com ultrassonografia e estudo Doppler, visto que a impedância das artérias umbilicais está normal e a prematuridade nessa idade gestacional é potencialmente mais danosa do que a restrição de crescimento para o feto.
D. Incorreta, pois não há evidências suficientes para estabelecer o diagnóstico de restrição de crescimento fetal, considerando que o estudo Doppler esteja normal.

6. (PUCRS-2020) **Em relação ao crescimento intrauterino restrito (CIUR), afirma-se:**

I. Há associação entre o CIUR e fatores de riscos cardiovasculares na vida adulta, como hipertensão arterial, dislipidemia e resistência à insulina.
II. As principais causas do CIUR assimétrico são genéticas, infecções congênitas e uso de drogas, e a principal causa do tipo simétrico é a insuficiência placentária.
III. Devido à placentação inadequada, eleva-se a resistência de perfusão e, consequentemente, o fluxo diastólico diminui à dopplervelocimetria das artérias umbilicais e precocemente ocorre alteração do ducto venoso fetal.

Está/estão correta(s) apenas a(s) afirmativa(s):

A. I.
B. III.
C. I e II.
D. II e III.

7. (UNIFESP-2019) **Gestante com 30 semanas e diagnóstico de restrição de crescimento fetal estabelecido desde a 26ª semana. No acompanhamento pelo exame de Doppler de artéria umbilical, a resistência é aumentada, e, na avaliação do ducto venoso, verifica-se o resultado demonstrado na imagem. Nesse caso, o próximo passo para o melhor cuidado é:**

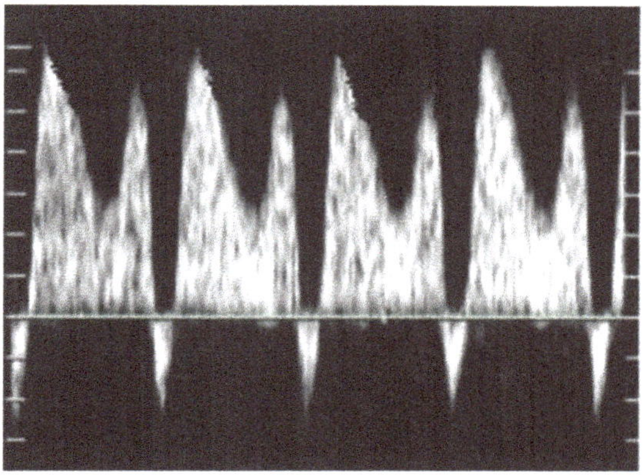

A. Preparo de colo e indução do parto.
B. Corticoterapia por 48 h e indução do parto.
C. Corticoterapia por 48 h e cesárea.
D. Sulfato de magnésio e Doppler diário.
E. Sulfato de magnésio e cesárea.

8. (PSU-MG-2019) **Gestante de 38 anos, G1P0A0, sem comorbidades, com pré-natal sem intercorrências e com 37 semanas e seis dias de gravidez. Ultrassonografia realizada hoje revela peso fetal estimado e circunferência abdominal fetal no percentil 3. Perfil biofísico fetal 6/8 (perdeu em movimento respiratório). Exame clínico e obstétrico sem alterações. Toque vaginal com colo uterino apagado 50%, centralizado e com 2 cm de dilatação. Polo cefálico no plano –2 de De Lee. Bolsa formada. Cardiotocografia fetal realizada no momento do atendimento com padrão tranquilizador. Diante desse quadro, assinale a MELHOR conduta.**

A. Internar a paciente para administração de corticoterapia.
B. Internar a paciente para cesariana eletiva.
C. Internar a paciente para indução do parto.
D. Internar a paciente para repetir ultrassonografia com Doppler fetal.

9. (HIAE-2019) **Gestante de 34 semanas, com idade gestacional confirmada por ultrassonografia no início da gestação, comparece para consulta pré-natal de rotina. Refere boa movimentação fetal e nega dor ou perda de líquido por via vaginal. A pressão arterial é de 120 × 80 mmHg, a altura uterina é de 28 cm, os batimentos cardíacos fetais estão em 154 por minuto. Baseado**

no exame físico, o obstetra deve se preocupar com a possibilidade de várias afecções, EXCETO:

A. Tabagismo.
B. Diabetes gestacional.
C. Infecção congênita por citomegalovírus.
D. Toxoplasmose gestacional.
E. Uso de drogas ilícitas.

10. (SCMSP-2018) **Em sua segunda gestação, ao realizar ultrassonografia de rotina com 32 semanas, uma paciente foi surpreendida com os seguintes achados: feto único vivo e cefálico; biometria compatível com 28 semanas e dois dias; ILA de 4,1 cm; peso estimado de 987 g; índice de pulsatilidade da artéria cerebral média de 1,12; e índice de pulsatilidade da artéria umbilical de 1,53. Com base nesse caso hipotético, assinale a alternativa correta.**

A. Trata-se de um quadro de oligoâmnio com estudo Doppler normal.
B. O exame mostra alto fluxo diastólico na artéria umbilical e baixo fluxo na artéria cerebral média.
C. É preciso analisar o Doppler das artérias uterinas para se estabelecer o tratamento.
D. É adequada a avaliação de Doppler de ducto venoso para decisão sobre resolução da gravidez.
E. Trata-se de um quadro de sequência de Potter.

11. (AMRIGS-2018) **Qual a causa mais comum de crescimento intrauterino restrito tardio?**

A. Anormalidades cromossômicas.
B. Infecção fetal.
C. Insuficiência placentária.
D. Malformações congênitas.
E. Alterações genéticas.

12. (UFRJ-2017) **Mulher de 38 anos, Gesta III Para II Aborto 0, começa na 32ª semana a apresentar diminuição do crescimento do fundo uterino, com redução da biometria fetal para a idade gestacional, além de exibir oligodramnia leve em duas USGs de**

terceiro trimestre. Atualmente, encontra-se com 38 semanas de idade gestacional e biometria fetal compatível com 34 semanas. É realizado o diagnóstico de crescimento intrauterino restrito assimétrico, com provável causa placentária, através da combinação de dois parâmetros biofísicos:

A. Doppler de artéria umbilical e Doppler de artéria cerebral média.
B. Circunferência cefálica e Doppler de artéria cerebral média.
C. Circunferência abdominal e Doppler de artéria umbilical.
D. Diâmetro biparietal e Doppler de ducto venoso.

13. (SURCE-2017) **Primigesta comparece para avaliação pré-natal na 33ª semana de gestação. Até o momento, sem intercorrências. Exames de rotina normais. Ganho de peso adequado. Ao exame: normotensa; altura uterina 25 cm; batimentos cardiofetais de 128 bpm; ausência de contrações uterinas. Qual o exame propedêutico mais indicado para avaliar a principal hipótese diagnóstica?**

A. Amnioscopia.
B. Cardiotocografia.
C. Dopplervelocimetria.
D. Perfil biofísico fetal.

14. (AMRIGS-2017) **Sobre crescimento intrauterino restrito (CIUR), analise as assertivas abaixo:**

I. Intervenções baseadas na avaliação com dopplerfluxometria dos vasos fetais podem contribuir para a redução da mortalidade fetal.
II. Anemia materna, tabagismo, anormalidades cromossômicas fetais e infecções fetais são fatores de risco/causas de CIUR.
III. O diagnóstico provável é feito por ultrassonografia, e sua confirmação é pós-natal.

Quais estão corretas?

A. Apenas I.
B. Apenas II.
C. Apenas III.
D. Apenas I e II.
E. I, II e III.

15. (HCPA-2016) Numa gestação de 28 semanas, constatou-se que o feto apresentava restrição de crescimento intrauterino. A interrupção da gestação será mandatória se houver alteração na dopplervelocimetria do(a):

A. Ducto venoso.
B. Artéria cerebral média.
C. Artéria umbilical.
D. Artéria oftálmica.
E. Artéria uterina.

GABARITO

1. D	4. D	7. E	10. D	13. C
2. A	5. C	8. C	11. C	14. E
3. B	6. A	9. B	12. C	15. A

PONTOS-CHAVE

- A restrição de crescimento fetal (RCF) é caracterizada pelo crescimento fetal abaixo do esperado para a idade gestacional, de acordo com curvas-padrão validadas para cada população.

- O diagnóstico de um feto pequeno para a idade gestacional é realizado quando o peso fetal estimado ou a circunferência abdominal estão abaixo do 10° percentil em intervalos de referência populacional.

- A RCF é definida quando um feto com peso estimado abaixo do 10° percentil é combinado com uma relação cerebroplacentária abaixo do 5° percentil, índice de pulsatilidade médio das artérias uterinas acima do 95° percentil ou peso fetal estimado abaixo do 3° percentil.

- A RCF pode ter causa fetal, placentária ou materna.

- A morbimortalidade perinatal está aumentada em fetos com restrição de crescimento.

- A medida da altura uterina deve ser utilizada para rastreamento da RCF. O diagnóstico provável é realizado pela ultrassonografia por meio da avaliação da circunferência abdominal e peso fetais em conjunto com o estudo Doppler do feto.

- A dopplervelocimetria permite diferenciar o feto pequeno patológico do pequeno constitucional, além de avaliar o grau de insuficiência placentária.

- O Doppler da artéria umbilical é a única medida que oferece informação quanto ao diagnóstico e ao prognóstico para o manejo da RCF.

6 RUPREME

1. (UNIFESP-2023) Primigesta de 27 semanas é internada com o diagnóstico de rotura das membranas. Na internação, recebeu ciclo de corticoide (betametasona) e foi pesquisada a presença de estreptococo beta-hemolítico. Exames laboratoriais: Hb 11,3; Ht 34%; leucograma 8700 sem desvio; PCR 4,3. Ultrassonografia: feto único em apresentação pélvica, placenta corporal anterior grau 0, ILA 5,6 cm (normal de 8 a 18 cm), peso estimado 950 g (entre o percentil 10 e 50). No 3° dia de internação, paciente evolui com contrações uterinas ritmadas (3 em 10 minutos) e dolorosas. Qual é a melhor conduta?

A. Prescrever dose de ataque de ampicilina e de sulfato de magnésio e realizar parto cesariana.

B. Prescrever ampicilina e sulfato de magnésio até o parto, preferencialmente por via vaginal.

C. Prescrever ampicilina e sulfato de magnésio até cessarem as contrações e, concomitantemente, inibir o parto com nifedipina.

D. Prescrever ampicilina e sulfato de magnésio até cessarem as contrações e, concomitantemente, inibir o parto com terbutalina.

2. (PUCRS-2023) Secundigesta, com 39 semanas de gestação, é internada por ruptura de membranas há 2 horas. Ao exame, ainda não apresenta sinais de trabalho de parto. Em seu acompanhamento pré-natal, há o registro de bacteriúria assintomática por *Streptococcus agalactiae* do grupo B na 24ª semana de gestação, a qual foi tratada com ampicilina via oral. Posteriormente, realizou urocultura de controle negativa. Referente ao caso, assinale V (verdadeiro) ou F (falso).

( ) A paciente deve iniciar profilaxia para *Streptococcus agalactiae* do grupo B assim que iniciar o trabalho de parto.

( ) Não há necessidade de profilaxia para *Streptococcus agalactiae* do grupo B, uma vez que a bacteriúria assintomática foi tratada durante o pré-natal e a paciente apresenta urocultura negativa após o tratamento.

( ) Caso a paciente opte por cesariana, a profilaxia para *Streptococcus agalactiae* do grupo B está indicada.

O correto preenchimento dos parênteses, de cima para baixo, é:

A. V – V – F.

B. V – F – V.

C. F – V – F.

D. F – F – V.

3. (UNICAMP-2023) Mulher, 22a, G2P1A0, idade gestacional de 30 semanas, sem comorbidades, comparece ao pronto atendimento referindo dor em baixo-ventre e sangramento vaginal discreto. Boa movimentação fetal. Exame físico: PA = 102 x 62 mmHg; FC = 96 bpm; altura uterina = 28 cm; BCF = 152 bpm; dinâmica uterina = ausente; especular = ausência de líquido ou sangue em vagina ou colo uterino; toque vaginal = colo dilatado 2 cm, grosso, posterior. Após 30 minutos do exame, apresentou perda de líquido amniótico por via vaginal em grande quantidade. ALÉM DA INTERNAÇÃO HOSPITALAR, AS MEDIDAS INDICADAS NESSE MOMENTO SÃO:

A. Cardiotocografia, antibiótico de largo espectro para corioamnionite, sulfato de magnésio e indução do parto.

B. Triagem infecciosa, ultrassonografia com Doppler, sulfato de magnésio e parto cesárea.

C. Triagem infecciosa, corticoterapia, antibioticoprofilaxia para estreptococo do grupo B, sulfato de magnésio e tocolítico.

D. Cardiotocografia, triagem infecciosa, corticoterapia, antibioticoprofilaxia para estreptococo do grupo B.

4. (PSU-MG-2021) Gestante de 23 anos, G1P0A0, idade gestacional de 37 semanas e 1 dia, é atendida na maternidade com queixa de perda de líquido há 2 horas. Pré-natal de risco habitual, cuja única intercorrência foi um quadro de infecção urinária por *Streptococcus agalactiae*, com 14 semanas de gestação e que foi tratada adequadamente. Ao exame físico, medida do fundo uterino de 36 cm, batimentos cardíacos fetais de 136 bpm, feto cefálico. Ao toque vaginal, colo fechado, longo e posterior. Ao exame especular, é visualizada pequena quantidade de líquido fluido e transparente, exteriorizando-se pelo orifício do colo uterino. Não se detectou corrimento vaginal. Realizada

ultrassonografia obstétrica, evidenciando feto com peso adequado e volume de líquido amniótico dentro dos limites da normalidade. Foi realizada ainda cardiotocografia, que demonstrava padrão fetal tranquilizador. Considerando o quadro da gestante em questão, a conduta MAIS ADEQUADA é:

A. Internar a gestante para observação, solicitar nova urocultura e repetir a ultrassonografia em 24 horas.
B. Internar para indução de parto e iniciar penicilina G cristalina para prevenção de sepse neonatal precoce.
C. Tranquilizar a gestante e solicitar a repetição ambulatorial da ultrassonografia para avaliar o líquido amniótico em 48 horas.
D. Tranquilizar a gestante e orientar retorno à maternidade quando surgirem sinais de trabalho de parto ou amniorrexe.

5. (UNIFESP-2020) **Primigesta, 30 semanas de idade gestacional, procura a maternidade referindo perda de líquido claro, em grande quantidade, há 4 horas. Nega intercorrências pré-natais. Nega dores. Refere boa movimentação fetal. Exame obstétrico: altura uterina de 25 cm, foco de 148 bpm, dinâmica uterina ausente. Exame especular: saída de líquido claro pelo orifício externo do colo. A melhor conduta é:**

A. Não realizar o toque vaginal, colher cultura para estreptococo do grupo B e iniciar corticoide e tocolítico.
B. Realizar o toque vaginal e, se houver dilatação cervical superior a 4 cm, prescrever corticoide e tocolítico.
C. Não realizar o toque vaginal, colher cultura para estreptococo do grupo B e prescrever corticoide.
D. Realizar o toque vaginal e, se não tiver dilatação, observar e prescrever corticoide.
E. Realizar o toque vaginal e, dependendo do índice de Bishop, prescrever ocitocina ou misoprostol.

6. (HCPA-2020) **Considere as assertivas abaixo sobre ruptura prematura de membranas.**

I. Tabagismo, polidrâmnio e amniocentese são fatores de risco.
II. Por definição, ruptura prematura de membranas ocorre antes da 37ª semana de gestação.
III. Se não houver contraindicação materno-fetal, a conduta conservadora deve ser adotada até a 34ª semana de gestação.

Quais são corretas?

A. Apenas I.
B. Apenas II.
C. Apenas III.
D. Apenas I e III.
E. I, II e III.

7. (PUCRS-2020) **Analise as asserções a seguir e a relação proposta entre elas.**

I. A principal consequência da ruptura prematura de membrana a termo é a infecção intrauterina.

PORQUE

II. Quanto maior for a idade gestacional, maior será o período de latência.

A respeito dessas asserções, assinale a opção correta.

A. As asserções I e II são proposições verdadeiras e a II é uma justificativa correta da I.
B. As asserções I e II são proposições verdadeiras, mas a II não é uma justificativa correta da I.
C. A asserção I é uma proposição verdadeira, e a II é uma proposição falsa.
D. A asserção I é uma proposição falsa, e a II é uma proposição verdadeira.

8. (USP-RP-2020) **Primigesta, 24 anos, 33 semanas, apresenta-se ao centro obstétrico com queixa de perda líquida genital em grande quantidade há 18 horas. Refere contrações esporádicas. Relata pré-natal sem intercorrências até o momento. Exame físico geral normal. Altura uterina de 28 cm, atividade uterina ausente; ao exame especular, observou-se grande quantidade de líquido em fundo de saco vaginal. Toque vaginal mostrou colo dilatado 2 cm. O resultado do exame de cristalização foi positivo. Cardiotocografia com feto reativo. No manejo desse caso, qual prescrição é a mais adequada?**

A. Betametasona e penicilina cristalina.
B. Ocitocina e penicilina cristalina.
C. Betametasona e sulfato de magnésio.
D. Misoprostol e sulfato de magnésio.

9. (UNIFESP-2019) **Secundigesta, primípara, 20 anos de idade, 39 semanas, procura o pronto atendimento com queixa de perda de líquido pela vagina. Ao exame físico, é confirmada a**

rotura prematura de membranas. Questionada sobre o "teste do cotonete" no pré-natal, informa que não realizou. A condição que indicaria a profilaxia da transmissão vertical do estreptococo do grupo B (EGB), nesse caso, é:

A. Gestação anterior com rotura prematura de membranas.
B. Urocultura positiva para EGB durante o pré-natal.
C. Rotura de membranas ocorrida há 8 horas.
D. Cultura positiva para EGB na gestação anterior.
E. Qualquer infecção do trato urinário durante o pré-natal.

10. (PSU-MG-2019) Gestante, hígida, 38 anos, G2P0A1, idade gestacional de 36 semanas e seis dias, comparece à unidade básica de saúde com queixa de perda de líquido amniótico claro há duas horas. A paciente encontra-se afebril, com frequência cardíaca de 84 bpm e pressão arterial de 110 x 60 mmHg. Ao exame, identificam-se batimentos cardíacos fetais de 136 bpm e ausência de contrações. Ao exame especular, observa-se saída de líquido amniótico claro com vérnix, através do orifício cervical, à manobra de Valsalva. O toque vaginal mostra colo uterino fechado. Qual a conduta MAIS ADEQUADA para essa gestante nesse momento?

A. Encaminhar a paciente à maternidade para avaliar a indução de parto.
B. Encaminhar a paciente a um serviço de referência de pré-natal de risco mais próximo.
C. Recomendar avaliação na maternidade ao se iniciarem as contrações de trabalho de parto.
D. Solicitar ultrassonografia obstétrica para confirmar diagnóstico de ruptura das membranas amnióticas.

11. (UNIFESP-2018) Primigesta, 25 anos de idade, 37 semanas, com ruptura prematura de membranas há 8 horas, ausência de sinais ou sintomas de infecção amniótica, vitalidade fetal preservada. Exame físico: altura uterina de 33 cm, FCF 140 bpm, ausência de contrações, toque colo firme, esvaecido 30%, posterior, pérvio para 2 cm, bolsa rota, cefálico, plano de De Lee –2. A conduta é:

A. Resolução imediata pela cesárea.
B. Maturação cervical com balão cervical.
C. Maturação cervical com laminária.

D. Maturação cervical com misoprostol via vaginal.
E. Conduta expectante com corticoterapia.

12. (UFRJ-2018) **Primigesta, 31 anos, com 32 semanas de gestação, refere perda de líquido vaginal à noite molhando a cama. Nega cólicas ou sangramento e relata movimentos fetais ativos. Exame especular: inconclusivo, inclusive com a manobra de Valsalva. O resultado de exame complementar que confirmará ruptura prematura das membranas ovulares é:**
A. Leucocitose com desvio à esquerda no hemograma.
B. Coloração rósea pelo papel de nitrazina.
C. Oligodramnia na ultrassonografia obstétrica.
D. Arborização do líquido após secagem em lâmina.

13. (UFRJ-2017) **Paciente de 26 anos, na 23ª semana de gestação, refere secreção vaginal fétida, fluida, de coloração acinzentada, com ardência durante a micção. O exame especular demonstra conteúdo vaginal amarelado e bolhoso. Indicado creme vaginal durante sete dias, não utilizado. A complicação a ser temida nesse caso é:**
A. Amniorrexe prematura.
B. Morte fetal intrauterina.
C. Abscesso tubo-ovariano.
D. Descolamento de placenta.

14. (PUCRS-2017) **Sobre a ruptura prematura de membranas amnióticas, afirma-se:**
A. Corioamnionite é a causa mais frequente.
B. A ultrassonografia é o melhor método diagnóstico.
C. O exame especular sem perda líquida exclui o diagnóstico.
D. O pH vaginal não muda na presença da ruptura de membranas.
E. Não é necessária a pesquisa para *Streptococcus* na secreção vaginal.

15. (PUCRS-2016) **Em relação à ruptura prematura das membranas, analise as afirmativas:**
I. É a principal causa de trabalho de parto pré-termo.
II. O diagnóstico deve sempre ser confirmado por ultrassonografia.
III. O uso de misoprostol está contraindicado na indução do parto.
Está/estão correta(s) a(s) afirmativa(s):

A. I, apenas.
B. II, apenas.
C. III, apenas.
D. I e III apenas.
E. I, II e III.

16. (SCMSP-2015) **Uma gestante de 32 semanas de gravidez procura o hospital referindo perda de líquido via vaginal. O exame especular revela conteúdo vaginal transparente não fétido, discretamente aumentado, porém sem a visualização de saída de líquido pelo orifício cervical. Considerando-se esse quadro clínico, qual dos exames complementares abaixo apresenta maior especificidade diagnóstica?**
A. Teste de Iannetta.
B. Pesquisa do pH vaginal.
C. Teste da cristalização.
D. Medida ultrassonográfica do índice de líquido amniótico.
E. Pesquisa de alfa-1-microglobulina placentária em meio vaginal.

17. (SUS-SP-2014) **Primigesta de 37 semanas de gestação procura o pronto-socorro por perda de líquido em grande quantidade há 2 horas. Ao exame, dinâmica uterina ausente, BCF 148 bpm; ao exame especular, saída de líquido claro com grumos em grande quantidade. Toque vaginal: colo grosso, posterior, 1 cm de dilatação, apresentação cefálica. Conduta adequada:**
A. Parto cesárea devido ao risco de infecção neonatal e sepse.
B. Avaliação da vitalidade fetal e indução do parto.
C. Internação hospitalar e aguardar o início do trabalho de parto por até 48 horas.
D. Iniciar tratamento com antibiótico para profilaxia da sepse neonatal por *Streptococcus agalactiae*.
E. Internação hospitalar, colher hemograma materno, controle de curva térmica, pesquisa da vitalidade fetal e repouso.

GABARITO

1. A	5. C	9. B	13. A	17. B
2. D	6. D	10. A	14. A	
3. D	7. C	11. D	15. A	
4. B	8. A	12. D	16. E	

PONTOS-CHAVE

- A ruptura prematura das membranas (RPM) é a amniorrexe espontânea que ocorre antes do parto, independentemente da idade gestacional. Habitualmente, o diagnóstico é clínico.

- A RPM é causa importante de partos pré-termo.

- O período de latência é definido como o intervalo entre a rotura das membranas e o início do trabalho de parto. Normalmente, o período de latência é curto; considera-se latência prolongada quando superior a 12 horas. Quanto maior a idade gestacional, menor o período de latência.

- A RPM possui etiologia complexa e multifatorial, sendo a infecção (vaginose, cervicite, corioamnionite) importante fator associado.

- A RPM está associada a complicações: corioamnionite, descolamento prematuro de placenta, compressão do cordão umbilical, hipoplasia pulmonar e prematuridade.

- Perante suspeita de perda de líquido amniótico pela gestante, devem-se adotar os seguintes procedimentos: confirmação do diagnóstico, determinação da idade gestacional, internação hospitalar, rastreamento de infecção materna e fetal e avaliação do bem-estar fetal.

- O tratamento da RPM depende fundamentalmente da idade gestacional, existência de corioamnionite, comprometimento fetal e início do trabalho de parto.

7 PARTO PRÉ-TERMO

1. (SUS-SP-2024) **Uma gestante de 32 anos de idade, G2P1 (cesárea), com 35 semanas de gestação, relatou contrações rítmicas há três horas, com intervalo de tempo cada vez menor. Ao exame, evidenciaram-se presença de dinâmica uterina regular, BCF presente e colo uterino impérvio. Com base nessa situação hipotética, assinale a alternativa que apresenta o procedimento correto para se determinar se a paciente está em trabalho de parto prematuro.**

A. Ultrassonografia com medida de colo, que deve estar < 30 mm.
B. Ultrassonografia com medida de colo, que deve estar < 40 mm.
C. Ultrassonografia com medida de colo, que deve estar < 50 mm, e detecção de fibronectina fetal positiva alterada.
D. Medida do colo e fibronectina fetal compatíveis com TPP.
E. Fibronectina fetal negativa, que exclui TPP, mesmo com medida do colo < 30 mm.

2. (SURCE-2023) **C.F.N., 17 anos, G2P1A0, parto prematuro vaginal em gestação anterior com 30 semanas, sem ocorrência de RAMO (rotura anteparto das membranas ovulares). Comparece pela primeira vez ao ambulatório de pré-natal para acompanhamento, com idade gestacional de 10 semanas. Indique a melhor orientação a ser dada.**

A. Está indicada a cerclagem uterina no fim do primeiro trimestre (12-14 semanas) e o uso de nifedipina 20 mg, oral, a cada 8 h, diariamente, da 16ª à 36ª semana de gravidez, uma vez que existe, como fator de risco, história de trabalho de parto prematuro em gestação anterior.
B. Está indicada a medição do colo por via transvaginal entre 16 e 24 semanas e o uso de nifedipina 20 mg, oral, a cada 8 h, diariamente, da 16ª à 36ª semana de gravidez, uma vez que existe, como fator de risco, história de trabalho de parto prematuro em gestação anterior.
C. Está indicada a cerclagem uterina no fim do primeiro trimestre (12-14 semanas) e o uso de progesterona natural micronizada, de 100 a 200 mg intravaginal,

diariamente, da 16ª à 36ª semana de gravidez, uma vez que existe, como fator de risco, história de trabalho de parto prematuro em gestação anterior.

D. Está indicada a medição do colo por via transvaginal entre 16 e 24 semanas de gestação e o uso de progesterona natural micronizada, de 100 a 200 mg intravaginal, diariamente, da 16ª à 36ª semana de gravidez, uma vez que existe, como fator de risco, história de trabalho de parto prematuro em gestação anterior.

3. (IAMSPE-2023) **Paciente secundigesta, com antecedente de parto normal prematuro, idade gestacional de 22 semanas, por ocasião do exame ultrassonográfico transvaginal realizado na mesma oportunidade da avaliação morfológica do segundo trimestre, apresentou colo medindo 18 mm de comprimento. Ao exame de toque vaginal, o colo apresentava 1,5 cm de dilatação e estava 80% esvaecido. Assinale a alternativa que apresenta a conduta apropriada nesse caso clínico hipotético.**

A. Iniciar tocólise com betamiméticos.
B. Prescrever corticoide intramuscular, progesterona natural via oral, em altas doses, e orientar repouso.
C. Realizar cerclagem abdominal laparoscópica.
D. Realizar cerclagem via vaginal em caráter de urgência.
E. Iniciar tocólise com bloqueadores dos canais de cálcio.

4. (AMRIGS-2023) **Analise as assertivas abaixo sobre a insuficiência istmocervical:**

I. Ocorre dilatação indolor e recorrente do colo uterino, levando a perdas no primeiro trimestre.
II. É idiopática, decorrente da fraqueza estrutural do colo.
III. É secundária a procedimentos cirúrgicos como dilatação e curetagem.

Quais estão corretas?

A. Apenas I e II.
B. Apenas I e III.
C. Apenas II e III.
D. I, II e III.

5. (USP-RP-2022) **Multigesta (G4PN3), 32 anos, com 35 semanas de gestação, procurou atendimento com contrações uterinas há 6 horas. Sem outras queixas. Refere que, na última gestação, seu recém-nascido teve "quadro grave, foi transferido para UTI logo no primeiro dia de vida, precisou de antibiótico por 10 dias**

e quase morreu". Pré-natal sem intercorrências até o momento, com exames de sangue, culturas e ultrassonografias normais. Exame físico geral normal, altura uterina 33 cm, 4 contrações moderadas de 40 segundos/10 minutos, boa vitalidade fetal e colo curto, dilatado 4 cm, feto cefálico, com bolsa íntegra. Qual é a alternativa adequada na assistência dessa paciente?

A. Condução do parto com sulfato de magnésio endovenoso.
B. Assistência ao parto com penicilina cristalina endovenosa.
C. Inibição do trabalho de parto com administração de nifedipina oral.
D. Duas doses de betametasona intramuscular intercaladas por 24 horas.

6. (UFRJ-2022) **Gestante, 17 anos, IG = 30 semanas, queixa-se de cólicas fortes com início há aproximadamente 8 horas. Exame obstétrico: presença de 2 contrações em 10 minutos, com duração de 35 segundos; colo centralizado, 80% apagado e com dilatação de 2 cm; bolsa íntegra; batimentos cardíacos fetais (BCF) = 145 bpm, regular. O fármaco mais adequado a ser utilizado na tocólise é:**

A. Terbutalina.
B. Salbutamol.
C. Nifedipina.
D. Ritodrina.

7. (SURCE-2022) **A prematuridade permanece, nos dias atuais, como sério problema perinatal, sendo responsável por cerca de 75% de toda a morbidade e mortalidade neonatais (Blencowe et al., 2013; ACOG, 2016). Com relação ao trabalho de parto prematuro, é correto afirmar que:**

A. O nifedipino é o fármaco de primeira escolha para inibir o parto pré-termo, por apresentar as seguintes vantagens: via oral de administração, poucos efeitos colaterais e eficácia em reduzir as complicações neonatais. A indometacina também pode ser utilizada, especialmente após a 32ª semana.
B. O uso de tocolítico visa a prolongar a gestação por 48 h enquanto se aguardam os efeitos benéficos do corticoide e se transfere a paciente para maternidade de nível terciário. A manutenção do tratamento tocolítico acima de 48 h também é eficaz em prevenir o parto prematuro e melhorar o prognóstico neonatal.
C. O sulfato de magnésio (MgSO) utilizado para a neuroproteção fetal está indicado na gestação entre 23+0 e 31+6 semanas quando há risco de parto nos

próximos 7 dias. A profilaxia antibiótica intraparto (PAI) contra estreptococo do grupo B (GBS) é obrigatória, a menos que a cultura vaginorretal tenha sido negativa nas últimas 5 semanas.

D. O corticoide é capaz não só de reduzir a incidência de síndrome da angústia respiratória (SAR) como também de outras complicações no recém-nascido, tais como hemorragia intraventricular, retinopatia da prematuridade, enterocolite necrosante, persistência do canal arterial e, o que é mais importante, a taxa de mortalidade neonatal. O repouso no leito e a hidratação de nada servem para a prevenção do parto prematuro.

8. (AMRIGS-2022) **Dentre as opções abaixo, qual é o maior fator de risco para o trabalho de parto pré-termo?**

A. Medida do encurtamento do colo ao exame ecográfico transvaginal.
B. Vaginose bacteriana.
C. Fibronectina fetal presente.
D. História de parto pré-termo.

9. (SURCE-2021) **Paciente de 20 anos, G2P1, IG 30 semanas, parto vaginal prematuro prévio, procura emergência obstétrica com cólicas acentuadas. Ao exame físico: PA 100 x 60 mmHg, altura uterina 29 cm, batimentos fetais 150 bpm, dinâmica uterina presente; toque vaginal evidencia colo uterino de consistência amolecida, em apagamento, dilatado 3 centímetros, com bolsa amniótica íntegra. Baseado nesse quadro clínico, avalie os itens abaixo e indique a conduta inicial mais adequada ao caso.**

A. Realizar medida de colo uterino por meio de ultrassonografia transvaginal, para confirmar diagnóstico.
B. Prescrever antibioticoprofilaxia contra infecção pelo estreptococo do grupo B e sulfato de magnésio para neuroproteção.
C. Prescrever nifedipino 20 mg via oral a cada 30 minutos, no máximo 4 doses, e betametasona 12 mg intramuscular de 24/24 horas, 2 doses.
D. Internar paciente em maternidade terciária, prescrever hidratação venosa vigorosa e analgesia e orientar repouso em decúbito lateral esquerdo.

10. (AMRIGS-2021) **Quais alterações infecciosas na gestante estão associadas à ocorrência de parto pré-termo?**

A. Toxoplasmose e infecção pelo estreptococo do grupo B.
B. Citomegalovirose e infecção urinária.

C. Infecção urinária e vaginose bacteriana.
D. Vaginose bacteriana e candidíase vaginal.

11. (HIAE-2020) **A suspeita de insuficiência istmocervical deve ser feita quando a paciente tem antecedente de:**
A. Miomectomia histeroscópica.
B. Óbito fetal no 3° trimestre.
C. Abortamento de repetição.
D. Partos prematuros no 2° trimestre.
E. Infertilidade secundária.

12. (FMUSP-2020) **Quartigesta com 3 partos vaginais anteriores, 28 semanas de gravidez, vem ao pronto atendimento com queixa de dor em hipogástrio há 3 horas. Nega sangramento e refere secreção vaginal aumentada. Ao exame, bom estado geral, normotensa, afebril. Abdômen gravídico, normotônico, 2 contrações fracas em 10 minutos, BCF presente rítmico 140 bpm. Especular com secreção bolhosa amarela fluida abundante, toque vaginal com colo amolecido, grosso, entreaberto. Qual é a conduta recomendada nesse momento?**
A. Nifedipina.
B. Metronidazol.
C. Betametasona.
D. Progesterona.

13. (UNICAMP-2020) **Mulher, 28a, G1P0A0, com idade gestacional de 34 semanas e 5 dias, chega à maternidade com queixa de dor em baixo-ventre em cólica há 6 horas, com piora progressiva, saída de secreção mucosa da vagina e boa movimentação fetal. Antecedente gestacional: diabetes gestacional controlada com dieta. Exame físico: FC = 90 bpm, FR = 18 irpm, T = 36,5°C; exame ginecológico: altura uterina de 32 cm, 2 contrações de 40 segundos em 10 minutos, batimentos cardiofetais = 140 bpm; toque vaginal: colo uterino 100% esvaecido, 4 cm de dilatação, apresentação cefálica, bolsa íntegra. ALÉM DA INTERNAÇÃO E TRIAGEM INFECCIOSA, A CONDUTA É:**
A. Sulfato de magnésio para neuroproteção fetal e inibição do trabalho de parto por 48 horas.

B. Antibioticoprofilaxia para estreptococo do grupo B e inibição do trabalho de parto por 48 horas.
C. Antibioticoprofilaxia para estreptococo do grupo B e assistência ao trabalho de parto.
D. Corticoide para maturação pulmonar fetal e inibição do trabalho de parto por 48 horas.

14. (UNIFESP-2019) **Gestante de 29 semanas, secundigesta, primípara (parto normal de termo), procura pronto atendimento com queixa de dores no baixo ventre há 2 dias. Exame físico: afebril, FC = 88 bpm, PA = 100 x 60 mmHg, altura uterina 26 cm, FCF = 144 bpm; detecta-se 1 contração uterina em 10 minutos, com duração de 20 segundos, toque com colo amolecido, longo, pérvio para 1 dedo, apresentação cefálica, bolsa íntegra. Nesse caso, a melhor conduta é:**
A. Ampliar período de observação para melhor caracterizar como verdadeiro trabalho de parto prematuro.
B. Inibição do trabalho de parto prematuro utilizando atosiban ou nifedipina.
C. Inibição do trabalho de parto prematuro utilizando nifedipina ou terbutalina.
D. Corticoterapia para amadurecimento do pulmão fetal e inibição do trabalho de parto prematuro com nifedipina, terbutalina ou atosiban.
E. Corticoterapia para amadurecimento do pulmão fetal e sulfato de magnésio para neuroproteção fetal.

15. (UNIFESP-2019) **Considerando a predição ou prevenção do parto pré-termo, é correto afirmar que:**
A. Em gestantes com dor em baixo-ventre, o uso da progesterona natural micronizada por via vaginal reduz o risco de nascimento prematuro.
B. A ultrassonografia do colo por via endovaginal entre 20 e 24 semanas é contraindicada em gestantes com sangramento vaginal.
C. O repouso no leito em gestantes com comprimento do colo uterino curto entre 20 e 24 semanas aumenta o risco de eventos tromboembólicos e não reduz a prematuridade.
D. O uso da progesterona natural micronizada via oral reduz o risco de parto prematuro em gestantes com antecedente de prematuridade.
E. A maioria das gestantes com comprimento do colo ≤ 25 mm tem parto espontâneo com menos de 37 semanas.

16. (SUS-SP-2019) **Primigesta, 22 semanas, refere desconforto abdominal e saída de secreção gelatinosa há uma hora. Nega dor, perda de líquido ou sangramento. Ao exame, observa-se colo pérvio para 6 cm, cefálico, em OP. O diagnóstico é de:**

A. Abortamento evitável.
B. Insuficiência istmocervical.
C. Amniorrexe prematura.
D. Abortamento incompleto.
E. Trabalho de parto taquitócico.

17. (PSU-MG-2019) **Paciente de 23 anos, hígida, G2P1A0, idade gestacional de 33 semanas, é admitida em trabalho de parto prematuro em uma maternidade. Relata pré-natal irregular, tendo realizado apenas os exames de primeiro trimestre de gravidez. Ao exame obstétrico, observa-se: presença de três contrações com duração de 30 segundos em 10 minutos; batimentos cardíacos fetais de 140 bpm e dilatação cervical de 3 cm, com apagamento de 80%, bolsa íntegra e polo cefálico no plano –1 de De Lee. Exame físico da gestante sem outras alterações. Para reduzir o impacto de prematuridade nesse caso, deve-se prescrever:**

A. Atosibano para tocólise, sulfato de magnésio para neuroproteção fetal e penicilina G cristalina para a profilaxia da sepse neonatal precoce.
B. Nifedipina para tocólise, betametasona para induzir a maturação pulmonar do feto e penicilina G cristalina para profilaxia da sepse neonatal precoce.
C. Nifedipina para tocólise, sulfato de magnésio para neuroproteção fetal e betametasona para induzir a maturação pulmonar do feto.
D. Sulfato de magnésio para tocólise, betametasona para induzir a maturação pulmonar do feto e penicilina G cristalina para profilaxia da sepse neonatal precoce.

18. (IAMSPE-2019) **Tercigesta, com idade gestacional de 34 semanas (calculada pela data da última menstruação) ou 30 semanas (calculada por ultrassom realizado com 7 semanas de gravidez) comparece ao pronto-socorro. Ao exame físico, apresenta altura uterina de 28 cm, dinâmica uterina caracterizada por três contrações fortes em dez minutos, colo esvaecido, com dilatação de 7 cm, e líquido claro sem grupos à amnioscopia.**

Assinale a alternativa que apresenta duas condutas adequadas na condução desse caso, com as respectivas justificativas.

A. Corticoide para maturação pulmonar fetal e teste da fibronectina para determinar a causa do trabalho de parto prematuro.
B. Sulfato de magnésio para inibição do trabalho de parto e corticoide para maturação pulmonar fetal.
C. Teste de fibronectina para determinar a possibilidade de inibição do trabalho de parto e antibioticoprofilaxia para estreptococo do grupo B.
D. Terbutalina para inibição do trabalho de parto e antibioticoprofilaxia para estreptococo do grupo B.
E. Antibioticoprofilaxia para estreptococo do grupo B e sulfato de magnésio para neuroproteção fetal.

19. (HCPA-2019) **Paciente (G2P1), com 31 semanas de gestação, chegou ao centro obstétrico com 3 contrações a cada 10 minutos. O exame de toque vaginal revelou 4 cm de dilatação. O parto anterior fora há 3 anos de um recém-nascido com 1.400 g, mas que apresentou boa evolução neonatal. A proteção neuronal na prematuridade fetal, nesse caso, será realizada com:**

A. Nifedipina.
B. Betametasona.
C. Progesterona.
D. Azitromicina.
E. Sulfato de magnésio.

20. (PUCRS-2019) **Paciente na 1ª gestação de feto único vem à consulta de pré-natal preocupada com a possibilidade de nascimento prematuro. Qual das condutas a seguir é correta para prevenir um trabalho de parto prematuro?**

A. Prescrever progesterona 200 mg/dia para colo < 2,0 cm de comprimento até 37ª semana de gestação.
B. Indicar pessário cervical para colo > 3,0 cm de comprimento até a 37ª semana de gestação.
C. Prescrever sulfato de magnésio para prevenção de lesão cerebral fetal e como tocolítico.
D. Indicar cerclagem para colo > 2,5 cm de comprimento.

21. (SCMSP-2018) Uma gestante de 36 semanas e cinco dias deu entrada no PS referindo contrações regulares e dolorosas de piora progressiva. Ao exame, foram observados dinâmica uterina de três contrações em dez minutos, colo do útero pérvio para 5 cm, apresentação cefálica e bolsa íntegra. Exames de pré-natal mostravam Elisa para HIV não reagente e VDRL não reagente. Não havia informações acerca da pesquisa de estreptococo em *swabs* vaginal e anal. Considerando-se essa situação hipotética, é correto afirmar que:

A. Deva ser iniciado o uso de ampicilina dezoito horas após a ruptura das membranas ovulares.
B. O uso de penicilina cristalina ou ampicilina deva ser iniciado imediatamente.
C. O uso de antibióticos no trabalho de parto seja dispensado por não haver febre.
D. Deva ser iniciado o uso de dobutamina após a ruptura das membranas ovulares.
E. Seja desnecessária a profilaxia para infecção por estreptococo por não haver passado de sepse neonatal por essa bactéria.

22. (AMRIGS-2018) Analise as condutas abaixo na presença de risco de parto pré-termo:

I. Corticoterapia durante a tocólise em gestação com 30 semanas.
II. Uso de progesterona vaginal em gestante com colo curto e história prévia de parto pré-termo.
III. Neuroproteção fetal com sulfato de magnésio no trabalho de parto em gestação com 30 semanas.

Quais apresentam impacto na redução da morbimortalidade perinatal?

A. Apenas I.
B. Apenas II.
C. Apenas III.
D. Apenas I e III.
E. I, II e III.

23. (UNICAMP-2018) Mulher, 31a, G3P2, encaminhada ao pré-natal de alto risco com 19 semanas. Antecedente pessoal: 2 partos pré-termo com 24 e 27 semanas de gestação. Ultrassonografia obstétrica: colo uterino de 15 mm. O DIAGNÓSTICO E A CONDUTA SÃO:

A. Insuficiência istmo cervical; cerclagem.
B. Insuficiência istmo cervical; pessário.
C. Trabalho de parto prematuro; cerclagem de urgência.
D. Trabalho de parto prematuro; pessário.

24. (UNICAMP-2018) **Mulher, 35a, G4P3C0A0, é admitida com queixa de dor em baixo-ventre e perda de líquido por via vaginal há aproximadamente 5 h. A idade gestacional pela amenorreia e confirmada por exame de ultrassonografia realizado com 13 semanas é de 33 semanas. Exame obstétrico: altura uterina = 32 cm; batimentos cardíacos fetais = 132 bpm; dinâmica uterina = 4 contrações fortes de 40 segundos em 10 minutos; exame especular: saída de grande quantidade de líquido claro pelo colo uterino; toque vaginal: colo pérvio para 5/6 cm, totalmente esvaecido e apresentação pélvica. A CONDUTA É:**

A. Hiper-hidratação, tocólise, corticoterapia e seguimento rigoroso.
B. Controle rigoroso de temperatura, repouso e hiper-hidratação oral.
C. Expectante e realização de exames para rastreamento de infecção ovular.
D. Resolução imediata por cesárea.

25. (PUCRS-2017) **Em relação ao parto prematuro, afirma-se:**

I. O colo uterino de 3 cm de comprimento com 28 semanas de gestação é fator de risco.
II. O uso de sulfato de magnésio, quando utilizado no parto prematuro, serve para neuroproteção fetal.
III. A fibronectina fetal, quando indicada, deve ser aplicada por via intravenosa.

Está/estão correta(s) a(s) afirmativa(s):

A. I, apenas.
B. II, apenas.
C. III, apenas.
D. I e III, apenas.
E. I, II e III.

26. (PSU-MG-2017) **Gestante primigesta, com 28 semanas, procura serviço médico com história de dor em baixo-ventre. Ao exame, observam-se duas contrações de 30 segundos em 10 minutos e, ao toque, o colo encontra-se pérvio para 3 cm, com 80% de apagamento e a apresentação fetal é pélvica. Assinale a conduta CORRETA nessa situação:**

A. Internar, solicitar exame a fresco de conteúdo vaginal e acompanhar a evolução por 48 horas.
B. Internar, solicitar exames para rastreamento infeccioso e iniciar corticoterapia associada à tocólise.
C. Internar, solicitar rastreamento infeccioso e realizar cesariana, após corticoterapia.
D. Não há necessidade de internação imediata. Solicitar exame de urina e manter observação para reavaliar.

27. (HIAE-2017) **A respeito das drogas utilizadas em decorrência de um quadro de trabalho de parto prematuro, é INCORRETO afirmar que:**

A. A nifedipina é eficiente na postergação do parto prematuro em até uma semana.
B. A terbutalina, o salbutamol e a ritodrina demonstram índices de efetividade semelhantes na inibição do trabalho de parto prematuro.
C. A indometacina não deve ser usada após 32 semanas pelo risco de fechamento precoce do ducto arterial.
D. Entre 28 e 34 semanas, recomenda-se beta ou dexametasona, 12 mg/dia IM por 2 dias, para prevenção da membrana hialina neonatal, dose a ser repetida semanalmente caso não ocorra o parto.
E. O sulfato de magnésio por via EV pode ser utilizado para neuroproteção fetal, em gestantes com trabalho de parto prematuro.

28. (FMUSP-2017) **Primigesta, 35 anos, 33 semanas, procura pronto--socorro com queixa de dor abdominal em cólica há 4 horas, com intervalos menores que 5 minutos. Antecedente pessoal de cardiopatia reumática com estenose mitral moderada, em uso de furosemida 40 mg e propranolol 40 mg por dia. Ao exame clínico, bom estado geral, PA 130 x 80 mmHg, FC 96 bpm, bulhas rítmicas normofonéticas com sopro com ruflar diastólico em foco mitral, abdome gravídico, altura uterina 32 cm, 2 contrações moderadas em 10 minutos, tônus uterino normal, BCF 136 bpm. Colo uterino médio, medianizado, 3 centímetros de dilatação, líquido claro sem grumos em fundo de saco posterior. A conduta é:**

A. Inibição de trabalho de parto e uso de betametasona.
B. Condução de trabalho de parto com analgesia precoce.
C. Parto cesárea de imediato para proteção cardiológica materna.
D. Definição de via de parto após ecocardiograma de urgência.

29. (AMRIGS-2017) **Em relação ao trabalho de parto pré-termo, analise as assertivas abaixo:**

I. O uso de tocolíticos não reduz as taxas de nascimento pré-termo, mas tem importância no adiamento do parto para a realização de corticoterapia antenatal.

II. A tocólise está indicada na presença de ruptura prematura de membranas, desde que o feto apresente boa vitalidade fetal.

III. O uso de progesterona vaginal tem reduzido as taxas de nascimento prematuro nas gestações de feto único e de alto risco para parto pré-termo.

Quais estão corretas?

A. Apenas I.

B. Apenas II.

C. Apenas III.

D. Apenas I e III.

E. I, II e III.

30. (AMRIGS-2016) **Em relação ao nascimento pré-termo, analise as assertivas abaixo:**

I. Parto pré-termo anterior é um dos mais importantes fatores de risco.

II. Ruptura prematura das membranas é a causa identificável mais comum.

III. Não há indicação de rastreamento rotineiro de parto pré-termo através da medida do colo uterino por via transvaginal.

IV. Em pacientes com feto único e risco de parto pré-termo, deve-se usar progesterona vaginal.

Quais estão corretas?

A. Apenas I e II.

B. Apenas III e IV.

C. Apenas I, II e III.

D. Apenas I, II e IV.

E. I, II, III e IV.

31. (HIAE-2015) **Quais os principais fatores de risco para trabalho de parto pré-termo?**

A. Parto pré-termo prévio, infecção do trato urinário, polidramnia, rotura de membranas.

B. Hipotireoidismo, oligo-hidramnia, sobrepeso, inserção baixa de placenta.

C. Polidramnia, hipotireoidismo, rotura de membranas, infecção do trato urinário.
D. Parto pré-termo prévio, oligo-hidramnia, sobrepeso, inserção baixa de placenta.

32. (AMRIGS-2013) **Com relação à prematuridade, analise as assertivas abaixo:**

I. Antecedente de parto prematuro, corioamnionite e ruptura prematura das membranas ovulares são importantes causas de parto pré-termo.
II. A avaliação cervical por ultrassonografia transvaginal pode ser usada para predição de parto pré-termo, existindo uma correlação inversa entre o comprimento cervical e o risco de prematuridade.
III. A corticoterapia antenatal deve ser realizada entre 24 e 34 semanas de gestação, quando houver risco de parto pré-termo.

Quais estão corretas?

A. Apenas I.
B. Apenas II.
C. Apenas III.
D. Apenas I e III.
E. I, II e III.

33. (HCPA-2013) **Paciente (G2P1), com 20 semanas de idade gestacional e com história de trabalho de parto pré-termo (30 semanas) na gestação anterior e longo período de internação da criança em UTI neonatal, veio à consulta pré-natal de rotina com resultados de exames laboratoriais normais. Apresentava-se com 60 kg (ganho adequado), pressão arterial de 120 x 70 mmHg, frequência cardíaca de 80 bpm e temperatura axilar de 36,6°C. A medida da altura uterina era de 17 cm, e o colo estava grosso, posterior, com o orifício externo permeável e o interno fechado. Os batimentos cardiofetais eram de 142 bpm. Qual a conduta mais adequada?**

A. Cerclagem do colo uterino.
B. Cerclagem do colo uterino e administração de progesterona vaginal.
C. Administração de progesterona vaginal.
D. Administração de corticosteroide antenatal parenteral.
E. Administração de progesterona vaginal e corticosteroide antenatal parenteral.

GABARITO

1. D	8. D	15. C	22. E	29. D
2. D	9. C	16. B	23. A	30. E
3. D	10. C	17. B	24. D	31. A
4. C	11. D	18. E	25. B	32. E
5. B	12. B	19. E	26. B	33. C
6. C	13. C	20. A	27. D	
7. D	14. A	21. B	28. B	

PONTOS-CHAVE

- Parto pré-termo é aquele que ocorre antes de 37 semanas de gestação.
- O parto pré-termo/prematuridade é um problema de saúde pública por sua elevada incidência.
- A prematuridade é a principal causa de morbimortalidade neonatal.
- O parto pré-termo pode ser espontâneo ou eletivo (terapêutico).
- O fator de risco mais importante de parto pré-termo é a história prévia de parto pré-termo.
- O parto pré-termo espontâneo tem etiologia multifatorial e muitas vezes desconhecida.
- Para a predição do parto pré-termo, destacam-se a medida do comprimento do colo uterino pela ultrassonografia transvaginal e a detecção da fibronectina fetal.
- A utilização de progesterona vaginal para prevenção do trabalho de parto pré-termo é recomendável apenas para gestantes com antecedente de prematuridade espontânea e no colo curto.

- A medida do colo uterino pela ultrassonografia transvaginal e os testes com marcadores bioquímicos, como a fibronectina fetal, entre as gestantes com sintomatologia de trabalho de parto pré-termo podem ser úteis na identificação dos casos de alto risco de nascimento nos 7 dias subsequentes.

- O principal objetivo da tocólise é adiar o parto para utilização de corticosteroide.

- O uso de corticosteroide antenatal deve ser administrado quando a gestante estiver em risco de parto pré-termo dentro de 7 dias.

- A principal contraindicação do uso de corticosteroide antenatal é a presença de infecção materna/fetal.

8 INFECÇÃO OVULAR/ CORIOAMNIONITE

1. (PUCRS-2022) Primigesta, 23 anos, com idade gestacional de 31 semanas, chega ao centro obstétrico apresentando temperatura axilar de 38°C, FC 115 bpm e perda de líquido vaginal. Nega queixas de disúria ou dor lombar. Ao exame abdominal, feto único com BCF 170 bpm, altura uterina de 28 cm, dorso à esquerda, apresentação cefálica, aumento da sensibilidade uterina e dinâmica de uma contração a cada 10 minutos. Ao exame especular, flui líquido pelo colo, que está aparentemente fechado. Não foi realizado exame de toque. Hemograma com leucocitose e desvio à esquerda. Diante do quadro clínico, além da internação hospitalar e do uso de antibiótico, qual é a melhor conduta?

A. Corticoide e sedação do trabalho de parto.
B. Corticoide e observação por 48 horas.
C. Cesariana imediata.
D. Indução do parto.

2. (UNICAMP-2021) Mulher, 29a, G3P2C0A0, 33 semanas e 4 dias de gestação, vem à unidade de emergência com queixa de contrações uterinas dolorosas e redução da movimentação fetal há 4 horas. Nega queixas nos demais aparelhos e não tem comorbidades. Exame físico: regular estado geral, temp = 39°C, FC = 117 bpm, FR = 18 irpm, PA = 100 x 60 mmHg; exame obstétrico: altura uterina 31 cm, dinâmica uterina 3 contrações de 30 segundos em 10 minutos, batimentos cardíacos fetais 166 bpm, toque vaginal: colo 70% esvaecido, medianizado, 4 cm de dilatação, bolsa íntegra, feto cefálico. Exame sumário de urina: normal, leucócito s= 22.570 mm^3 (20% de bastões). Foram coletadas: cultura para estreptococo do grupo B, hemocultura e urocultura. ALÉM DA ANTIBIOTICOTERAPIA DE AMPLO ESPECTRO E SUPORTE, A CONDUTA É:

A. Assistir ao trabalho de parto vaginal.
B. Inibir trabalho de parto por 48 horas, até maturação pulmonar fetal.
C. Aguardar resultado de culturas para definir via de parto.
D. Realizar neuroproteção fetal.

3. (FMUSP-2020) Sra. A.S., secundigesta com 32 semanas de gravidez, com 1 parto vaginal há 3 anos, vem ao pronto atendimento com queixa de corrimento de odor fétido há 6 dias, inicialmente em pequena quantidade, hoje chegou a molhar a roupa. Ao exame clínico, bom estado geral afebril, FC 114, PA 10 x 7, altura uterina 27 cm, BCF 162, dinâmica uterina 3 contrações fracas em 10 minutos. Forro vaginal úmido. Aspecto de forro vaginal e de exame especular abaixo. Colo médio, 2 cm de dilatação.

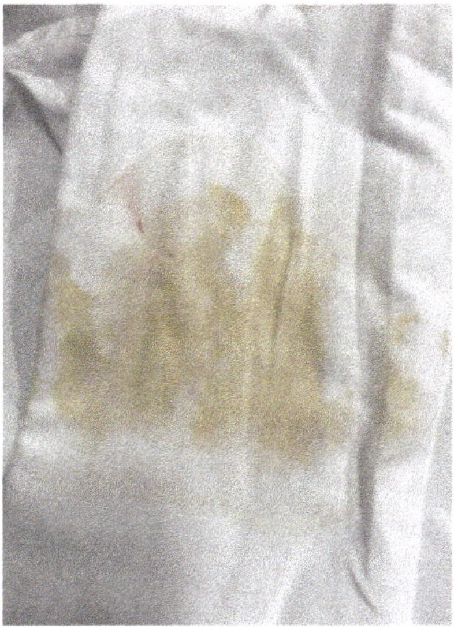

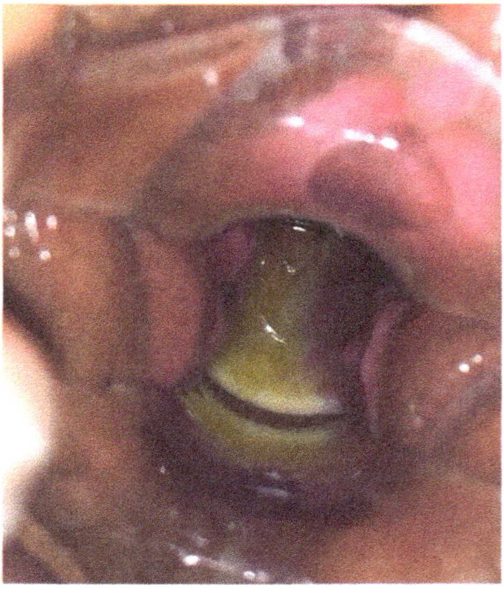

Qual deve ser a conduta obstétrica?

A. Inibição do trabalho de parto.
B. Indução de parto.
C. Realização de cerclagem do colo.
D. Tratamento antimicrobiano vaginal.

4. (UNICAMP-2019) **Mulher, 32a, G3P2A0C0, idade gestacional de 32 semanas, com antecedente de dois partos prematuros. Procura o pronto atendimento obstétrico com queixa de perda de líquido via vaginal e contrações. Exame especular: líquido amniótico de aspecto purulento saindo pelo orifício externo do colo, com pH de 9,0 e colo aparentemente pérvio para 2 cm. A CONDUTA É:**

A. Profilaxia para estreptococo do grupo B, corticoide para maturação pulmonar e hiper-hidratação.
B. Antibioticoterapia com cobertura para gram-negativo, anaeróbio e *Streptococcus* do grupo B e induzir o parto.
C. Hiper-hidratação, profilaxia para *Streptococcus* do grupo B e inibir trabalho de parto.
D. Antibioticoterapia com cobertura para gram-positivo, corticoide para maturação pulmonar e indução de parto após 48 horas.

5. (SCMSP-2019) **Uma primigesta com 33 semanas de gestação procurou o pronto-socorro, referindo perda de líquido por via vaginal. Ao exame, apresentava PA de 100 x 60 mmHg, pulso de 102 bpm, temperatura de 38,6°C, dinâmica uterina ausente, movimentação fetal presente, colo amolecido e pérvio, 2 cm, e especular com saída de líquido esverdeado pelo orifício cervical. Ao toque vaginal, notou-se colo amolecido, anteriorizado e pérvio para 2 cm, e apresentação cefálica. Cardiotocografia mostrou frequência cardíaca basal de 160 bpm, variabilidade de 15 bpm, acelerações transitórias presentes e ausência de desacelerações. Com base nessa situação hipotética, assinale a alternativa que apresenta a melhor conduta para a paciente.**

A. Corticoidoterapia, administração de antibióticos e cesariana após 48 horas.
B. Corticoidoterapia, administração de antibióticos e indução do parto.
C. Cesariana imediata.
D. Administração de antibióticos e cesariana após 48 horas.
E. Administração de antibióticos e indução do parto.

6. (AMRIGS-2017) **Secundigesta, parto vaginal há 4 anos, com 33 semanas de gestação, teve bolsa rota há 10 horas. Ao exame, a altura uterina era de 29 cm, os batimentos cardiofetais, de 165 bpm, e não havia contrações uterinas; ao exame especular, o líquido amniótico mostrava- se claro, sem grumos. O exame**

físico geral era normal, exceto por temperatura axilar de 38°C. O hemograma revelou 18.800 leucócitos/mm^3 com 12% de bastões. Com base nesse quadro, analise as condutas a serem adotadas:

I. Avaliar a vitalidade fetal.
II. Iniciar antibioticoterapia para corioamnionite.
III. Administrar corticoterapia antenatal.
IV. Interromper a gestação, com indução do parto.

Quais estão corretas?

A. Apenas I e III.
B. Apenas III e IV.
C. Apenas I, II e III.
D. Apenas I, II e IV.
E. I, II, III e IV.

7. (PUCRS-2015) **Primigesta com 33 semanas de evolução procura a maternidade com queixa de perda de líquido vaginal há uma semana e desconforto uterino há 12 horas. Dinâmica uterina ausente, colo uterino com 3 cm, temperatura axilar materna de 38,1°C, pulso materno de 105 bpm e monitorização fetal categoria 1. Leucograma infeccioso e ultrassonografia com índice de líquido amniótico de 3,2 cm. Além da antibioticoterapia, deve-se:**

A. Iniciar indução do parto.
B. Adotar conduta expectante.
C. Realizar cesariana de urgência.
D. Administrar uterolítico e corticoide.
E. Administrar uterolítico, corticoide e sulfato de magnésio.

GABARITO

1. D	3. B	5. E	7. A
2. A	4. B	6. D	

PONTOS-CHAVE

- A infecção ovular cursa com um quadro de inflamação aguda, acometendo líquido e membranas amnióticas, feto e placenta. É secundária à invasão microbiana da cavidade amniótica, o que pode desencadear respostas inflamatórias sistêmicas e locais, fetais e maternas.
- A infecção ovular, em geral, é polimicrobiana, sendo a via ascendente dos microrganismos presentes no trato genital inferior a via mais frequente.
- Pode-se manifestar clinicamente pela presença de febre materna associada a pelo menos uma das seguintes condições: leucocitose materna (> 15.000 células/mm^3), taquicardia materna, taquicardia fetal, hipersensibilidade uterina, bacteremia e líquido amniótico fétido ou purulento.
- Pode-se apresentar de forma subclínica, com apenas trabalho de parto ou rupreme pré-termo.
- Frente ao diagnóstico de infecção ovular, deve-se iniciar antibioticoterapia empírica de amplo espectro e interrupção da gestação, independentemente da idade gestacional.
- O uso de corticosteroide antenatal deve ser evitado na presença de infecção ovular ou de outra infecção materna.

9 INFECÇÕES PRÉ-NATAIS

1. (USP-RP-2024) Gestante, G3P2, 26 anos, idade gestacional de 29 semanas, veio encaminhada de unidade básica de saúde devido aos seus resultados sorológicos referentes à hepatite B. O resumo desses exames estão listados a seguir. HBsAg: positivo; HBeAg: negativo; anti-HBsAg: negativo; anti-HbeAg: positivo; anti-HbcAg: positivo. Baseado nesses exames sorológicos, qual das alternativas é considerada correta para essa gestante?

A. Solicitar carga viral.
B. Iniciar tenofovir.
C. Solicitar novo anti-HBsAg.
D. Solicitar novo HBsAg.

2. (USP-RP-2024) Secundigesta com parto vaginal prévio, 27 anos, 28 semanas de idade gestacional, parceria sexual inconstante até o último relacionamento há dois anos. Nega alterações na atual gravidez, mas referiu lesões exantemáticas que desapareceram sem tratamento há três anos aproximadamente. Dentre seus exames laboratoriais, os únicos alterados foram a quimioluminescência para sífilis (reagente) e o VDRL (reagente, 1/32). Foi prescrita penicilina benzatina 7.200.000 UI, divididas em três tomadas semanais. As duas primeiras doses foram aplicadas com intervalo de 1 semana. Comparece na unidade básica de saúde para tomar a terceira dose, verificando-se que a última dose foi aplicada há 15 dias. Considerando as atuais diretrizes do Ministério da Saúde, qual seria a conduta correta?

A. Fazer a terceira dose e considerar como sífilis tratada.
B. Solicitar VDRL e, se o título cair, a gestante pode ser considerada tratada.
C. Reiniciar o tratamento completo com penicilina benzatina (3 doses).
D. Nada a fazer, considerar a gestante tratada com duas doses.

3. (UNIFESP-2024) **Gestante de 34 semanas apresenta sorologia (colhida há 2 semanas) positiva para citomegalovírus, com IgM e IgG positivos. Refere quadro gripal há cerca de 1 mês, com febre baixa, mialgia e cefaleia. A sorologia no início do pré-natal, realizada no 2º trimestre, apresentava IgG positivo e IgM negativo. Qual é a conduta mais adequada?**

A. Amniocentese para pesquisa do DNA viral.
B. Observação clínica.
C. Prescrição de valaciclovir.
D. Ressonância magnética.

4. (USP-RP-2023) **Gestante, 25 anos, G2P1, idade gestacional de 39 semanas + 3 dias, portadora do vírus da imunodeficiência humana e uso regular de tenofovir + lamivudina + dolutegravir. A carga viral com 35 semanas e 3 dias era: 165 cópias/mL e T CD4: 648 células/mL. Demais exames sem alterações. Feto cefálico com vitalidade preservada. Qual alternativa contempla a condução mais adequada para esse caso, de acordo com o Ministério da Saúde do Brasil?**

A. Cesárea sem zidovudina endovenosa.
B. Parto vaginal e zidovudina endovenosa.
C. Parto vaginal sem zidovudina endovenosa.
D. Cesárea e zidovudina endovenosa.

5. (UNICAMP-2023) **Mulher, 32a, gestante de 29 semanas, assintomática, foi encaminhada ao pré-natal especializado por apresentar os seguintes exames laboratoriais, coletados há sete dias: hemoglobina = 12,1 g/dL; hematócrito = 36,4%; plaquetas = 210.000/mm^3; AST = 15 U/L; ALT = 17 U/L; HBsAg = positivo; anti-HBs = negativo; HBeAg = positivo; anti-HBe = negativo; anti-HBc = positivo. A CONDUTA É:**

A. Solicitar carga viral do vírus da hepatite B, para definir tratamento materno; indicar vacina e imunoglobulina contra hepatite B para o recém-nascido.
B. Iniciar tratamento materno apenas no puerpério; indicar vacina e imunoglobulina contra hepatite B para o recém-nascido.
C. Realizar tratamento materno com tenofovir; indicar vacina e imunoglobulina contra hepatite B para o recém-nascido.
D. Realizar controle periódico de enzimas hepáticas maternas; indicar vacina contra hepatite B para o recém-nascido.

6. (UNICAMP-2023) Mulher, 29a, G1P0A0, 36 semanas de gestação, vem à consulta pré-natal e deseja parto normal. Exame físico e obstétrico normais para a idade gestacional, feto cefálico, com boa vitalidade. Antecedentes pessoais: HIV diagnosticado na décima semana de gestação, em uso regular de TARV potente. Carga viral realizada na 18ª e 35ª semanas de gestação: indetectável. Demais exames laboratoriais e ultrassonográficos normais. DE ACORDO COM O MINISTÉRIO DA SAÚDE, ASSINALE A ALTERNATIVA CORRETA SOBRE ESSE PLANO DE PARTO:

A. Via de parto obstétrica, preferencialmente vaginal; rotura artificial de membranas; evitar episiotomia; indicado AZT intravenoso durante todo o trabalho de parto.
B. Via de parto obstétrica, preferencialmente vaginal; rotura espontânea de membranas; evitar episiotomia; sem necessidade de AZT intravenoso.
C. Cesárea eletiva com 38 semanas; extração de feto empelicado; sem necessidade de AZT intravenoso.
D. Cesárea eletiva com 38 semanas; extração de feto empelicado; indicado AZT intravenoso três horas antes do parto.

7. (PSU-MG-2023) Paciente procura a maternidade, insegura com a orientação recebida na unidade básica de saúde (UBS) onde realiza o pré-natal de risco habitual. Apresentou VDRL reativo até 1/16 e teste rápido para treponema positivo, sem histórico de tratamento prévio; foi solicitado o VDRL para o parceiro, que veio negativo, e a recomendação foi de que só ela deveria tratar, já que o parceiro não apresentava sífilis. Considerando o diagnóstico de sífilis para a paciente e iniciando logo seu tratamento, assinale a conduta CORRETA em relação ao seu parceiro sexual.

A. Realizar um teste treponêmico e só tratar se o teste for positivo.
B. Repetir o teste não treponêmico e só tratar se o novo teste for positivo.
C. Realizar um teste treponêmico e tratar como sífilis, independentemente do resultado do teste. A dose preconizada vai diferir se o teste for positivo ou negativo.
D. Considerar que a sífilis foi excluída e que não precisa tratar.

8. (HSL-SP-2023) Primigesta, 38 anos de idade, encontra-se no primeiro trimestre de gestação e ficou assustada com os exames laboratoriais: anti-HVA positivo, anti-HbS positivo, HBsAg

negativo, anti-Hbc IgM negativo, anti-HBc total positivo. O diagnóstico, nesse caso, é:

A. Infecção por hepatite B pregressa e resolvida.
B. Infecção aguda por hepatite A.
C. Infecção aguda por hepatite B.
D. Infecção crônica por hepatite B.
E. Imunidades adquiridas por vacinação.

9. (USP-RP-2022) **Primigesta, 23 anos, branca, amasiada, do lar, idade gestacional: 11 semanas. Vem à consulta de retorno pré-natal, na unidade básica de saúde, para checar resultados de exames descritos a seguir: hemoglobina = 12,6g/dL; hematócrito = 40%. Sorologia para toxoplasmose (quimioluminescência): IgG reagente e IgM reagente. Qual o melhor manejo para essa gestante no pré-natal de origem?**

A. Repetir sorologia para toxoplasmose.
B. Encaminhar para realização de amniocentese.
C. Realizar orientações profiláticas e repetir sorologia.
D. Iniciar espiramicina e solicitar teste de avidez.

10. (USP-RP-2022) **Primigesta, 16 anos, 16 semanas gestacionais, hígida. Encaminhada da rede básica por ser portadora do vírus da hepatite do tipo B decorrente de transmissão vertical. No serviço terciário, confirmou-se carga viral = 912 cópias/mL e exames de função hepática normais. Considerando via de parto e amamentação natural, quais são as condutas mais adequadas para essa paciente?**

A. Parto cesárea e inibir lactação.
B. Parto vaginal e inibir lactação.
C. Parto cesárea e amamentação natural.
D. Parto vaginal e amamentação natural.

11. (UNIFESP-2022) **Gestante, 42 anos de idade, 2G 1 parto normal há 20 anos, em seguimento pré-natal, traz a seguinte sorologia para sífilis: teste rápido para sífilis: reagente; método eletroquimioluminométrico com antígeno treponêmico (EQL): reagente; VDRL: não reagente. Nega diagnóstico e tratamento prévios para sífilis. Está assintomática. A hipótese diagnóstica e a conduta são, respectivamente:**

A. Sífilis latente precoce; tratar com penicilina benzatina 2400000 UI via intramuscular.
B. Sífilis latente tardia; tratar com penicilina benzatina 7200000 UI via intramuscular.
C. Cicatriz sorológica por tratamento prévio não documentado; não tratar e solicitar controle com VDRL em 30 dias.
D. Sífilis secundária; tratar com penicilina benzatina 2400000 UI via intramuscular.

12. (SUS-SP-2022) **Com relação à infecção por toxoplasmose na gravidez, assinale a alternativa correta.**
A. Na maior parte das vezes, a infecção aguda apresenta-se como síndrome mono-*like* e a infecção subclínica ocorre apenas em 10% dos casos.
B. A presença de IgM positivo e IgG positivo com 26 semanas de gestação indica a realização de teste de avidez da IgG.
C. O risco de transmissão vertical é diretamente proporcional à idade gestacional.
D. Na presença de infecção aguda materna confirmada na gravidez, é necessário o tratamento com sulfadiazina, pirimetamina e ácido folínico.
E. A infecção fetal pelo *Toxoplasma gondii* pode ser diagnosticada por ultrassonografia, pois 70% dos fetos apresentam alterações ultrassonográficas.

13. (SCMSP-2022) **Uma gestante com início tardio de pré-natal e 26 semanas, no retorno em consulta, entre os exames solicitados, tinha sorologia de toxoplasmose com IgM positivo e IgG positivo. Considerando o resultado da sorologia e a idade gestacional, nesse caso hipotético, assinale a alternativa correta.**
A. É necessária a realização de teste de avidez da IgG para, assim, determinar se a infecção por toxoplasmose é aguda.
B. Deve-se iniciar espiramicina e realizar amniocentese com pesquisa de PCR para *Toxoplasma gondii*.
C. Deve-se iniciar espiramicina, não havendo necessidade de amniocentese ou pesquisa de PCR para *Toxoplasma gondii*.
D. Não se deve iniciar espiramicina, mas é necessário realizar amniocentese com pesquisa de PCR para *Toxoplasma gondii*, só iniciando a terapia após o resultado de PCR.
E. Deve-se iniciar tratamento com pirimetamina, sulfadiazina e ácido folínico.

14. (IAMSPE-2022) **Nos últimos anos, a ocorrência de sífilis na gestação vem preocupando os profissionais da área da saúde. Quanto a essa doença em gestantes, é correto afirmar que:**

A. É de evolução sistêmica e as infecções anteriores conferem imunidade protetora.

B. A sífilis secundária se caracteriza pela presença do cancro duro e da úlcera dolorosa acompanhada de linfonodomegalia, associada a alto risco de infecção fetal.

C. A sífilis primária se caracteriza pela presença de múltiplas úlceras dolorosas, de bordas irregulares e exsudato necrótico, associadas a alto risco de transmissão vertical.

D. O *rash* cutâneo extenso no tronco e nas raízes de membros que poupam plantas dos pés e palmas das mãos caracteriza a sífilis terciária, frequentemente associada à sífilis congênita.

E. A reação imunológica de Jarisch-Herxheimer pode ocorrer durante o tratamento antimicrobiano da sífilis e cursar com contrações uterinas e sinais de sofrimento fetal.

15. (ENARE-2022) **G1P0A1, idade gestacional de 9 semanas, volta à consulta de pré-natal trazendo os seguintes exames para toxoplasmose: IgG reagente e IgM reagente. Foi solicitado o teste de avidez IgG específico, que apresentou como resultado alta avidez. Nesse caso, devemos considerar:**

A. Infecção aguda.

B. Infecção materna e fetal.

C. Paciente suscetível.

D. Infecção adquirida há menos de 4 meses.

E. Infecção adquirida há mais de 4 meses.

16. (HCPA-2022) **Paciente de 27 anos, G3P2 (último parto há 3 anos e todas as gestações do mesmo companheiro), com 30 semanas de gestação, portadora de lúpus eritematoso sistêmico, assintomática, trouxe à consulta os resultados dos seguintes exames: VDRL: 1:8 e FTA-Abs reagente. O exame físico não revelou alterações. Não tinha história de tratamento para sífilis. Qual a conduta correta?**

A. Prescrever penicilina G benzatina 2,4 milhões de unidades intramuscular para a gestante.

B. Prescrever penicilina G benzatina 7,2 milhões de unidades intramuscular para o casal.

C. Não é necessário tratar, pois, devido ao lúpus, os exames se mostram falsamente positivos.
D. Não é necessário tratar, pois o título de VDRL é baixo.

17. (PUCRS-2022) **Gestante, 24 anos, G1P0, IG: 18 semanas, é encaminhada ao ambulatório de medicina fetal após diagnóstico de soroconversão de anticorpos IgM para citomegalovirose na gestação. Em relação ao caso, afirma-se:**

I. É necessário realizar pesquisa de avidez da imunoglobulina G para datar a infecção.
II. A investigação de infecção fetal pode ser realizada por meio de demonstração direta do citomegalovírus ou de pesquisa com técnica de reação em cadeia da polimerase em amostra de líquido amniótico.
III. Restrição de crescimento, microcefalia, hepatoesplenomegalia são achados ultrassonográficos possíveis no caso de infecção fetal.

Estão corretas as afirmativas:

A. I e II, apenas.
B. I e III, apenas.
C. II e III, apenas.
D. I, II e III.

18. (USP-RP-2021) **Multigesta, 27 anos, G4P2A1 (parto há 18 meses), com 22 semanas e 3 dias de gestação, veio encaminhada da rede básica por apresentar exames positivos para sífilis. Durante a anamnese, disse que não se lembrava de ter apresentado lesões tegumentares típicas da sífilis. Seu exame treponêmico foi reagente e o VDRL, de 1/16. Por sua vez, o parceiro também negou lesões tegumentares compatíveis com sífilis e sua sorologia para sífilis foi negativa. Considerando o parceiro dessa gestante, qual é a melhor conduta?**

A. Não tratar o parceiro, visto que sua sorologia foi negativa.
B. Não tratar o parceiro e observar o aparecimento de lesões da sífilis.
C. Tratar o parceiro como se fosse sífilis latente tardia.
D. Tratar o parceiro com a mesma dose indicada para tratar sífilis recente.

19. (UNIFESP-2021) **Gestante de 26 semanas apresenta episódio não primário de herpes genital, observado em consulta de pré-natal. A conduta, neste caso, para evitar a transmissão vertical é:**

A. Realizar profilaxia a partir de 28 semanas.
B. Realizar profilaxia a partir de 36 semanas.
C. Realizar profilaxia se houver segundo episódio na gestação.
D. Tratar episódio atual e não realizar profilaxia.

20. (UNIFESP-2021) **Mulher, 3G 1P normal anterior, 36 anos de idade, HBsAg positivo no início do pré-natal, HBeAg positivo, carga viral não disponível. Sobre a profilaxia da transmissão vertical, além da vacina e imunoglobulina para o recém-nascido, indica-se:**
A. Tenofovir no 3º trimestre até o parto, via de parto por indicação obstétrica, aleitamento liberado.
B. Interferon no 3º trimestre até o parto, via de parto por indicação obstétrica, aleitamento liberado.
C. Tenofovir no 3º trimestre até o parto, via de parto por indicação obstétrica, contraindicado aleitamento.
D. Interferon no 3º trimestre até o parto, cesariana, contraindicado aleitamento.

21. (UNICAMP-2021) **Mulher, 22a, G1P0A0, idade gestacional de 38 semanas, procura o pronto atendimento obstétrico com queixa de perda de líquido há uma hora. Realizou duas consultas de pré-natal, com abandono após as 20 semanas. Sorologias realizadas com 15 semanas de gestação: HIV, hepatite C e sífilis negativas; hepatite B: AgHBs não reagente, anti-HBs reagente, anti-HBc reagente. Exame especular: saída de líquido claro com grumos de colo impérvio; dinâmica uterina ausente. Vitalidade fetal adequada. Na internação apresenta teste rápido positivo para HIV. A CONDUTA É:**
A. Realizar cesárea imediatamente, com técnica hemostática.
B. Indicar indução de parto, após o início do AZT intravenoso.
C. Indicar cesárea após 18 horas de AZT intravenoso.
D. Indicar cesárea após 3 horas de AZT intravenoso.

Situação-problema para as questões 22 a 24

Mulher, 34 anos de idade, gestante de 36 semanas e 2 dias, secundigesta e primípara (parto vaginal há 10 anos, fruto de outro relacionamento), está realizando pré-natal em maternidade de alto risco por ser paciente HIV positiva. Vem em consulta de pré-natal para trazer resultado de carga viral que realizou com 34 semanas e 2 dias: 1.050 cópias/mL. Carga viral com

30 semanas era de 2.000 cópias/mL. Está assintomática, referindo boa movimentação fetal. Ao exame físico: corada e hidratada, altura uterina: 35 cm, BCF: 144 bpm em QIE, tônus uterino preservado, dinâmica uterina ausente.

22. (SUS-BA-2021) **Frente ao quadro, é correto afirmar que:**

A. Como houve redução da carga viral, a melhor via de parto nesse caso será a via obstétrica.

B. A via de parto deverá ser vaginal, de forma humanizada, reduzindo o risco de sangramento ou de complicações e, portanto, de transmissão vertical.

C. Como a carga viral está alta após 34 semanas, a via de parto deverá ser cesariana.

D. A via de parto ainda não pode ser decidida, necessitando de nova carga viral com mais de 37 semanas.

23. (SUS-BA-2021) **Indique a alternativa mais adequada, considerando o dia do parto dessa paciente.**

A. A paciente necessitará de profilaxia de transmissão vertical com lopinavir + ritonavir, intravenoso, dose única.

B. A paciente necessitará de profilaxia de transmissão vertical com zidovudina, intravenoso, durante o início do trabalho de parto, ou até três horas antes da cesariana eletiva, até o clampeamento do cordão umbilical.

C. A paciente necessitará de profilaxia de transmissão vertical com lopinavir + ritonavir durante o início do trabalho de parto, ou até três horas antes da cesariana eletiva, até o clampeamento do cordão umbilical.

D. Caso a paciente esteja usando adequadamente a terapia antirretroviral (TARV), não terá necessidade de uso de medicação venosa para profilaxia.

24. (SUS-BA-2021) **Sobre a amamentação, nesse caso, é correto afirmar que:**

A. Caso, após o parto, a carga viral esteja indetectável, a amamentação poderá ser liberada.

B. A amamentação está contraindicada e uma medicação utilizada para inibição da lactação é o agonista de GnRH.

C. A amamentação está contraindicada e uma medicação utilizada para inibição da lactação é a cabergolina.

D. Caso, após o parto, a carga viral esteja indetectável e a paciente esteja em uso adequado da terapia antirretroviral (TARV), a amamentação poderá ser liberada.

25. (PSU-MG-2021) **Gestante de 32 anos, G3P1A1, com diagnóstico prévio de infecção pelo HIV, idade gestacional de 37 semanas e 3 dias, é atendida na maternidade com queixa de contrações uterinas. Informa ótima adesão à terapia antirretroviral e a contagem da carga viral realizada com 34 semanas de gravidez estava indetectável. Ao exame físico, PA: 130 x 80 mmHg, medida do fundo uterino 34 cm, presença de 3 contrações de 30 segundos em 10 minutos, batimentos cardíacos fetais de 148 bpm, feto cefálico. Ao toque vaginal, dilatação cervical de 3 cm, bolsa íntegra, polo cefálico no plano –1 de De Lee. Considerando as recomendações vigentes do Ministério da Saúde do Brasil, a conduta MAIS ADEQUADA para esse caso é:**

A. Acompanhar o trabalho de parto, estando contraindicados medicamentos que aumentem as contrações uterinas e a realização rotineira da amniotomia.
B. Acompanhar o trabalho de parto, não sendo necessário uso da zidovudina profilática, endovenosa, para prevenir a transmissão vertical.
C. Indicar a realização da cesariana após 3 horas do início da profilaxia com a zidovudina endovenosa para prevenir a transmissão vertical.
D. Indicar cesariana imediatamente, não sendo necessário uso da zidovudina profilática, endovenosa, para prevenir a transmissão vertical.

26. (SCMSP-2021) **Uma paciente primigesta de dezessete anos de idade iniciou pré-natal tardiamente, com idade gestacional de dezenove semanas e quatro dias. Na consulta de retorno, então com vinte e uma semanas e seis dias, tem sorologia para toxoplasmose, com IgM e IgG positivos. Com base nessa situação hipotética, assinale a alternativa que apresenta a melhor condução a partir do resultado recebido.**

A. Iniciar espiramicina 3 g ao dia e encaminhar a gestante para a realização de amniocentese e pesquisa de PCR para toxoplasmose no líquido amniótico.
B. Realizar teste de avidez da IgG para toxoplasmose e encaminhar a gestante para a realização de amniocentese e pesquisa de PCR para toxoplasmose no líquido amniótico se o teste apresentar alta avidez.
C. Realizar teste de avidez da IgG para toxoplasmose e encaminhar a gestante para a realização de amniocentese e pesquisa de PCR para toxoplasmose no líquido amniótico se o teste apresentar baixa avidez.
D. Iniciar espiramicina 3 g ao dia, realizar teste de avidez da IgG para toxoplasmose e manter a medicação se o teste apresentar alta avidez.

E. Iniciar espiramicina 3 g ao dia, realizar teste de avidez da IgG para toxoplasmose e manter a medicação se o teste apresentar baixa avidez.

27. (HCPA-2021) **Que tratamento, dentre os abaixo, é o mais adequado para toxoplasmose congênita confirmada durante a gestação?**

A. Espiramicina.
B. Espiramicina e ácido fólico.
C. Pirimetamina, sulfadiazina e ácido folínico.
D. Pirimetamina, sulfadiazina e azitromicina.

28. (HCPA-2021) **Assinale a assertiva correta sobre hepatites na gestação.**

A. Não há necessidade de triagem sorológica para hepatite B na primeira metade da gestação.
B. A imunização está indicada em qualquer trimestre da gestação quando o HBsAg for negativo e o anti-HBs for não reagente.
C. Deve-se realizar triagem sorológica para hepatite A em todas as gestantes.
D. Só há indicação de imunoprofilaxia (vacina e imunoglobulina) para recém-nascido pré-termo, filho de gestante com infecção crônica pelo vírus da hepatite B e HBeAg positivo.

29. (FMUSP-2021) **Gestante de 23 anos de idade está em sua primeira gestação. Iniciou o pré-natal com 19 semanas de gestação. Está em acompanhamento irregular na UBS, pois trabalha como atendente em um *pet shop* e está sem tempo para as consultas. Vem encaminhada ao pré-natal de alto risco, com 25 semanas de gestação e os exames descritos a seguir. Qual é a conduta pré-natal imediata?**

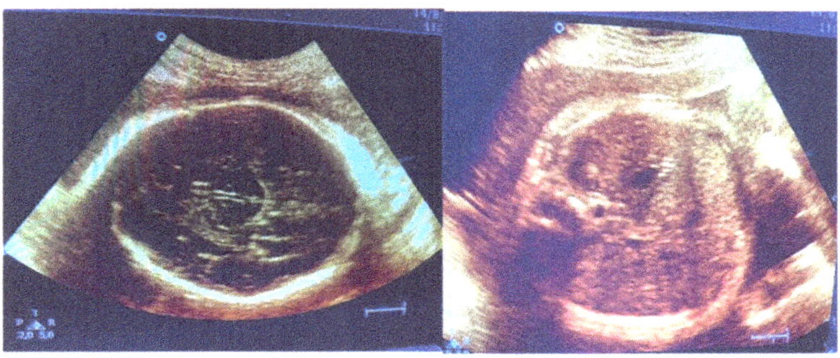

HIV	VDRL	Rubéola
Negativo	Negativo	IgG+ IgM –

Toxoplasmose	Hepatite B	Hepatite C
IgG+ IgM+	Anti-HBs+	Negativo

A. Iniciar ácido fólico em dose dobrada.
B. Iniciar pirimetamina associada a sulfadiazina.
C. Iniciar espiramicina isolada.
D. Iniciar espiramicina associada a pirimetamina.

30. (PUCRS-2021) **Gestante, 25 anos, G3Pn1A1, IG: 12 + 3, comparece à segunda consulta de pré-natal, assintomática, para mostrar resultado de exames laboratoriais. Sorologia de toxoplasmose com IgG e IgM positivos. Exame físico sem alterações. Em relação ao caso, deve-se:**

I. Prescrever o uso de espiramicina.
II. Indicar o teste de avidez IgG para toxoplasmose nessa consulta, pois separa a infecção antiga da recente.
III. Solicitar ecografia obstétrica morfológica com 20 semanas para avaliar a síndrome toxoplasmósica, que está presente na maioria dos casos.

Estão corretas as afirmativas:

A. I e II, apenas.
B. I e III, apenas.
C. II e III, apenas
D. I, II e III.

31. (UNIFESP-2020) **Primigesta, com VDRL negativo no 1° trimestre, recebeu resultado de VDRL 1/64 na 29ª semana gestacional. Informa ter parceiro fixo e ser alérgica à penicilina, razão pela qual recebeu eritromicina via oral por 14 dias, com aderência adequada. O parceiro foi tratado com penicilina benzatina. O resultado do VDRL de controle da gestante após 4 semanas foi 1/32. A ultrassonografia obstétrica com 36 semanas evidenciou feto sem alterações, peso adequado para idade gestacional e quantidade de líquido amniótico normal. Assinale a alternativa correta.**

A. Tratamentos com outras drogas que não a penicilina são considerados adequados, e a queda do VDRL e a ultrassonografia normal são sinais de que não houve transmissão vertical.
B. Tratamentos com outras drogas que não a penicilina são considerados inadequados na gravidez e o recém-nascido deve ser considerado como de risco para sífilis congênita.
C. Como a paciente e o parceiro referem aderência ao tratamento e houve queda dos títulos, o tratamento do recém-nascido vai depender dos exames neonatais.
D. No caso de gestantes alérgicas, deve-se oferecer tratamento com eritromicina e realizar seguimento sorológico e ultrassonográfico para documentar a eficácia do tratamento materno e fetal.
E. O tratamento de escolha na gravidez é a penicilina, mas outras medicações podem ser utilizadas no caso de alergia, com boa eficácia na prevenção da sífilis congênita.

32. (UNICAMP-2019) **Adolescente, 15a, G1P0A0C0, inicia atendimento pré-natal e traz o seguinte resultado da sorologia de hepatite B: HbsAg positivo; HbeAg positivo; Ac anti-HbcAg positivo; Ac anti-HbsAg negativo. AS CONDUTAS PARA A GESTANTE E PARA O RECÉM-NASCIDO SÃO:**
A. Não há necessidade de terapia antiviral durante a gestação; o recém-nascido deve receber vacina logo após o nascimento.
B. Realizar a vacinação da gestante em qualquer trimestre de sua gestação; o recém-nascido deve receber vacina logo após o nascimento.
C. Há necessidade de terapia antiviral durante a gestação; realizar vacinação e aplicação de imunoglobulina específica para vírus B no recém-nascido.
D. Realizar cesárea devido ao alto risco de transmissão vertical; o recém-nascido deve receber imunoglobulina específica para vírus B logo após o nascimento.

33. (HIAE-2019) **Em relação à toxoplasmose adquirida durante a gestação, é correto afirmar que:**
A. A chance de transmissão vertical aumenta quanto maior a idade gestacional.
B. Após teste de IgM positivo, o tratamento com derivados da penicilina deve ser mantido até o parto.
C. A presença de IgM positiva com IgG positiva com alta avidez indica contágio recente, inferior a 4 meses.

D. Quando a pesquisa de toxoplasma por PCR no líquido amniótico for negativa, não é necessário tratamento medicamentoso.
E. A espiramicina é capaz de tratar a infecção fetal, se iniciada no 2° trimestre.

34. (PUCRS-2019) **Gestante, 29 anos, vem à consulta de pré-natal com resultado de VDRL 1:16. História prévia de tratamento para sífilis há 3 anos. No exame físico, não foram identificadas lesões sugestivas de sífilis na pele e em mucosas. Em relação a esse caso, assinale a alternativa que contém a conduta correta.**
A. Não é necessário tratar essa gestante nesse momento, pois a paciente não apresenta lesões e se considera o resultado do VDRL como uma cicatriz sorológica.
B. Solicitar FTA-ABS sérico e tratar a paciente no retorno do pré-natal em 30 dias, se o FTA-ABS for positivo.
C. Tratar com penicilina benzatina na dose total de 2.400.000 UI, em dose única.
D. Tratar com penicilina benzatina na dose total de 7.200.000 UI, em três doses.

GABARITO

1. A	8. A	15. E	22. C	29. C
2. C	9. D	16. B	23. B	30. A
3. B	10. D	17. C	24. C	31. B
4. B	11. B	18. C	25. B	32. C
5. C	12. C	19. B	26. A	33. A
6. B	13. B	20. A	27. C	34. D
7. C	14. E	21. D	28. B	

PONTOS-CHAVE

- São sorologias obrigatórias na primeira consulta de pré-natal: HIV, VDRL, HBsAg e toxoplasmose. As sorologias HIV e HBsAG devem ser obrigatoriamente repetidas no 3° trimestre. A sorologia para sífilis deve ser repetida a cada trimestre de gestação, assim como para toxoplasmose em pacientes suscetíveis.

- O tratamento da sífilis no período gestacional deve ser realizado com penicilina benzatina, pois é capaz de atravessar a barreira placentária e tratar o feto. Gestantes alérgicas a esse antimicrobiano devem sofrer dessensibilização à penicilina em ambiente hospitalar.

- A infecção por rubéola nas 16 primeiras semanas de gravidez determina infecção congênita em grande parte dos casos, ao passo que, após as 20 semanas de gestação, o risco é desprezível.

- Já na suspeita laboratorial de infecção para toxoplasmose na gestação, o tratamento com espiramicina deve ser prontamente iniciado, a fim de evitar a infecção fetal. Após confirmada a infecção fetal para toxoplasmose por PCR de líquido amniótico, o tratamento será feito com pirimetamina e sulfadiazina.

- A transmissão vertical do HIV poderá ser prevenida com o uso de terapia antirretroviral, cesariana e proibição do aleitamento materno.

- A via de parto em gestantes convivendo com o HIV é de indicação obstétrica quando a carga viral < 1.000 cópias/mL no 3° trimestre. E quando a carga viral for indetectável, não há indicação de AZT intravenoso antes da cesariana ou durante o trabalho de parto.

- Gestantes com HBsAg positivo devem realizar dosagem de ALT, pesquisa de HBeAg e carga viral (CV) para HBV. Na ausência de alteração hepática, com ALT normal, HBeAg negativo e CV < 200.000 UI/mL, deve-se manter apenas seguimento com repetição trimestral de ALT. Com 28 semanas, deve-se repetir a pesquisa de HBeAg e da CV. Caso se mantenham da mesma forma, não é necessário indicar terapia antiviral.

- Quando há sinais de replicação viral (HBeAg reagente, CV > 200.000 UI/mL e/ou ALT > 2 x o normal), indica-se a profilaxia da transmissão vertical com tenofovir a partir do 3° trimestre (28 semanas) de gestação até após o parto.

- Após o parto, todos os recém-nascidos de mães com HBsAG positivo deverão ser vacinados para hepatite B e deverão receber a imunoglobulina para essa infecção.

- Para citomegalovirose, não se recomenda o rastreamento sorológico de rotina no pré-natal, pois não há tratamento eficaz para evitar a transmissão vertical. Quando há comprovação de infecção primária na gestação, o risco de acometimento fetal é de cerca de 10%, sendo causa de surdez e déficit neurológico.

10 HEMORRAGIAS DA SEGUNDA METADE DA GESTAÇÃO: PLACENTA PRÉVIA, DESCOLAMENTO PREMATURO DE PLACENTA E VASA PRÉVIA

1. (SUS-SP-2024) Uma paciente de 42 anos de idade, com 34 semanas, chegou ao pronto-socorro obstétrico com queixa de dor abdominal, associada a sangramento vaginal. Aos exames, apontaram-se BCF ausente e hipertonia uterina. A paciente possuía história de uso de cocaína, pré-natal inadequado com anemia e deficiência de ferro e B12, hipertensão arterial crônica. Com base nessa situação hipotética, assinale a alternativa que apresenta as principais causas de descolamento prematuro da placenta.

A. Idade materna avançada, hipertensão (gestacional ou crônica) e deficiência de ferro.
B. Deficiências nutricionais maternas, como falta de ácido fólico e de vitamina B12.
C. Hipertensão (gestacional ou crônica), deficiência de vitamina B12 e uso de cocaína.
D. Exclusivamente complicações genéticas maternas, sem relação com a idade ou com condições preexistentes.
E. Idade materna avançada, hipertensão (gestacional ou crônica) e uso de cocaína.

2. (PSU-MG-2024) A aderência anormal da placenta no miométrio é chamada de acretismo placentário, sendo conhecidos três tipos: acreta, em que há adesão da placenta ao miométrio; increta, aquela que invade o miométrio; e percreta, aquela que atinge a serosa uterina e, por vezes, pode chegar a órgãos

adjacentes, como bexiga, ureter e intestino. Esse quadro obstétrico está associado a importante morbimortalidade materna, em decorrência de hemorragia intraparto relevante. O seu diagnóstico pré-natal é essencial para diminuir a morbimortalidade materna. Em relação aos fatores de risco e diagnóstico pré-natal do acretismo placentário, é CORRETO afirmar que:

A. A ressonância magnética com contraste (gadolíneo) é recomendada para as pacientes com placenta prévia e cesariana anterior.

B. A ressonância magnética é recomendada nos casos de placenta prévia com predomínio posterior.

C. A ultrassonografia pode ser solicitada em casos suspeitos de acretismo, mas o diagnóstico deve ser confirmado pela ressonância magnética.

D. O crescente aumento de gestações provenientes de fertilização *in vitro* é o que mais contribui para o aumento da associação placenta prévia e acretismo.

3. (AMRIGS-2024) **Em relação ao acretismo placentário diagnosticado na cesariana de emergência, analise as assertivas a seguir:**

I. A histerotomia deve ser realizada fora da área placentária.

I. A dequitação manual cuidadosa está indicada.

II. A histerectomia será realizada com a placenta *in situ*.

Quais estão corretas?

A. Apenas I.

B. Apenas II.

C. Apenas I e III.

D. I, II e III.

4. (UFRJ-2023) **Um caso de descolamento prematuro de placenta é caracterizado por: sangramento vaginal; dor abdominal intensa; hipertonia uterina; feto em sofrimento, mas vivo. Pode-se afirmar que o caso se classifica como grau:**

A. 1.

B. 2.

C. 3.

D. 0.

5. (SCMSP-2023) **A ocorrência de sangramento na segunda metade da gestação é responsável pelo aumento da morbidade gestacional. Entre as causas de hemorragia na gestação, está a placenta prévia. Quanto à placenta prévia, assinale a alternativa correta.**

A. A placenta prévia é definida como a presença de tecido placentário total ou parcialmente inserido no segmento inferior do útero após a 28ª semana de gestação.
B. O diagnóstico clínico da placenta prévia inclui sangramento único, indolor, imotivado, com tônus uterino aumentado.
C. O toque vaginal e a ultrassonografia transvaginal não são recomendados à paciente com placenta prévia, pelo risco de hemorragia.
D. O parto cesáreo está sempre indicado nos casos de placenta de inserção baixa.
E. A invasão da placenta no miométrio é denominada acretismo placentário, que pode ser total ou parcial.

6. (HSL-SP-2023) **São os principais fatores de risco para placenta prévia:**
A. Cesárea prévia, trabalho de parto prematuro, gemelaridade.
B. Miomectomia, macrossomia, diabetes gestacional.
C. Intervalo interpartal curto, amniorrexe prematura, tabagismo.
D. Multiparidade, gemelaridade, oligoâmnio.
E. Cesárea prévia, miomectomia, tabagismo.

7. (HCPA-2023) **Paciente com 37 semanas de gestação procurou a emergência obstétrica por sangramento vaginal. Informou realizar pré-natal (risco habitual), sem intercorrências. Ao exame, apresentava pressão arterial de 140 x 90 mmHg, frequência cardíaca de 110 bpm, altura uterina de 32 cm, 5 contrações dolorosas em 10 minutos, útero hipertônico e batimentos cardiofetais de 100 bpm. O exame especular revelou sangramento pelo orifício cervical externo, sem dilatação. Qual o diagnóstico mais provável e qual a conduta a ser seguida?**
A. Placenta prévia; ultrassonografia para confirmação do diagnóstico.
B. Descolamento prematuro de placenta; cesariana de urgência.
C. Ruptura uterina; cesariana de urgência.
D. Vasa prévia; ultrassonografia para definir a origem fetal do sangramento.

8. (AMRIGS-2023) **O diagnóstico do descolamento prematuro de placenta com repercussão materno-fetal é:**
A. Clínico.
B. Ultrassonográfico.
C. Transoperatório.
D. Anatomopatológico.

9. (PUCRS-2023) Gestante, 35 anos, G3PC2, idade gestacional de 36 semanas (datada por ecografia de 7 semanas), vem à consulta pré-natal assintomática após longo período sem acompanhamento médico, trazendo ressonância magnética de abdômen/pelve solicitada devido a sangramento vaginal na 35ª semana de gestação com a seguinte descrição: útero gravídico, contendo feto único, em situação longitudinal e apresentação cefálica. Identificada placenta anterior recobrindo totalmente o orifício cervical interno, com áreas de indefinição completa de sua interface com o miométrio, causando abaulamento do contorno uterino externo e acometendo quase a totalidade da parede uterina anterior. A melhor conduta para o caso é planejar a interrupção da gestação com _______________ semanas por meio de cesariana e/com _______________ .

A. 36; descolamento manual da placenta.
B. 36; histerectomia no mesmo tempo cirúrgico.
C. 39; descolamento manual da placenta.
D. 39; histerectomia no mesmo tempo cirúrgico.

O caso seguinte refere-se às questões 10 e 11

Gestante de 30 anos de idade, primigesta, 33 semanas de gestação e portadora de hipertensão arterial crônica. Está em uso de metildopa 1,0 g por dia e chega ao pronto-socorro com queixa de sangramento vaginal e dor abdominal há 1 hora. Ao exame físico: descorada ++, PA 148 x 90 mmHg, FC 118 bpm, altura uterina 37 cm; BCF 102 bpm. Na palpação, não há distinção das partes fetais, tônus uterino aumentado. Ao exame especular, colo sem lesões, com presença de sangue escurecido em fundo de saco. Ao toque vaginal, colo médio, medianizado, pérvio para 3 cm, bolsa íntegra e tensa.

10. (FMUSP-2022) Qual é a conduta obstétrica nesse momento?

A. Analgesia de parto.
B. Avaliação de vitalidade fetal.
C. Amniotomia imediata.
D. Inibição de trabalho de parto prematuro.

11. (FMUSP-2022) No puerpério imediato, paciente apresentou sangramento uterino importante, havendo necessidade de hemotransfusão. Após administração de ácido tranexâmico e

uterotônicos, sem resposta. Houve indicação de intervenção cirúrgica, com o seguinte achado operatório:

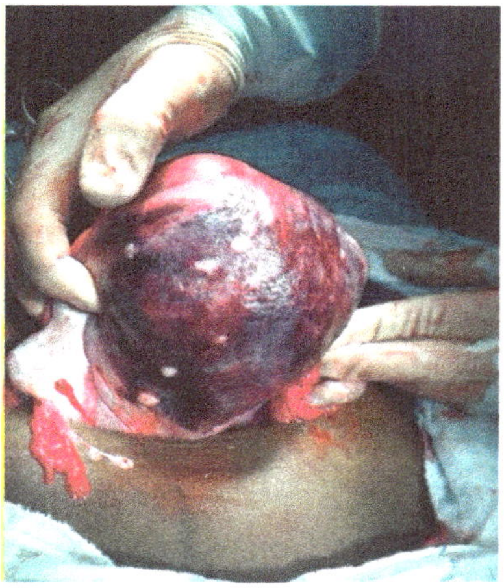

Qual é a próxima conduta na sequência de atendimento cirúrgico?

A. Histerectomia total.
B. Sutura compressiva.
C. Ligadura de artérias hipogástricas.
D. Observação.

12. (UNICAMP-2022) Mulher, 36a, G3P0A2, com idade gestacional de 30 semanas, chega ao pronto atendimento de uma maternidade referindo muita dor abdominal e parada da movimentação fetal há 1 dia. Exame físico: regular estado geral, descorada 3+/4+, sudoreica, FC = 135 bpm, PA = 81 x 52 mmHg; exame obstétrico: altura uterina 35 cm, útero hipertônico e doloroso à palpação, ausência de batimentos cardíacos fetais, toque vaginal: colo impérvio. A CONDUTA É:

A. Realizar cesárea de urgência.
B. Solicitar ultrassonografia de urgência.
C. Induzir parto vaginal.
D. Aguardar parto espontâneo.

13. (SUS-SP-2022) O descolamento prematuro de placenta (DPP) configura uma situação obstétrica de risco materno e fetal. Ocorre no terceiro trimestre e caracteriza-se pela separação da placenta, normalmente inserida antes da expulsão do feto, em

gestação de vinte semanas ou mais completas. Quanto ao DPP, assinale a alternativa correta.

A. Na presença de feto vivo e viável, deve-se evitar a amniotomia.
B. Na presença de útero de Couvelaire, é indicada a histerectomia puerperal.
C. O diagnóstico é realizado pelo ultrassom, que evidencia a presença de hematoma retroplacentário.
D. O tabagismo está associado a risco 2,5 vezes maior de descolamento prematuro de placenta e óbito fetal.
E. A maconha é a droga ilícita de uso recreativo que mais aumenta o risco de descolamento prematuro de placenta.

14. (SCMSP-2022) **Uma secundigesta, com um parto normal anterior e idade gestacional de 36 semanas e dois dias, deu entrada no pronto atendimento obstétrico com queixa de sangramento vaginal em grande quantidade há quarenta minutos. Refere que a hemorragia ocorreu "do nada", tendo início após um "acesso de tosse". Nega dor abdominal. Realizou seis consultas de pré-natal, com todos os exames dentro do limite da normalidade. Nega antecedentes pessoais de comorbidades. Ao exame de entrada, descorada +/4+, PA de 90 x 50 mmHg, FC de 101 bpm, altura uterina de 33 cm, ausência de dinâmica uterina, tônus uterino normal e BCF de 101 bpm. Especular mostrando grande quantidade de coágulos na vagina e sangramento ativo por orifício externo do colo. Foi encaminhada para cesariana de emergência. A foto abaixo corresponde à placenta, após dequitada.**

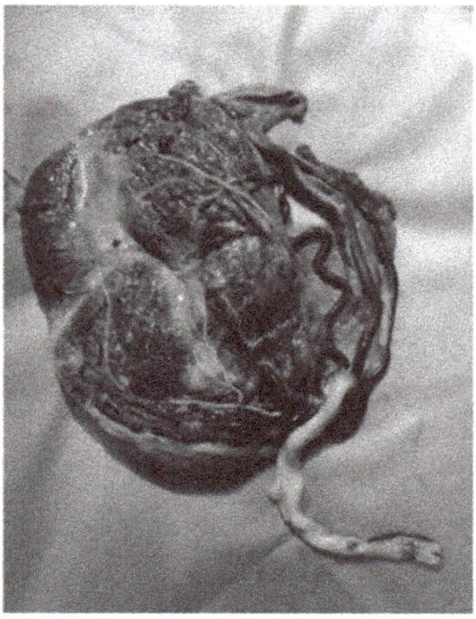

Com base nesse caso hipotético, assinale a alternativa que apresenta o diagnóstico do sangramento da segunda metade da gestação.

A. Placenta prévia.
B. Descolamento prematuro de placenta.
C. Rotura uterina.
D. Rotura de vasa prévia.
E. Avulsão do colo uterino.

15. (HSL-SP-2022) **Primípara, 39 anos de idade, hipertensa, encontra-se em trabalho de parto há 5 horas, refere sensação de desmaio repentino e forte dor abdominal. Exame físico: PA: 140 × 100 mmHg, pulso: 110 bpm, DU: 5/10 minutos com contrações com duração de 1 minuto, foco fetal: 100 bpm, toque: 2 cm de dilatação, centralizado, sangramento vaginal moderado com coágulos. O diagnóstico mais provável é:**

A. Rotura uterina de primeiro grau.
B. Franco trabalho de parto.
C. Sangramento devido à cervicodilatação.
D. Eclâmpsia intraparto.
E. Descolamento prematuro de placenta.

16. (ENARE-2022) **Primigesta de 36 semanas refere sangramento vaginal em moderada quantidade, com alguns coágulos, associado a dor em cólica contínua e hiperidrose, há 30 minutos. Ao exame físico, a pressão arterial é de 132 x 84 mmHg, taquicardia, altura uterina de 30 cm, com sinais de tetania uterina, BCF = 118 bpm. Ao toque vaginal, o colo é pérvio para 2 cm e observa-se sangue escurecido com coágulos no canal vaginal. Nesse caso, está indicado(a):**

A. Inibição do parto e administração de corticoide.
B. Monitorar a evolução do parto.
C. Amniotomia e indução do parto.
D. Resolução com cesárea.
E. Profilaxia de sepse neonatal, ocitocina e monitorizar a evolução do parto.

17. (ENARE-2022) **Paciente, 31 anos, está na 29ª semana de sua terceira gestação, com duas cesáreas anteriores, e vem ao pronto-socorro queixando-se de sangramento vermelho vivo, sem esforço desencadeante, em pequena quantidade, não associado**

a dor. Ao exame físico, apresenta útero com tônus preservado, altura uterina de 28 cm; cardiotocografia categoria II. Exame especular: visualizado o sangramento uterino ativo em pequena a moderada quantidade. Com base na história clínica da paciente, é sugerido um caso de:

A. Descolamento prematuro de placenta.
B. Trabalho de parto prematuro.
C. Placenta prévia.
D. Abortamento.
E. Sangramento fisiológico.

18. (AMRIGS-2022) **Em relação à placenta prévia, analise as assertivas a seguir:**

I. O diagnóstico ultrassonográfico com 18 semanas contraindica um parto vaginal.
II. É mais comum em primíparas.
III. O acretismo placentário pode estar presente.

Quais estão corretas?

A. Apenas I.
B. Apenas III.
C. Apenas I e II.
D. Apenas II e III.

19. (HCPA-2022) **Em casos de sangramento por descolamento prematuro de placenta, em uma gestação com feto com viabilidade e vitalidade, o nascimento deve se dar preferencialmente:**

A. Pela via de parto através da qual o nascimento ocorra mais rapidamente.
B. Por parto vaginal com episiotomia.
C. Por parto vaginal com fórceps.
D. Por cesariana.

20. (UFRJ-2021) **Um dos principais diagnósticos diferenciais de placenta prévia (PP) é com o descolamento prematuro de placenta. Pode-se afirmar que o sinal clínico melhor preditivo de PP é relacionado com a hemorragia que:**

A. É inicialmente interna.
B. É única, em geral.
C. Diminui com as metrossístoles.
D. Cessa após a amniotomia.

21. (UFRJ-2021) Observe os traçados abaixo:

A

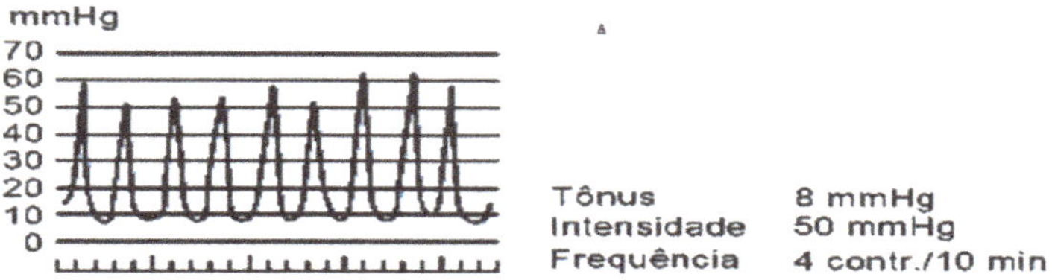

B

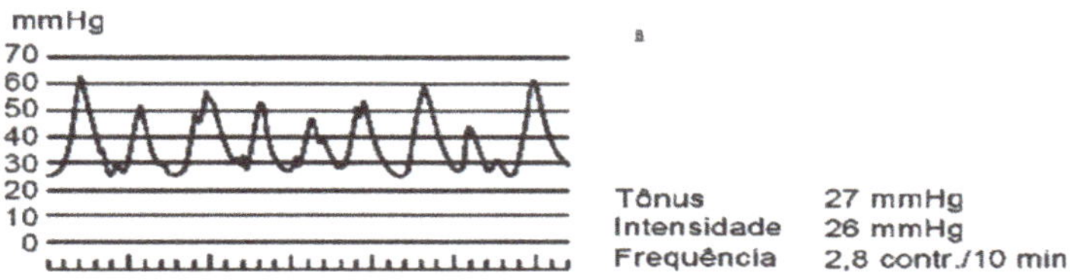

O traçado A representa as contrações de um parto normal. E o traçado B representa uma discinesia observada em uma paciente com:

A. Polidramnia.
B. Toxemia gravídica.
C. Descolamento prematuro da placenta.
D. Parto precipitado.

22. (SUS-SP-2021) Gestante, após 28 semanas de gestação, ao ultrassom via vaginal, apresenta tecido placentário parcialmente inserido no segmento inferior do útero, que não chega a atingir o orifício interno e se localiza em um raio de 2 cm de distância dessa estrutura anatômica. Considerando a atual definição e classificação da inserção da placenta, é correto afirmar que, nesse caso, trata-se de placenta:

A. De inserção baixa.
B. Prévia.
C. Prévia centro-total.
D. Prévia marginal.
E. Prévia centro-parcial.

23. (HSL-SP-2021) Gestante a termo chega com dor abdominal intensa e súbita, associada a sangramento vaginal e parada de movimentação fetal. Apresenta hipertonia uterina, ausência de batimentos fetais, colo impérvio e sangramento vaginal moderado. O fator de risco mais associado a essa intercorrência obstétrica é:

A. Primiparidade.
B. Idade materna abaixo de 20 anos.
C. Hipertensão arterial.
D. Cirurgia uterina prévia.
E. Obesidade.

24. (SCMSP-2021) **Uma gestante (G4 PC3 A1), com idade gestacional de 36 semanas e quatro dias, ao exame ultrassonográfico, apresenta feto único e vivo, em situação transversa. Biometria fetal de 34 semanas e seis dias e peso fetal estimado de 2.377 g no percentil entre 10 e 50 (curva de Hadlock). Líquido amniótico normal, com maior bolsão vertical de 38 mm. A placenta estende-se anterior e posteriormente, recobrindo o colo uterino, com sinais de invasão do miométrio. Colo uterino e dopplervelocimetria mostram vascularização anômala, sugerindo invasão vesical na topografia da cicatriz das cesarianas prévias. Nesse caso hipotético, o diagnóstico é o de placenta prévia:**
A. Centro-total, com sinais sugestivos de acretismo placentário.
B. Centro-total, com sinais sugestivos de percretismo placentário.
C. Centro-total, com sinais sugestivos de incretismo placentário.
D. Centro-parcial, com sinais sugestivos de acretismo placentário.
E. Marginal, com sinais sugestivos de acretismo placentário.

25. (HIAE-2021) **Em relação aos sangramentos genitais que podem acometer a gestante:**
A. O descolamento corioamniótico, a neoplasia trofoblástica gestacional e vasa prévia são as principais causas de sangramento da primeira metade da gestação.
B. O sangramento ocasionado pelo descolamento prematuro da placenta costuma ser insidioso e indolor.
C. O descolamento prematuro da placenta, o abortamento tardio e a placenta prévia são as principais causas de sangramento da segunda metade da gestação.
D. Os principais fatores de risco para placenta prévia são cesárea anterior, miomectomia e curetagem uterina.
E. O descolamento corioamniótico é diagnosticado por meio de ultrassonografia e o tratamento é feito com progesterona e anti-inflamatórios.

26. (AMRIGS-2021) **Quais os fatores de risco mais importantes para o descolamento prematuro de placenta (DPP)?**

A. Síndromes hipertensivas e trauma.
B. Síndromes hipertensivas e DPP prévio.
C. Uso de cocaína e tabagismo.
D. Trauma e tabagismo.

27. (SURCE-2020) **Paciente de 38 anos, na quarta gestação, com um parto anterior e dois abortos. Idade gestacional de 35 semanas. Comparece à emergência com quadro de cólicas em baixo-ventre de início há 4 horas, associado a sangramento transvaginal discreto de coloração "vermelho-escuro". Refere tabagismo, etilismo e uso de cocaína. Ao exame, apresenta agitação, sudorese fria, palidez de pele e mucosas (+3\ +4), pressão arterial de 90 x 40 mmHg, frequência cardíaca de 124 bpm, altura de fundo uterino de 33 cm, batimentos cardiofetais de 110 bpm e atividade uterina irregular. Considerando a anamnese e o exame físico, quais o diagnóstico e a conduta corretas a serem determinadas pelo plantonista?**

A. Placenta prévia. Realizar toque vaginal, providenciar acesso venoso, solicitar hemograma completo, TAP com INR, TTPA e reserva de sangue. Prescrever betametasona e aguardar resultado de ultrassom.
B. Rotura uterina. Realizar toque vaginal, providenciar acesso venoso, cardiotocografia, ultrassom obstétrico, tipagem sanguínea e reserva de sangue. Prescrever betametasona 12 mg IM e aguardar 48 horas para o efeito pleno do corticoide.
C. Descolamento prematuro de placenta. Realizar exame especular. Providenciar infusão venosa de 2000 mL de cristaloides. Solicitar hemoglobina, hematócrito, plaquetas, TAP com INR, TTPA, cardiotocografia e aguardar resultado de ultrassom obstétrico.
D. Descolamento prematuro de placenta. Realizar exame especular, providenciar acesso venoso, tipagem sanguínea, hemoglobina, hematócrito, plaquetas, TAP com INR. Solicitar sangue com urgência, comunicar ao neonatologista e encaminhar paciente ao centro cirúrgico para resolução imediata da gestação por via abdominal.

28. (AMRIGS-2020) **Em relação aos sangramentos do segundo e terceiro trimestres da gestação, analise as assertivas abaixo:**

I. Na vasa prévia, os vasos umbilicais cursam através das membranas sobre o orifício interno do colo e à frente da apresentação fetal.
II. Cesariana prévia é o principal fator de risco para acretismo placentário na presença de placenta prévia, entretanto, esse risco não aumenta proporcionalmente com o número de cesarianas anteriores.
III. A ocorrência de placenta prévia aumenta a incidência de ruptura prematura de membranas.
IV. Mulheres com descolamento prematuro de placenta apresentam um grande risco de repetir o acidente na gestação seguinte.

Quais estão corretas?

A. Apenas I e III.
B. Apenas II e IV.
C. Apenas I, III e IV.
D. I, II, III e IV.

29. (HCPA-2020) **Primigesta com 32 semanas de gestação foi levada ao centro obstétrico, há 3 horas, por pequeno sangramento vaginal e útero muito contraído. O pré-natal transcorrera sem anormalidades. À admissão, a pressão arterial era de 160 x 80 mmHg. Os batimentos cardiofetais revelaram bradicardia persistente e, ao toque vaginal, o colo tinha 1 cm de dilatação. Antes da realização de cesariana, que exame, dentre os abaixo, será imprescindível?**

A. Cardiotocografia fetal.
B. Dosagem de plaquetas.
C. Teste do coágulo (teste de Weiner).
D. Dosagem do tempo de protrombina.
E. Ultrassonografia obstétrica com Doppler.

30. (IAMSPE-2019) **Quanto à placenta prévia, é correto afirmar que**

A. Gestantes com antecedentes de cesáreas não necessitam de avaliação do segmento inferior, pois apresentam menor risco de acretismo placentário.
B. A presença de placenta em posição fúndica não exclui a possibilidade de placenta prévia, pela eventualidade de placenta sucenturiada.
C. A ultrassonografia na predição da placenta prévia acreta apresenta baixa sensibilidade, mesmo quando realizada com o conhecimento dos fatores clínicos e antecedentes.

D. Todas as gestantes com placentas prévias posteriores à ultrassonografia devem ser encaminhadas para complementação diagnóstica com ressonância magnética.
E. A maioria das placentas prévias que recobrem o orifício interno do colo uterino no segundo trimestre o recobrirão no termo.

31. (IAMSPE-2019) **Gestante de 40 anos, secundigesta, sem acompanhamento pré-natal prévio, apresentava-se em trabalho de parto normal com contrações uterinas frequentes e intensas quando, subitamente, com dilatação de 7 cm, apresentou rotura das membranas ovulares, sangramento vaginal intenso e bradicardia fetal severa. A hipótese diagnóstica mais provável é:**

A. Rotura do seio marginal, situação gravíssima relacionada à alta mortalidade materna e fetal.
B. Descolamento prematuro de placenta, diagnosticado pelo retesamento dos ligamentos e formação do anel de Bandl.
C. Rotura uterina confirmada pela manobra de Leopold.
D. Rotura de vasa prévia caracterizada por sangramento de origem fetal.
E. Placenta prévia centro-total não diagnosticada no início do trabalho de parto.

32. (UNIFESP-2018) **Tercigesta, 2 partos cesáreos prévios, na 30ª semana apresenta sangramento genital. Ao exame: pressão arterial 120 x 80 mmHg, pulso = 85 bpm, dinâmica uterina ausente, altura uterina = 30 cm, batimento cardíaco fetal = 140 bpm. A hipótese diagnóstica e a conduta são:**

A. Placenta prévia; ressonância magnética com gadolínio.
B. Rotura de vasa prévia; ultrassonografia obstétrica com complementação por via transvaginal.
C. Placenta prévia; ultrassonografia obstétrica com complementação por via transvaginal.
D. Placenta prévia; ressonância magnética sem contraste.
E. Rotura de vasa prévia; ressonância magnética com gadolínio.

33. (HIAE-2018) **Primigesta de 36 semanas refere sangramento vaginal em moderada quantidade, com alguns coágulos, associado a dor em cólica contínua e sudorese, há 30 minutos. Ao exame físico, a pressão arterial é de 130 × 80 mmHg, pulso de 110 bpm, altura uterina de 30 cm, útero hipertônico, BCF = 120 bpm.**

Ao toque, o colo é pérvio para 2 cm e observa-se sangue escuro com coágulos na vagina. Está indicado:

A. Inibição do parto e administração de corticoide.
B. Amniotomia e indução do parto.
C. Monitorar a evolução do parto.
D. Realizar cesárea.
E. Profilaxia de sepse neonatal, ocitocina e monitorar evolução do parto.

34. (HCPA-2018) Gestante de 24 anos realizou pré-natal sem intercorrências. As duas gestações anteriores transcorreram também sem doenças associadas. Na primeira, foi realizada cesariana em razão de o feto ter apresentado desproporção cefalopélvica; na segunda, por vontade da paciente. A condição obstétrica associada ao risco de morte materna para a gestação atual poderá ser:

A. Descolamento prematuro de placenta.
B. Hemorragia.
C. Infecção ovular.
D. Endometrite.
E. Atonia uterina.

35. (FMUSP-2017) Tercigesta, 34 anos de idade, com dois partos vaginais prévios, 33 semanas e 4 dias, vem transferida do pronto atendimento da cirurgia, referindo dor em andar inferior do abdome. Paciente refere trauma automobilístico (auto-auto) há 02 horas. Desde então, refere diminuição da movimentação fetal. Antecedente pessoal: hipertensão arterial crônica tratada com alfa metildopa 2 g/dia. Ao exame clínico, paciente apresentava-se em regular estado geral, corada, hidratada, afebril, PA: 148 x 96 mmHg, abdome doloroso à palpação em hipogastro, dinâmica uterina irregular, bcf: 134 bpm, altura uterina 33 cm, tônus uterino normal. Ao toque vaginal: colo grosso, posterior, pérvio 1 cm. O médico que a atendeu optou por realizar analgesia com escopolamina e dipirona endovenosa e reavaliar. Após 2 horas, a paciente refere intensificação da dor abdominal com o seguinte exame clínico: regular estado geral, corada, hidratada, afebril, PA: 150 x 90 mmHg, abdome muito doloroso à palpação em hipogastro, dinâmica uterina 4 contrações/10 minutos, bcf: 119 bpm, altura uterina 36 cm, tônus

uterino discretamente aumentado. Ao toque vaginal: colo médio, medianizado, pérvio 3 cm. A cardiotocografia neste momento foi classificada como categoria 2. Qual é a conduta?

A. Tocólise com beta-agonista e betametasona intramuscular.
B. Condução de trabalho de parto e cardiotocografia contínua.
C. Amniotomia e cesárea segmentar transversa.
D. Sulfato de magnésio e cesárea segmentar transversa.

GABARITO

1. E	8. A	15. E	22. A	29. C
2. B	9. B	16. D	23. C	30. B
3. C	10. C	17. C	24. B	31. D
4. B	11. B	18. B	25. D	32. C
5. A	12. A	19. A	26. B	33. D
6. E	13. D	20. D	27. D	34. B
7. B	14. D	21. C	28. C	35. C

PONTOS-CHAVE

- A hemorragia vaginal indolor na segunda metade da gestação é o sinal mais importante de placenta prévia.
- A placenta prévia e o acretismo placentário são causas importantes de hemorragia materna, com morbimortalidade materna e perinatal elevada.
- O número de cesarianas anteriores é o principal fator de risco para placenta prévia.
- O acretismo placentário e a vasa prévia são complicações da placenta prévia.
- Na placenta prévia, a cesariana é o procedimento de eleição para a interrupção da gravidez.
- O descolamento prematuro de placenta (DPP) é uma complicação obstétrica com grande potencial de morbidade e mortalidade materna e fetal.

- O diagnóstico de DPP com repercussão materno-fetal é essencialmente clínico.

- Nos casos de DPP com feto vivo, a interrupção da gravidez deverá ser pela via mais rápida.

- O DPP é a principal causa de coagulação intravascular disseminada na gravidez.

11 AVALIAÇÃO DA SAÚDE FETAL

1. (HCPA-2024) **Assinale a assertiva correta sobre os principais métodos de avaliação da saúde fetal.**

A. Um traçado de cardiotocografia intraparto indicando ausência de variabilidade e presença de desacelerações variáveis recorrentes configura a categoria III, condição que requer intervenção imediata pelo risco de acidemia fetal.

B. A avaliação com perfil biofísico fetal deve ser realizada após 30 semanas de gestação; se realizada antes, a prematuridade pode influenciar os movimentos respiratórios e corporais do feto.

C. A avaliação do líquido amniótico com a utilização do índice de líquido amniótico (ILA), em lugar do lago vertical > 2,0 cm, diminui o número de cesarianas e melhora o desfecho perinatal.

D. Ao estudo Doppler, quanto maior a resistência periférica do território vascular avaliado, maior será a velocidade do fluxo na diástole e menor será o índice de pulsatilidade (IP).

Texto para as questões 02 e 03

Gestante de 25 anos, 3G:2PN, chega ao pronto-socorro referindo dor em hipogástrio há 3 horas. Hoje está com 33 semanas e 2 dias de gestação. Ao exame clínico: PA 113 x 76 mmHg, FC 74 bpm, presença de duas contrações uterinas por 10 minutos de fraca intensidade. Toque vaginal com colo grosso, posterior, pérvio para 3 cm, apresentação cefálica alta e móvel. Após analgesia, refere melhora das dores. Foi feita uma reavaliação do exame obstétrico, que não demonstrou evolução do colo uterino, permanecendo com a mesma dilatação. Realiza a cardiotocografia apresentada.

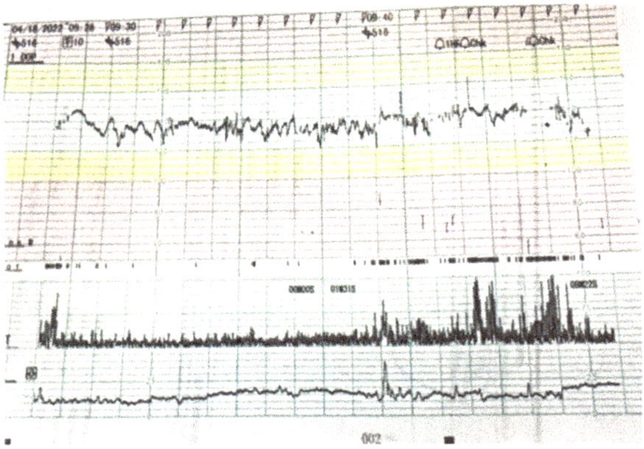

2. (FMUSP-2023) **Qual é a conclusão dessa cardiotocografia?**

A. Reatividade fetal após estímulo.
B. Ausência de movimentação fetal.
C. Atividade uterina excessiva.
D. Bem-estar fetal.

3. (FMUSP-2023) **Com relação ao caso apresentado acima, qual é a conduta clínica nesse momento?**

A. Internar a paciente para inibir trabalho de parto prematuro.
B. Manter vigilância no pronto-socorro por mais 6 horas.
C. Liberar a paciente para casa, com orientação de sinais de alarme.
D. Solicitar nova vitalidade em 48 horas.

4. (UNICAMP-2023) **Mulher, 37a, G4P3C0, sem comorbidades, com idade gestacional de 40 semanas e 4 dias, internada em centro obstétrico, em fase ativa de trabalho de parto (colo fino, 9 cm, cefálico em plano –1 de De Lee, bolsa rota com líquido com mecônio fluido), apresenta a seguinte cardiotocografia:**

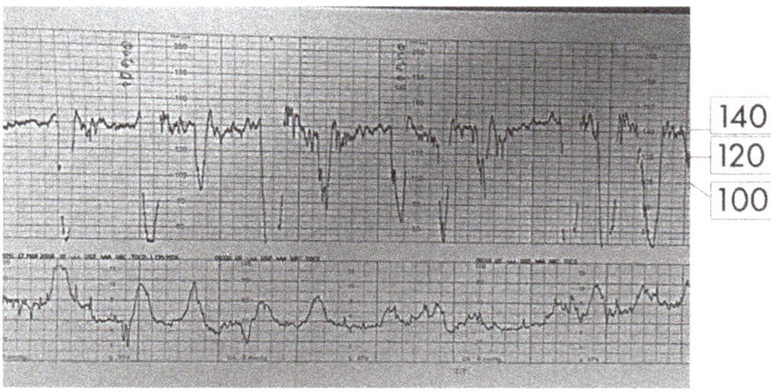

A interpretação da cardiotocografia e a conduta obstétrica neste momento são:

A. Variabilidade normal com desacelerações precoces; manter assistência ao parto e cardiotocografia contínua.
B. Ausência de variabilidade com desacelerações tardias; indicar cesárea imediata.
C. Variabilidade diminuída com desacelerações variáveis; colocar em posição ginecológica e reduzir o colo uterino para parto vaginal imediato.
D. Variabilidade normal com desacelerações variáveis; corrigir taquissistolia e manter cardiotocografia contínua.

5. (UFRJ-2023) **Pode-se afirmar que, no sistema de interpretação da frequência cardíaca fetal (FCF) na cardiotocografia em três categorias, representa melhor a categoria 3:**

A. Aceleração presente.
B. Desacelerações variáveis repetidas (> 50%).
C. Desaceleração precoce presente.
D. Variabilidade da FCF basal moderada.

6. (SURCE-2023) **Lúcia, 41 anos, G2P0A1, idade gestacional de 37 semanas, apresentando diabetes *mellitus* gestacional (DMG) compensada com dieta, diagnosticada em teste de sobrecarga oral com 75 g de glicose na 24ª semana de gestação. Comparece à consulta pré-natal referindo discreta diminuição da movimentação fetal nas últimas 24 h. Em relação à cardiotocografia (CTG) anteparto, na avaliação da vitalidade desse feto, podemos afirmar que:**

A. Em gestações de risco habitual, a frequência mais adequada para a realização de cardiotocografia anteparto é de três vezes por semana.
B. Linha de base, variabilidade, presença de acelerações transitórias e observação de movimentação fetal são parâmetros avaliados em uma CTG anteparto.
C. A CTG anteparto pode ser reativa ou não reativa, a depender da presença ou não de duas ou mais desacelerações transitórias, em 20 minutos de exame.
D. Durante uma avaliação de vitalidade fetal com CTG anteparto, a partir de 37 semanas de gestação, a frequência cardíaca fetal normal encontrada deve ser de 120 bpm a 160 bpm.

7. (HCPA-2023) **Paciente no 3º trimestre de gestação, Rh-isoimunizada, realizou ultrassonografia obstétrica com Doppler. Que parâme-**

tro ultrassonográfico, dentre os abaixo, deve ser considerado para avaliar anemia fetal?

A. Relação sístole/diástole das artérias uterinas.
B. Índice de pulsatilidade da artéria umbilical.
C. Pico de velocidade sistólica da artéria cerebral média.
D. Índice de resistência do ducto venoso.

8. (AMRIGS-2023) **O aumento do pico sistólico da artéria cerebral média, na avaliação da anemia fetal, se deve por:**

A. Vasoconstrição periférica.
B. Diminuição do retorno venoso.
C. Diminuição da viscosidade sanguínea.
D. Diminuição da contratilidade miocárdica.

9. (UNIFESP-2022) **Primigesta de 41 semanas, 28 anos de idade, relata diminuição da movimentação fetal. Pré-natal sem complicações, feto com crescimento e desenvolvimento normais. Exame físico: bom estado geral, sinais vitais normais, altura uterina 34 cm, BCF 140 bpm, dinâmica uterina ausente. Toque: apresentação cefálica, plano –2, colo pérvio para 2 cm, 40% de esvaecimento e bolsa íntegra. Perfil biofísico fetal de 8 com a seguinte cardiotocografia:**

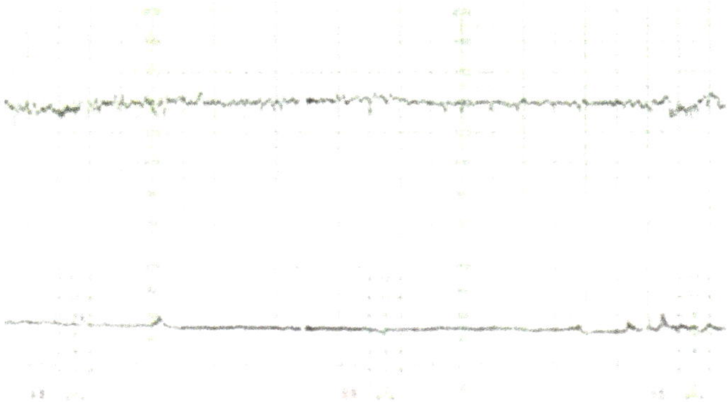

Quais são a interpretação da cardiotocografia e a conduta?

A. Tranquilizador; retorno para reavaliação em 3 dias.
B. Não tranquilizador; realizar cesárea.
C. Reativo; iniciar indução com ocitocina.
D. Não reativo; prolongar o traçado; iniciar preparo de colo com misoprostol.

10. (ENARE-2022) A cardiotocografia (CTG) anteparto é um exame de vitalidade fetal. Consiste no registro, por cerca de 20 minutos, da frequência cardíaca fetal, das contrações uterinas e da movimentação fetal. Sobre esse exame, informe se é verdadeiro (V) ou falso (F) o que se afirma a seguir e assinale a alternativa com a sequência correta.

( ) São avaliados 4 parâmetros na cardiotocografia: frequência cardíaca fetal, oscilações da frequência cardíaca fetal, acelerações da frequência cardíaca fetal à movimentação materna e desacelerações da frequência cardíaca fetal.

( ) A FCF (frequência cardíaca fetal) média é de 110 a 160 bpm. Classifica-se como taquicardia quando a frequência é maior que 160 bpm.

( ) A CTG é classificada em 3 categorias: categoria I como normal, categoria II como anormal e categoria III como indeterminada/atípica.

( ) Evitar período prévio de jejum prolongado para realização de CTG.

A. V – V – V – F.
B. F – V – V – V.
C. V – V – F – V.
D. F – V – F – V.
E. V – V – V – V.

11. (AMRIGS-2022) Segundo o Colégio Americano de Obstetras e Ginecologistas, a monitorização fetal abaixo é classificada como categoria:

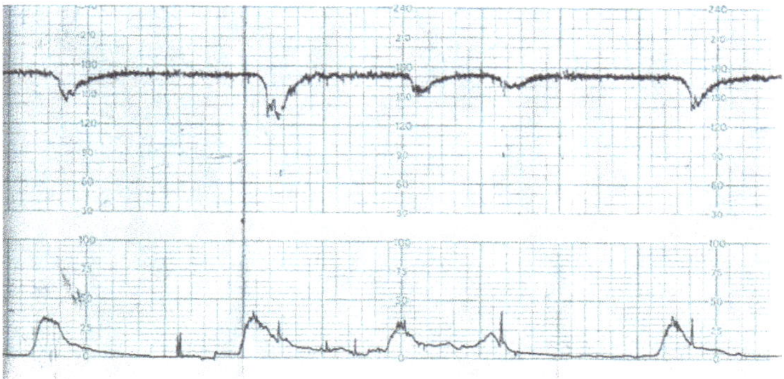

A. 1.
B. 2.
C. 3.
D. 4.

12. (AMRIGS-2022) **A avaliação fetal com dopplervelocimetria está indicada em gestações nas quais existam insuficiência placentária. Em relação à artéria umbilical, qual a alternativa correta?**

A. Na gestação normal, a circulação umbilical está caracterizada por alta resistência.

B. Na gestação com hipertensão arterial, a circulação umbilical tende ao aumento da resistência.

C. O fluxo diastólico pode chegar a zero ainda dentro da normalidade, mas não pode ser negativo.

D. A elevação da resistência pode acontecer, melhorando o fluxo e aumentando o número de vilosidades coriônicas placentárias.

13. (HCPA-2022) **Assinale a assertiva correta sobre a avaliação do bem-estar fetal.**

A. Paciente com 23 semanas de gestação, normotensa, com eco-Doppler de artérias uterinas alterado, deve ser internada para rastrear pré-eclâmpsia e realizar avaliação com perfil biofísico fetal.

B. Paciente com 28 semanas de gestação, com diabetes gestacional, com peso no percentil 80, deve realizar ecodoppler das artérias umbilicais frequentemente, para prevenir acidose metabólica e óbito fetal inesperado.

C. Paciente com 29 semanas de gestação, cujo feto apresenta restrição de crescimento e vasodilatação da artéria cerebral média ao ecodoppler, deve ser internada para receber imediatamente corticosteroide e ter a gestação interrompida após 48 horas.

D. Paciente com 34 semanas de gestação, em avaliação após acidente de carro, com sinais de contusão abdominal, inicialmente sem sangramento e sem contrações, com feto vivo, deve ser monitorizada por 24 horas.

14. (UFRJ-2021) **Gestante, 39 semanas e 2 dias, está em monitorização contínua com cardiotocografias intraparto. Durante o trabalho de parto, ocorreram desacelerações que tiveram seu início, máximo de queda e recuperação à linha de base coincidindo, respectivamente, com o começo, pico e fim da contração, sendo que a frequência cardíaca fetal basal associada situava-se nos limites da normalidade. Esse tipo de desacelerações pode ser classificado como:**

A. Tardio.

B. Cefálico.

C. Umbilical.
D. Placentário.

15. (UFRJ-2021) Pode-se afirmar que a confirmação do diagnóstico de oligoidrâmnio é feita pela ultrassonografia quando esta mostra que o maior bolsão de líquido amniótico no seu diâmetro vertical é:

A. < 2 cm.
B. < 3 cm.
C. < 4 cm.
D. < 5 cm.

16. (SURCE-2021) Gestante de 35 anos, G3P2vA0, idade gestacional de 38 semanas, comparece à maternidade referindo dores tipo contração e perda de líquido transvaginal. Teve diagnóstico de diabetes gestacional desde a terceira consulta de pré-natal e controlou com dieta. Ao exame: pressão arterial de 140 x 90 mmHg, presença de contrações rítmicas, dilatação do colo uterino de 5 cm, bolsa rota com líquido amniótico claro. Exame cardiotocográfico mostrou o seguinte traçado:

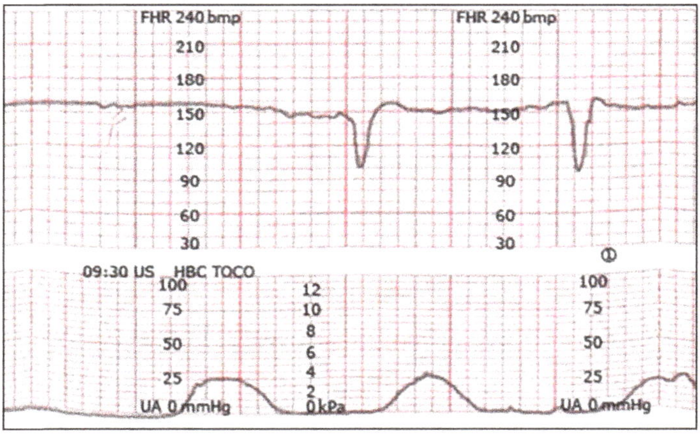

Qual o tipo de desaceleração apresentada (DIP) e em qual categoria de cardiotocografia intraparto esse traçado se enquadra?

A. DIP 2; categoria 2.
B. DIP 2; categoria 3.

C. DIP 3; categoria 2.
D. DIP 3; categoria 3.

17. (HSL-SP-2021) **É um dos critérios de cardiotocografia com resultado de feto ativo e reativo:**
A. Frequência cardíaca fetal máxima de 160 batimentos por minuto após estímulo sonoro.
B. Variabilidade entre 5 e 10 batimentos por minuto antes do estímulo.
C. Linha de base entre 100 e 200 batimentos por minuto antes do estímulo.
D. Presença de acelerações transitórias após movimentação ou estímulo sonoro.
E. Presença de no máximo uma desaceleração não relacionada ao estímulo sonoro.

18. (SUS-SP-2020) **Gestante de 37 semanas refere diminuição da movimentação fetal há um dia. O exame físico geral não mostra alterações e o exame obstétrico é compatível com a idade gestacional. Realiza-se cardiotocografia, em que a paciente registra 4 episódios de movimentação fetal, como mostrado na imagem abaixo.**

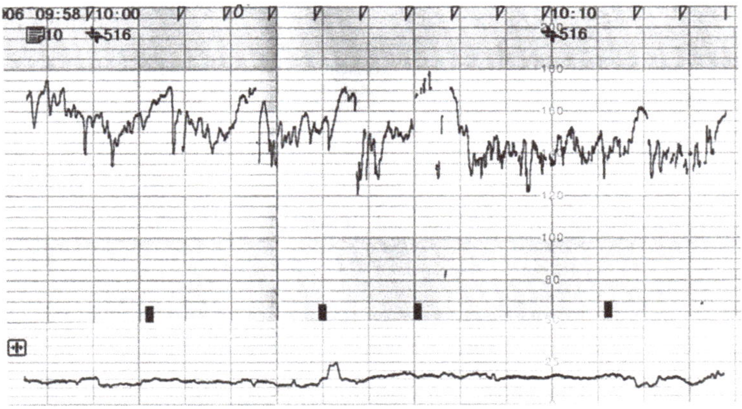

É correto afirmar que essa cardiotocografia:
A. É suspeita para início de hipóxia fetal, devendo-se induzir o parto.
B. Tem padrão tranquilizador e a paciente pode observar a movimentação fetal em casa.
C. Mostra início de trabalho de parto, devendo-se internar a paciente para monitoração do bem-estar fetal.

D. Mostra desacelerações tardias, sendo indicada resolução do parto nesse momento.
E. Mostra desacelerações variáveis, sendo indicada cesárea.

19. (HIAE-2020) **Considere o traçado da cardiotocografia abaixo.**

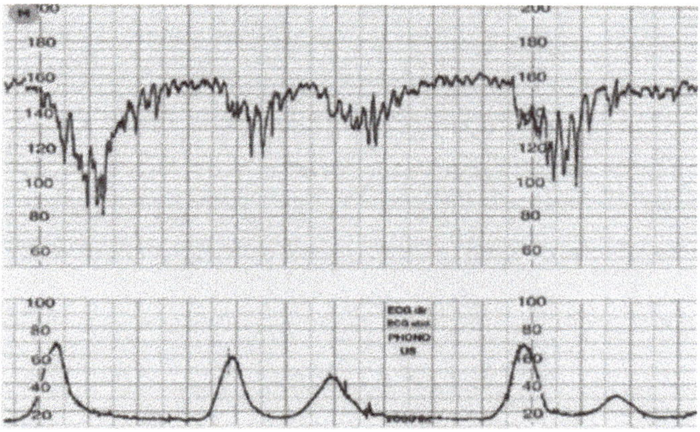

De acordo com o traçado, é correto inferir que há:

A. Taquicardia fetal reativa à hipóxia causada pela contração uterina.
B. Ausência de acelerações transitórias por hipóxia fetal grave durante o trabalho de parto.
C. Bradicardia fetal por compressão do polo cefálico durante a contração uterina.
D. Bradicardia fetal por compressão localizada do cordão umbilical durante a contração uterina.
E. Resposta vagal do feto à hipóxia pela diminuição do fluxo interviloso decorrente da contração uterina.

20. (FMUSP-2020) **Gestante, 32 anos de idade, secundigesta com uma cesárea anterior, 40 semanas e 2 dias de gravidez. Refere contrações irregulares e redução de movimentação fetal há 1 dia. Ao exame clínico, bom estado geral, corada, PA 120 x 70 mmHg, altura uterina 30 cm, BCF presente rítmico. Toque vaginal com colo grosso, posterior, impérvio. Vitalidade fetal: tônus adequado, movimentações corpórea e respiratória presentes, índice de líquido amniótico de 4,2 cm. Cardiotocografia apresentada.**

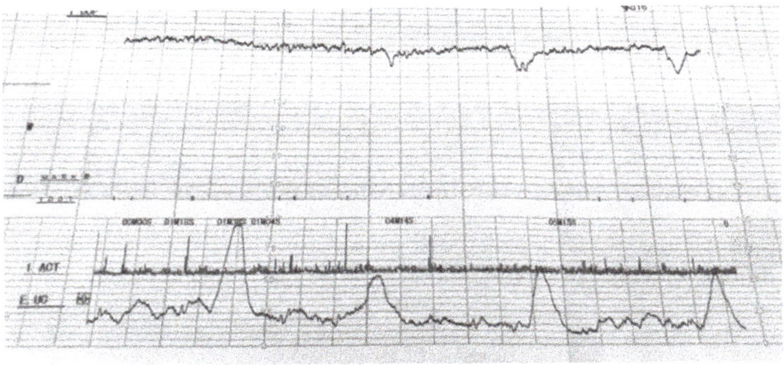

Qual é a conduta adequada neste momento?

A. Controlar a vitalidade fetal em 2 dias.
B. Preparar o colo com prostaglandina.
C. Indicar parto de imediato por via alta.
D. Realizar hidratação materna e reavaliação.

21. (PUCRS-2020) **Em relação à cardiotocografia anteparto, afirma-se:**

I. As desacelerações são classificadas em precoces, tardias e variáveis.

I. A imaturidade do componente simpático, antes das 32 semanas, influencia a avaliação da variabilidade fetal.

II. Considera-se taquicardia fetal valores acima de 160 batimentos por minuto, de forma sustentada.

Estão corretas as afirmativas:

A. I e II, apenas.
B. I e III, apenas.
C. II e III, apenas.
D. I, II e III.

22. (UNIFESP-2019) **Primigesta, 28 anos de idade, encontra-se na fase ativa do trabalho de parto, apresenta cardiotocografia conforme a figura. A dilatação cervical é de 5 cm, bolsa rota, líquido claro. Nesse caso, o tipo de desacelerações da frequência cardíaca fetal e o próximo passo para o melhor cuidado, respectivamente, são:**

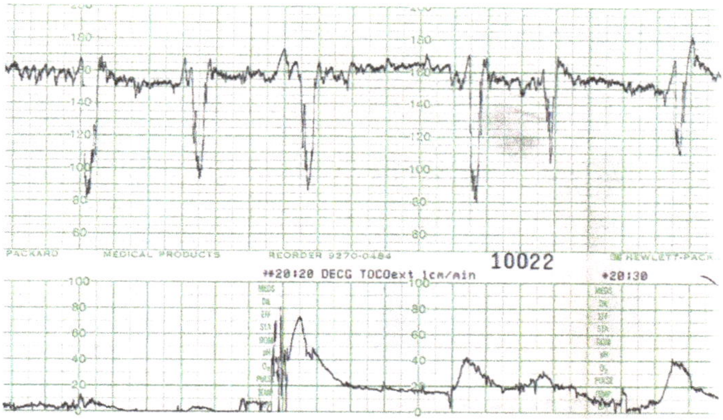

A. Precoces; amnioinfusão.
B. Tardias; cesárea.
C. Variáveis; cesárea.
D. Variáveis; mudança de decúbito.
E. Tardias; expansão volêmica.

O caso seguinte se refere às questões 23 a 25

Gestante com 29 semanas é diagnosticada com pré-eclâmpsia grave, restrição de crescimento fetal, insuficiência placentária grave e centralização fetal, com perfil biofísico fetal 10.

23. (FMUSP-2019) Qual dos parâmetros do perfil biofísico fetal tem maior dependência da oxigenação do sistema nervoso central?

A. Movimento respiratório.
B. Tônus corpóreo fetal.
C. Movimento corpóreo.
D. Índice de líquido amniótico.

24. (FMUSP-2019) Para predição de acidemia fetal, utilizamos a dopplerfluxometria do ducto venoso. Identifique o ducto venoso no esquema de circulação fetal demonstrado a seguir.

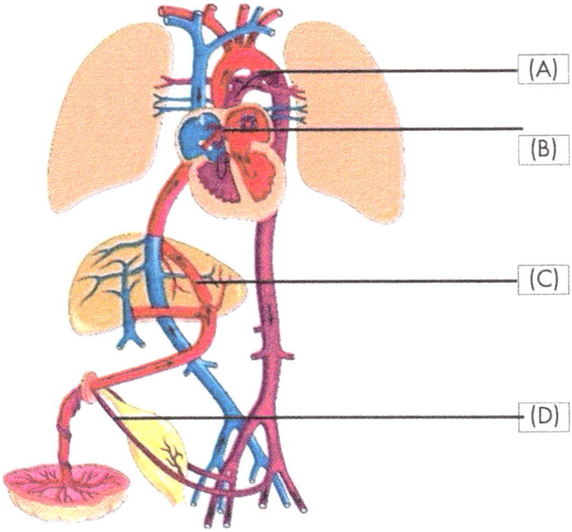

25. (FMUSP-2019) **Qual dos mecanismos abaixo melhor se correlaciona com a fisiopatologia da pré-eclâmpsia grave?**

A. Transformação inadequada do cito para o sinciciotrofoblasto.
B. Invasão inadequada da muscular média das arteríolas espiraladas.
C. Alterações na morfologia do crescimento dos sistemas tambores.
D. Dificuldade de transformação de vilos secundários em terciários.

26. (AMRIGS-2019) **Na assistência pré-natal nas gestações de baixo risco, quando é recomendável indicar métodos biofísicos de análise da vitalidade fetal?**

A. Sempre que a gestante referir diminuição da movimentação fetal, independentemente da idade gestacional.
B. Na gestação prolongada.
C. Em qualquer momento durante o pré-natal.
D. Rotineiramente, após 37 semanas de gestação.

27. (HCPA-2019) **Considere as assertivas abaixo sobre métodos de avalição de bem-estar fetal:**

I. A cardiotocografia anteparto e o perfil biofísico fetal têm alto valor preditivo negativo e baixa especificidade.
II. A dopplerfluxometria arterial na gestação reduziu a mortalidade perinatal de pacientes com alto e baixo riscos gestacionais.

III. A dopplerfluxometria arterial deve ser acompanhada pelo Doppler venoso em gestações com menos de 33 semanas.

Quais são corretas?

A. Apenas I.
B. Apenas II.
C. Apenas III.
D. Apenas I e II.
E. I, II e III.

28. (SCMSP-2018) **No acompanhamento do trabalho de parto de uma gestante de termo com diabetes gestacional que estava com 6 cm de dilatação e quatro contrações em dez minutos, mesmo sem o uso de ocitocina, realizou-se cardiotocografia para se verificar a vitalidade fetal. O exame revelou frequência cardíaca basal de 115 bpm, variabilidade de 7 bpm e ausência de acelerações ou desacelerações. Com base nesse caso hipotético, é correto afirmar que se trate de cardiotocografia categoria:**

A. III da OMS, devendo-se realizar parto imediato.
B. II da OMS, devendo-se indicar cesariana imediata.
C. II da OMS, devendo-se tomar medidas de ressuscitação fetal e posterior reavaliação.
D. III da OMS, devendo-se tomar medidas de ressuscitação fetal e posterior reavaliação.
E. I da OMS, devendo-se manter o acompanhamento do trabalho de parto.

29. (FMUSP-2018) **Mulher de 30 anos de idade, secundigesta (um parto vaginal anterior), com idade gestacional de 33 semanas, procura pronto atendimento com dor lombar à direita e febre aferida de 39°C, há 2 dias. No exame clínico, frequência cardíaca: 120 bpm; pressão arterial: 100 x 60 mmHg; temperatura axilar: 39°C; saturação de oxigênio em ar ambiente: 91%. Dor à punho-percussão lombar direita. O exame de urina I é positivo para nitritos. Realiza a cardiotocografia a seguir.**

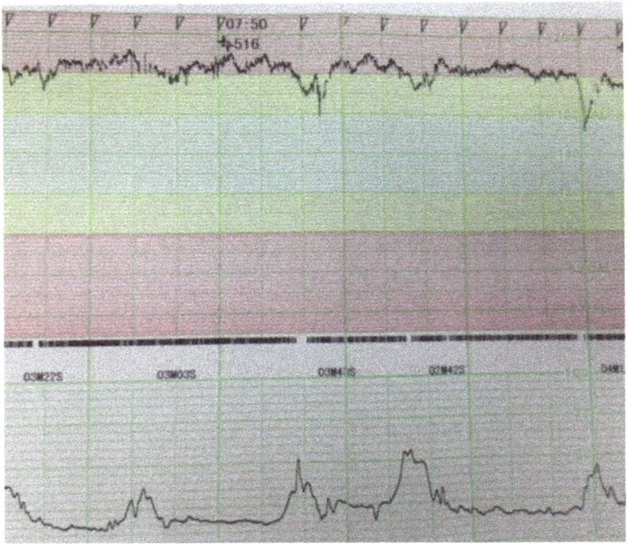

Além de hidratação e antibioticoterapia, qual(is) outra(s) conduta(s) é(são) necessária(s) ao caso?

A. Interrupção da gravidez por sofrimento fetal.
B. Amnioscopia para pesquisa de mecônio.
C. Dopplerfluxometria obstétrica.
D. Máscara de O_2 e monitorização fetal.

30. (UNICAMP-2018) **Mulher, 30a, com idade gestacional de 37 semanas, procura o pronto atendimento obstétrico com queixa de diminuição de movimentação fetal. Ecografia com estimulação vibroacústica: visibilização de movimentos da cabeça, dos braços e extensão das pernas, além de incursões diafragmáticas. Índice de líquido amniótico: 10 mm (normal de 80 a 180 mm). Dopplervelocimetria: normal. Cardiotocografia: frequência cardíaca fetal basal de 140 batimentos por minuto, com variabilidade de 15 batimentos e presença de 3 acelerações transitórias em 20 minutos de traçado. É CORRETO AFIRMAR QUE:**

A. A cardiotocografia é hipoativa, com padrão não tranquilizador. O perfil biofísico fetal recebe nota 6. Essa gestação deve ser resolvida pelo sofrimento fetal agudo.
B. O perfil biofísico desse feto provavelmente é 8 e a cardiotocografia apresenta padrão compatível com feto de boa vitalidade. Pode ser considerada a resolução da gestação pelo oligoâmnio acentuado.

C. O perfil biofísico fetal recebe nota 10 e a cardiotocografia apresenta padrão compatível com normalidade. Considerar apenas vigilância da vitalidade fetal.
D. A cardiotocografia apresenta-se normal, assim como o perfil biofísico que recebe nota 6. Deve-se repetir o Doppler e o perfil biofísico em 24 horas.

31. (PUCRS-2018) **Primigesta com 40 semanas de gestação refere diminuição da movimentação fetal. Interna no hospital com feto em apresentação cefálica em plano zero de De Lee, bolsa rota com líquido claro e colo uterino com 4 cm de dilatação. A monitorização no pré-parto demonstra variabilidade cardíaca fetal de 20 bpm, uma aceleração transitória a cada 10 minutos, boa movimentação fetal, 3 contrações regulares a cada 10 minutos e DIP III (desaceleração variável) em duas das últimas 30 contrações.**
Qual é a conduta mais adequada?
A. Realizar amniotomia para acelerar o parto.
B. Iniciar ocitocina para melhorar a contratilidade uterina.
C. Realizar cesariana, pois se trata de sofrimento fetal agudo.
D. Realizar cesariana, apesar de não haver sofrimento fetal agudo.
E. Aguardar evolução do trabalho de parto com monitorização fetal.

32. (AMRIGS-2017) **A(O) __________ está associada(o), de forma inequívoca, à hipoxemia fetal.**
Assinale a alternativa que preenche corretamente a lacuna do trecho acima.
A. Líquido amniótico meconial.
B. Taquicardia fetal.
C. Desaceleração cardíaca fetal tardia.
D. Bradicardia fetal.
E. Desaceleração cardíaca fetal variável.

33. (SUS-SP-2017) **Para análise do perfil biofísico fetal, utilizam-se os parâmetros abaixo, com EXCEÇÃO de:**
A. Maturidade placentária.
B. Volume de líquido amniótico.
C. Movimento respiratório fetal.
D. Tipo do movimento fetal.
E. Cardiotocografia basal.

34. (PSU-MG-2017) **A dopplervelocimetria é um exame ultrassonográfico de valor relevante na prática obstétrica, podendo ser decisiva para definição do melhor momento de interrupção da gestação. Entre as alternativas abaixo, assinale aquela que apresenta achados encontrados ao exame de pacientes com gestações complicadas por sofrimento fetal crônico:**

A. Aumento na resistência das artérias uterinas, indicando centralização de fluxo fetal.
B. Aumento progressivo nos índices de pulsatilidade e na resistência da artéria umbilical, demonstrando comprometimento do suprimento sanguíneo fetal.
C. Diminuição na resistência das artérias uterinas, comprometendo a perfusão placentária.
D. Diminuição nos índices de pulsatilidade e na resistência da artéria umbilical, diminuindo o fluxo sanguíneo durante a diástole.

35. (FMUSP-2017) **Durante a realização de exame de vitalidade de paciente diabética tipo 1 com 27 semanas de gestação, optou-se pela realização de dopplerfluxometria do cordão umbilical. Qual é o significado clínico que pode ser inferido a partir da imagem abaixo?**

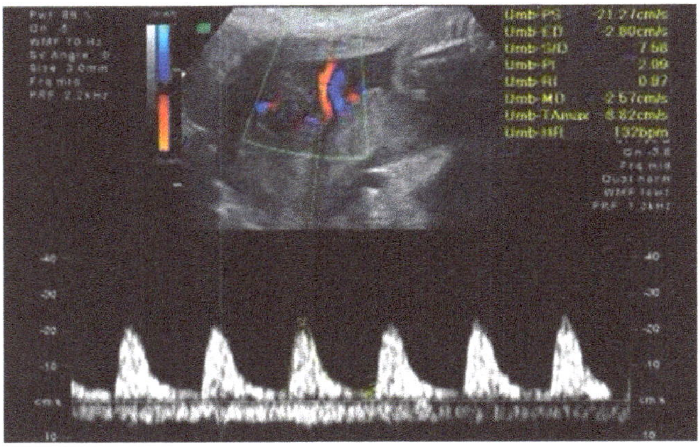

Valor de referência para relação sístole/diástole com 27 semanas: 2,17 – 4,5 (P5 – P95).
Valor de referência para PI de artéria umbilical com 27 semanas: 0,63 – 1,65 (P5 – P95).

A. Centralização fetal.
B. Insuficiência placentária.
C. Função placentária normal.
D. Acidose fetal.

36. (UFRJ-2017) Em um parto domiciliar de primípara, 22 anos, a ausculta do feto durante o trabalho de parto revela desacelerações da frequência cardíaca 40 segundos após o pico das contrações. Nada é feito até que ocorre a rotura da bolsa, com saída de mecônio espesso. A gestante é levada rapidamente para a maternidade, mas o feto já se encontra morto. Provavelmente a causa da morte é sofrimento fetal agudo, causado por desaceleração intraparto (DIP):

A. Sinusoide.
B. Umbilical desfavorável.
C. Cefálica.
D. Tardia.

37. (SUS-SP-2016) Paciente de 23 anos, primigesta, 38 semanas, procura o pronto-socorro com queixa de diminuição de movimentação fetal. Nega contrações, sangramentos ou perda de líquido. Sem comorbidades, realiza seguimento pré-natal adequado. Exame físico: bom estado geral, PA: 110 × 70 mmHg, FC: 78 bpm. Abdome gravídico, AU: 35 cm, BCF: 142 bpm, dinâmica uterina ausente, tônus normal. Toque vaginal: colo grosso, posterior, dilatação de 2 cm, amolecido, cefálico, bolsa íntegra. Amnioscopia com líquido claro com grumos. Realizado o exame abaixo [ao lado]:

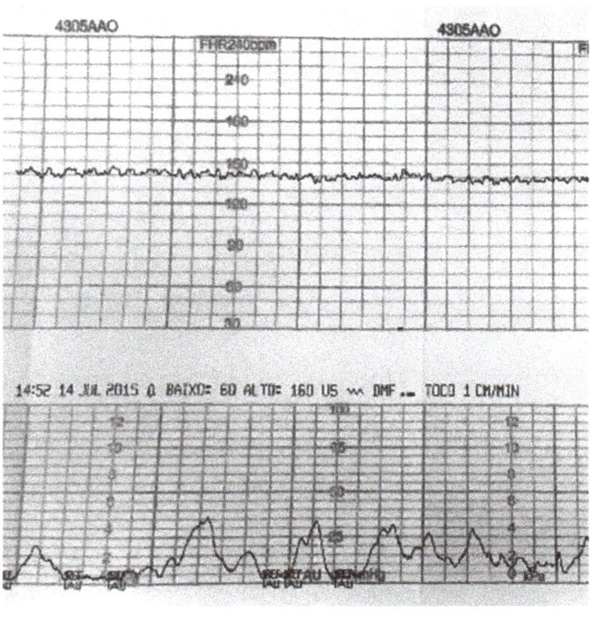

Conduta a ser realizada neste momento:

A. Realização de cesárea de urgência.
B. Indução de trabalho de parto com ocitocina.
C. Amniotomia para verificar a presença de mecônio.
D. Indução de trabalho de parto com misoprostol.
E. Realizar estimulação fetal e nova cardiotocografia após.

38. (HCPA-2016) **Primigesta com 38 semanas de gestação foi acompanhada em trabalho de parto. A cardiotocografia abaixo corresponde a:**

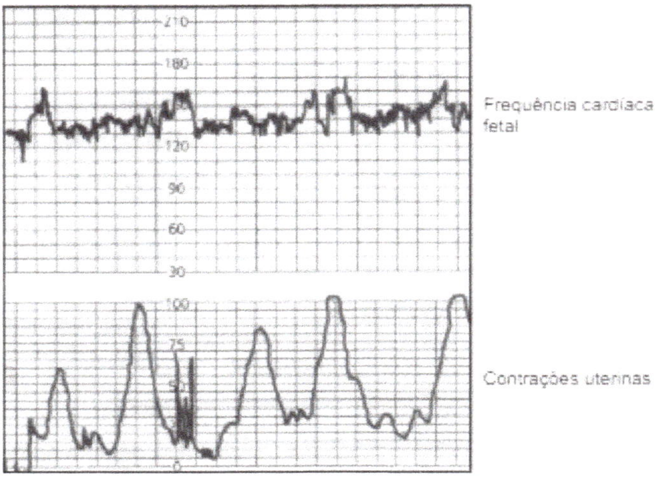

A. Reflexo vagal.
B. Taquissistolia.
C. Compressão de cordão umbilical.
D. Condição fetal não tranquilizadora.
E. Modelo fisiológico (traçado reativo).

39. (AMRIGS-2014) **Paciente de 35 semanas de gestação, com diabetes *mellitus* gestacional, vem ao centro obstétrico para realizar cardiotocografia basal anteparto para avaliação do bem-estar fetal. A saúde fetal é mais bem sugerida pela presença de qual parâmetro durante o exame?**

A. Linha de base entre 120 e 160 bpm.
B. Acelerações transitórias.
C. Traçado normal.
D. Movimentações fetais.
E. Frequência cardíaca fetal média de 140 bpm.

GABARITO

1. A	9. D	17. D	25. B	33. A
2. D	10. D	18. B	26. B	34. B
3. C	11. C	19. E	27. A	35. B
4. D	12. B	20. C	28. E	36. D
5. B	13. D	21. B	29. D	37. E
6. B	14. B	22. D	30. B	38. E
7. C	15. A	23. A	31. E	39. B
8. C	16. D	24. C	32. C	

PONTOS-CHAVE

- A cardiotocografia é reativa quando ocorrem duas ou mais acelerações transitórias em 20 minutos de traçado e não reativa quando mostra menos de duas acelerações em 40 minutos de traçado.
- A presença de acelerações transitórias na cardiotocografia reflete boa oxigenação fetal.
- Os padrões cardiotocográficos que exprimem sofrimento fetal agudo são: taquicardia, desacelerações intraparto tipo II (tardio) e bradicardia.
- Todas as mulheres com fator de risco devem ser orientadas para a contagem diária dos movimentos fetais a partir de 28 semanas de gestação.
- A sequência de alterações no perfil biofísico fetal diante da diminuição da oferta de oxigênio é: frequência cardíaca fetal na cardiotocografia, movimentos respiratórios, movimentos corporais e tônus.

- A diminuição do volume de líquido amniótico traduz comprometimento crônico da função placentária.

- A oligodramnia é definida quando o maior bolsão de líquido amniótico for menor que 2 cm.

- Nas gestações normais, observa-se diminuição da resistência do fluxo da artéria umbilical com o avançar da gestação, que se reflete em aumento na quantidade do fluxo diastólico final. Isso é explicado pelo aparecimento, cada vez maior, de vilosidades coriônicas terciárias à medida que a gestação evolui. Quanto mais vilosidades, menor a resistência vascular, com consequente aumento do fluxo sanguíneo. Qualquer doença que altere a permeabilidade dessas vilosidades coriônicas terciárias resulta em uma progressiva diminuição no fluxo diastólico final nas artérias umbilicais, podendo até desaparecer ou ser do tipo reverso.

- O principal mecanismo de defesa do feto no sofrimento fetal crônico é a centralização – aumento dos fluxos sanguíneos cerebral e cardíaco, em detrimento de outros territórios fetais. A centralização da circulação fetal não se relaciona a acidose ao nascimento e não é indicação, por si só, para resolução da gestação.

- O Doppler de artéria uterina mede o fluxo uteroplacentário e, quando alterado, é sinal preditivo de pré-eclâmpsia e restrição de crescimento fetal.

- A sequência de alterações hemodinâmicas observadas no Doppler em resposta à diminuição na oferta de oxigênio é: anormalidades em artérias umbilicais, na artéria cerebral média e, posteriormente, no ducto venoso. Quanto maior a resistência periférica do território vascular avaliado, menor será a velocidade do fluxo na diástole e maior será o índice de pulsatilidade.

- A alteração no Doppler do ducto venoso traduz melhor o grave comprometimento da vitalidade fetal e a necessidade imediata de interrupção da gestação.

12 PARTO – ESTUDO CLÍNICO E ASSISTÊNCIA

1. (UNIFESP-2024) **Secundigesta, 36 semanas de gestação, foi internada às 18 horas em trabalho de parto prematuro com 5 cm de dilatação cervical. Refere ter feito uso de enoxaparina sódica na dose de 40 mg/dia, durante toda a gestação, por ser portadora de trombofilia hereditária. Última aplicação ocorreu as 8 horas da manhã do mesmo dia. Durante o período expulsivo do parto, às 22 horas, há indicação de cesárea por desacelerações tardias recorrentes. Qual é a técnica anestésica mais indicada?**

A. Peridural.
B. Anestesia geral.
C. Duplo bloqueio (raquianestesia + peridural).
D. Raquianestesia.

2. (UNIFESP-2024) **De acordo com a recém-publicada diretriz nacional de assistência ao parto normal do Ministério da Saúde, qual das alternativas é correta quanto ao manejo do primeiro período do parto em parturientes saudáveis e de risco habitual?**

A. O uso de ocitocina é recomendado para prevenção de atraso no trabalho de parto em mulheres recebendo analgesia peridural.
B. O exame pélvico digital deve ser realizado a cada 2 horas para avaliação da progressão do trabalho de parto.
C. Cardiotocografia deve ser oferecida de rotina na admissão para avaliação do bem-estar fetal.
D. Amniotomia está indicada diante da falha de progressão do primeiro período do parto.

3. (UNIFESP-2024) **Ao realizar toque vaginal em parturiente no período expulsivo, obstetra notou a presença de bossa e de cavalgamento dos ossos do crânio. Esses achados são mais frequentemente encontrados em qual situação?**

A. Desproporção cefalopélvica.
B. Cefálica defletida de 2° grau.
C. Cranioestenose.
D. Assinclitismo posterior.

4. (UFRJ-2024) **Pode-se afirmar que, no mecanismo de parto, o desprendimento do polo cefálico fetal se faz por:**
A. Insinuação e sinclitismo.
B. Flexão e rotação.
C. Extensão e deflexão.
D. Restituição e descida.

5. (HSL-SP-2024) **Primigesta de 41 semanas, sem contrações uterinas, apresenta-se com o seguinte exame cervical: polo cefálico em -3, colo posterior, sem dilatação; apagamento de 50%; amolecido. O índice de Bishop é:**
A. 1, desfavorável à indução com ocitocina.
B. < 6, sendo necessário iniciar o amadurecimento do colo com misoprostol.
C. 0, sendo indicada cesárea.
D. > 6, favorável à indução com ocitocina endovenosa.
E. > 4, desfavorável ao uso de misoprostol para indução do parto.

6. (FMUSP-2023) **Gestante de 29 anos, 4G:3PN:0A, chega ao pronto-socorro obstétrico trazida pelo SAMU em franco trabalho de parto. Não trouxe a carteira de pré-natal, refere data da última menstruação em 18/02/2022. Ao exame clínico, PA 123 x 82 mmHg, FC 84 bpm, altura uterina de 35 cm, batimento cardíaco fetal presente e rítmico. Ao toque vaginal, dilatação total, apresentação cefálica e alta, sendo percebida a variedade de posição representada na figura.**

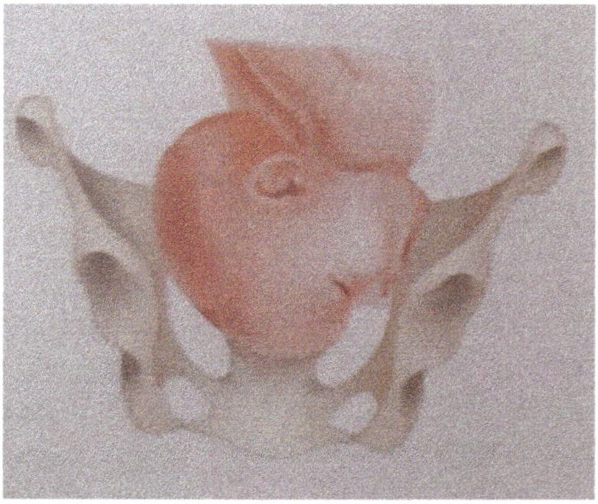

Qual é a referência percebida ao toque que sinaliza dificuldade do parto vaginal?
A. Raiz do nariz.
B. Occipício.

C. Bregma.
D. Mento.

7. (USP-RP-2023) **Primigesta, 20 anos, durante o acompanhamento de pré-natal de risco habitual, elabora e registra institucionalmente o seu plano de parto, pelo qual manifesta expressa vontade, dentre outros aspectos, de ser acompanhada durante seu trabalho de parto e parto tanto por sua esposa como também por uma doula voluntária, capacitada e certificada de sua escolha. A equipe assistencial acolhe o plano de parto e promove esclarecimentos e orientações sobre a viabilidade de cada tópico abordado. Em relação ao caso, qual a orientação mais adequada?**

A. Permitir a permanência de uma acompanhante, com preferência para a esposa.
B. Permitir a permanência simultânea da esposa e da doula.
C. Permitir a permanência de uma acompanhante com alternância entre a esposa e a doula.
D. Permitir a permanência de uma acompanhante, com preferência para a doula.

8. (SUS-SP-2023) **Primípara a termo, com gestação de risco habitual, foi admitida no centro de parto normal com 5 cm de dilatação, 4 contrações de 50" em 10 minutos, bolsa íntegra, apresentação cefálica fletida, em OEA em plano –1 de De Lee. Feto com boa vitalidade e BCF de 144 bpm. Uma hora após a admissão, apresentava-se com toque vaginal sem modificações, comparado ao momento da admissão; feto com boa vitalidade.**
Assinale a alternativa que apresenta a conduta correta nesse caso clínico.

A. Suspender dieta, devido ao risco de distocia funcional e eventual necessidade de cesariana.
B. Realizar amniotomia e instalação de soro com ocitocina, para acelerar a dilatação que, no partograma, aproxima-se da linha de alerta.
C. Manter ausculta fetal intermitente a cada 30 minutos e sugerir à parturiente caminhada e posições verticalizadas.
D. Instalar soro com ocitocina e reavaliar em 1 hora; se não houver progressão da dilatação, indicar cesariana por distocia funcional.
E. Manter ausculta fetal intermitente a cada 1 hora e realizar amniotomia para evitar que a dilatação alcance a linha de ação no partograma.

9. (SUS-SP-2023) **A respeito do período expulsivo do trabalho de parto, assinale a alternativa correta.**

A. O período expulsivo inicia-se quando a parturiente passa a apresentar puxos espontâneos e a apresentação fetal é visível no introito vaginal.

B. As posições verticalizadas apresentam vantagens, tais como: efeito da gravidade; menor compressão da aorta e cava; e maior eficiência da contratilidade uterina.

C. É necessário uso de clorexidina, preparação com campos estéreis e luvas estéreis para assistência ao período expulsivo.

D. Não há evidências de que massagem perineal e compressas mornas reduzam a incidência de lacerações de 3° e 4° graus.

E. A avaliação da frequência cardíaca fetal deve ser realizada a cada 10 minutos, e presença de desacelerações precoces (DIP I) é indicativa de sofrimento fetal.

10. (SCMSP-2023)

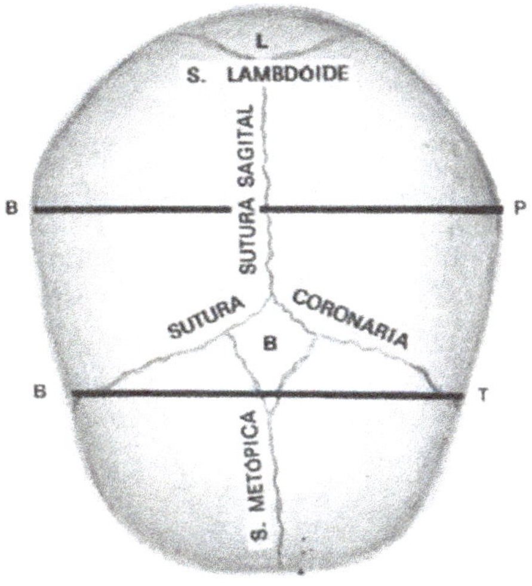

Sabendo que, ao exame de toque, o ponto de referência fetal corresponde à estrutura B na figura acima, assinale a alternativa que apresenta o ponto de referência e a apresentação fetal, respectivamente.

A. Lambda; cefálica fletida.

B. Lambda; cefálica defletida de 1° grau.

C. Bregma; cefálica defletida de 1° grau.

D. Bregma; cefálica defletida de 2° grau.

E. Lambda; cefálica defletida de 2° grau.

11. (IAMSPE-2023) Uma paciente secundigesta, com antecedente de parto por cesariana, com 40 semanas de gestação, encontrava-se em período expulsivo há uma hora. O trabalho de parto foi taquitócico, tendo evoluído em menos de 4 horas. Ao toque, revelou-se o seguinte: dilatação total; bolsa rota; OP em plano +2 de De Lee. Decidiu-se pela aplicação de vácuo-extrator para alívio materno-fetal, mas à locação observou-se subida da apresentação e sangramento uterino moderado. Também cessaram as contrações uterinas. Assinale a alternativa que apresenta, respectivamente, o provável diagnóstico e a conduta a ser adotada nesse caso hipotético.

A. Descolamento de placenta; aplicação do fórcipe de Simpson-Braun.
B. Rotura uterina; parto por cesariana.
C. Descolamento de placenta; manobra de Kristeller.
D. Desproporção cefalopélvica; associação de vácuo-extração à manobra de Kristeller.
E. Rotura uterina; aplicação do fórcipe de Kielland.

12. (HSL-SP-2023) Primigesta, 41 semanas de gestação, pré-natal sem intercorrências, chega ao pronto-socorro com queixa de dor e saída de sangue pela vagina. Ao exame, apresenta PA: 130 × 70 mmHg, altura uterina de 34 cm, BCF: 144 bpm, 4 contrações em 10 minutos. Ao exame vaginal, observa-se apresentação cefálica, bolsa íntegra, colo esvaecido 60%, dilatação cervical de 5 cm, presença de grande quantidade de muco sanguinolento. Nesse momento, deve-se internar a paciente, monitorar vitalidade fetal e:

A. Realizar amniotomia para observar se há hemoâmnio.
B. Orientar a paciente que há alto risco de indicação de cesárea pelo sangramento vaginal.
C. Utilizar métodos de maturação do colo, como misoprostol, por exemplo.
D. Iniciar ocitocina para indução do parto.
E. Iniciar o preenchimento do partograma para aguardar a evolução do parto.

13. (HSL-SP-2023) Secundigesta em trabalho de parto, com 7 cm de dilatação e bolsa rota. Na palpação abdominal, o obstetra encontra o polo cefálico na escavação, apresentação fletida e conclui que se trata de ODT. Considerando a pelve como um relógio, no toque vaginal espera-se observar o lambda às:

A. 9h.
B. 12h.
C. 8h.
D. 3h.
E. 6h.

14. (HSL-SP-2023) **Em relação ao mecanismo de parto, é correto afirmar que:**
A. Na apresentação cefálica fletida, o ponto de referência é o bregma, com o símbolo B.
B. Na apresentação pélvica, a linha de orientação é o dorso e o ponto de referência é o quadril.
C. A descida fetal é mais acelerada na fase de desaceleração da dilatação cervical.
D. A fase latente do parto é representada pela dilatação cervical de 1,2 cm/hora a 1,5 cm/hora.
E. A posição fetal representa a parte fetal que ocupa o estreito superior da pelve materna.

15. (HCPA-2023) **Assinale a assertiva correta sobre episiotomia.**
A. Deve ser realizada de rotina em partos de primigestas.
B. Deve ser evitada em partos instrumentados, pois aumenta o risco de do esfíncter anal.
C. Deve-se dar preferência à técnica mediana.
D. Está indicada se houver necessidade de abreviar o 2º período do parto em casos de condição fetal não tranquilizadora.

16. (USP-RP-2022) **Primigesta, 21 anos, durante o acompanhamento pré-natal de risco habitual, elabora e registra institucionalmente o seu plano de parto, pelo qual manifesta expressa vontade de um parto sem intervenções, incluindo a recusa de: uterotônicos para indução ou estimulação de trabalho de parto, manipulação vaginal desnecessária, amniotomia, analgesia farmacológica, episiotomia. A equipe assistencial acolhe o plano de parto e promove esclarecimentos e orientações sobre a viabilidade de cada tópico abordado. Durante a evolução do trabalho de parto espontâneo a termo, paciente manteve sinais vitais normais, atividade uterina efetiva e vitalidade fetal preservada. Após 6 horas de evolução, com 4 cm de dilatação cervical, ocorre corioamniorrexe espontânea, com saída de líquido amniótico claro e**

com grumos, intensificando a sintomatologia dolorosa às contrações uterinas. Conforme previsto no plano de parto, foram disponibilizados e aplicados métodos não farmacológicos de alívio de dor, porém a parturiente passa a demandar verbalmente analgesia farmacológica devido à não melhora da sintomatologia dolorosa. Qual a melhor conduta para esse caso?

A. Explicar que a analgesia farmacológica será ofertada após maior progressão da dilatação cervical.
B. Condicionar a oferta da analgesia farmacológica à reformulação do plano de parto.
C. Atender à solicitação da parturiente e realizar analgesia farmacológica.
D. Manter a conduta de não intervenção com analgesia farmacológica prevista no plano de parto.

17. (USP-RP-2022) Secundigesta (G2P1C1A0), 32 anos, com 39 semanas de gestação, interna na fase ativa do trabalho de parto espontâneo. Relata cesárea prévia, há 3 anos, por "parada de dilatação", cujo recém-nascido pesou 3750 gramas. Exame físico geral normal, altura uterina 34 cm. A monitorização intraparto está demonstrada [a seguir] (Figura 1), assim como a evolução do trabalho de parto, até às 14h (Figura 2). De acordo com o Programa de Humanização do Parto do Ministério da Saúde do Brasil, qual seria a conduta para essa parturiente?

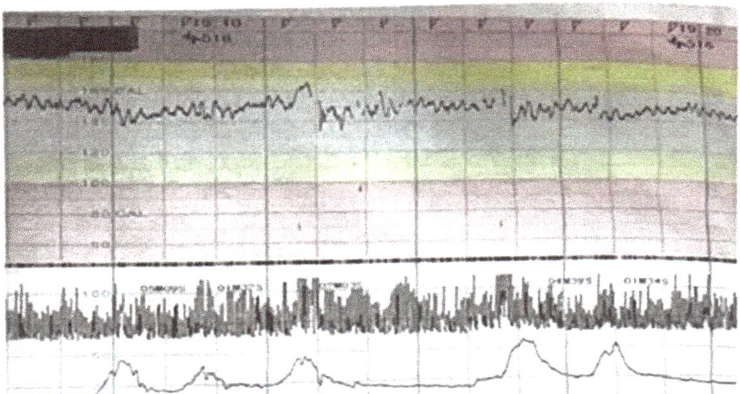
Figura 1. Cardiotocografia intraparto obtida às 14 horas.

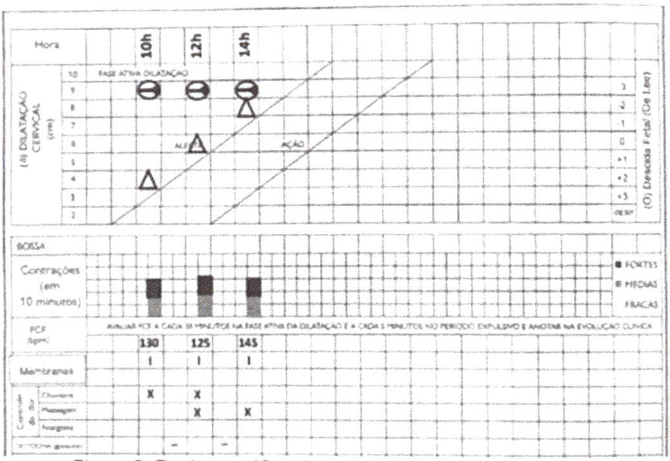

Figura 2. Registro gráfico da evolução do trabalho de parto.

A. Evitar uso de analgesia farmacológica de parto.
B. Indicar resolução da gestação por parto cesárea.
C. Prescrever infusão endovenosa de ocitocina.
D. Manter assistência obstétrica habitual.

18. (FMUSP-2022) Primigesta de 25 anos de idade, 39 semanas de gestação, está em trabalho de parto há 10 horas. A analgesia peridural foi instalada há 6 horas. No momento, 8 cm de dilatação do colo uterino, inalterado há 2 horas. Dinâmica uterina com 5 contrações fortes em 10 minutos. Cardiotocografia com BCF de 140 bpm, variabilidade diminuída, sem acelerações transitórias nem desacelerações. Na inspeção, observa-se a figura a seguir. Qual é a conduta obstétrica?

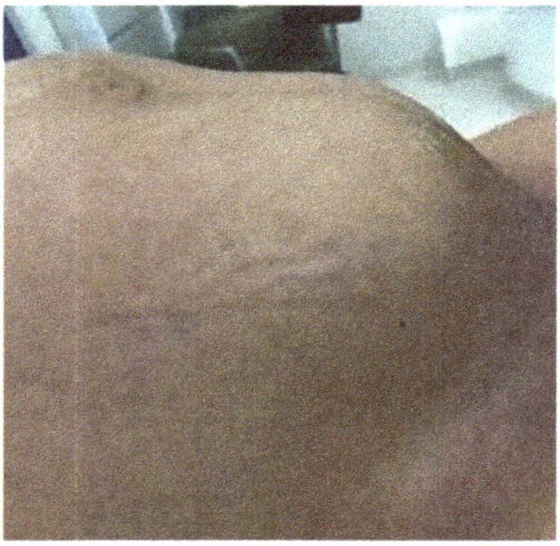

A. Sondagem vesical.
B. Ocitocina endovenosa.
C. Complementar analgesia.
D. Cesárea imediata.

19. (FMUSP-2022) **Parturiente de 38 anos de idade, secundigesta com um parto normal há 10 anos, 39 semanas e 2 dias de gestação, encontra-se em trabalho de parto há 5 horas, com analgesia de parto há uma hora. Refere pré-natal sem intercorrências. Última ultrassonografia obstétrica foi com 35 semanas de gestação, com feto único em apresentação cefálica, dorso à esquerda, peso fetal estimado de 3180 g (percentil 95 de Hadlock), placenta fúndica e índice de líquido amniótico de 18. No momento do parto, observa-se a seguinte situação:**

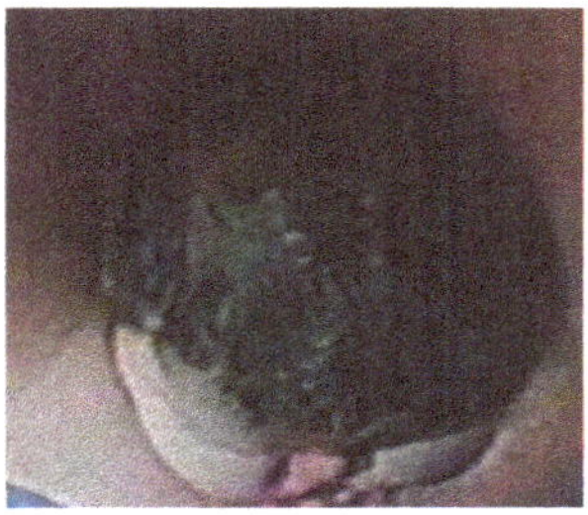

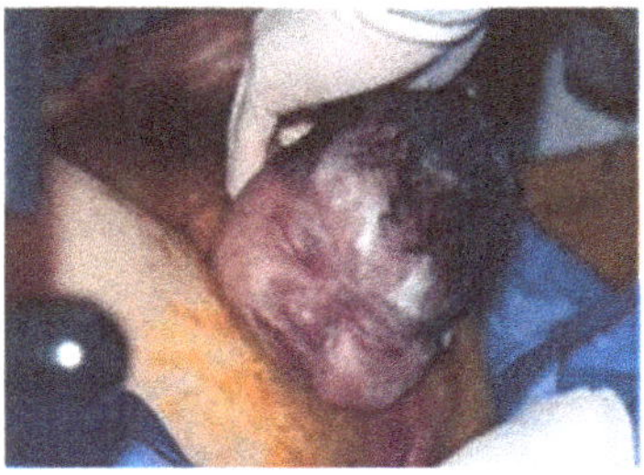

Qual é a primeira manobra obstétrica que deve ser realizada nesse momento?
A. Anteriorizar o dorso fetal.
B. Fraturar a clavícula fetal.
C. Hiperfletir as coxas da parturiente.
D. Realizar manobra de Zavanelli.

20. (UNIFESP-2022) **Primigesta de termo encontra-se no período expulsivo há uma hora, a variedade de posição é OEA, no plano +3 de De Lee, quando é detectado líquido meconial +++/4. Cardiotocografia: desacelerações tardias em mais de 50% das contrações. Qual é a melhor conduta?**
A. Aumentar o fluxo de ocitocina e estimular puxos prolongados.
B. Aguardar o delivramento espontâneo, mantendo a vigilância do bem-estar fetal.
C. Cesárea imediata.
D. Uso imediato do vácuo extrator ou fórcipe.

21. (UNICAMP-2022) Mulher, 34a, G4P1C1A2, idade gestacional de 38 semanas e 6 dias, procura atendimento por início de contrações ontem e piora da dor hoje. Nega perdas vaginais e sangramento. Refere boa movimentação fetal. Sem comorbidades. Exame obstétrico: dinâmica uterina = 2 contrações fracas de 30 segundos em 10 minutos, altura uterina = 38 cm, BCF = 146 bpm, cefálico. Toque vaginal = colo dilatado 1 polpa, grosso, posterior. Cardiotocografia:

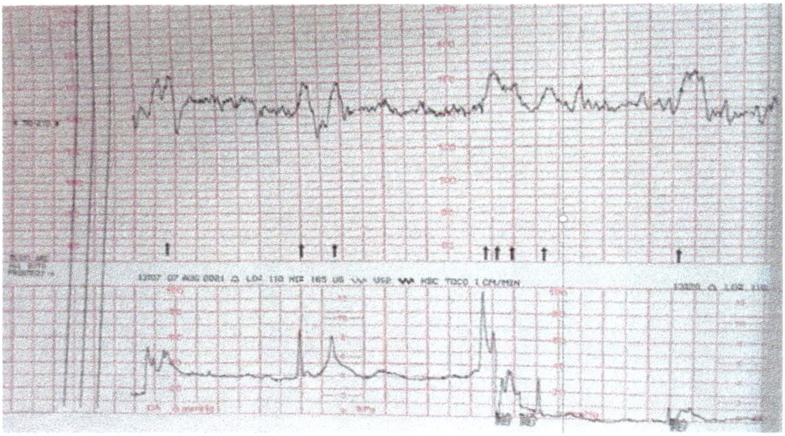

A CONDUTA É:

A. Internar para indução de parto.
B. Internar para cesárea.
C. Dar alta com orientações sobre o trabalho de parto.
D. Dar alta e indicar cardiotocografia a cada 3 dias.

22. (UFRJ-2022) O conhecimento da fisiologia do secundamento possibilita considerar a placenta retida, quando o terceiro período não se completou, nas situações em que após o parto fetal se passam, em minutos:

A. 10.
B. 30.
C. 20.
D. 40.

23. (UFRJ-2022) Primípara, IG = 39 semanas, está há 12 horas em trabalho de parto. Exame obstétrico: 5 metrossístoles em 10 minutos, com duração de 50 segundos; BCF = 130 bpm; situação longitudinal, apresentação cefálica alta, plano –2 de De Lee; colo 100% apagado e dilatado em 10 cm; bolsa rota, líquido tinto de mecônio. Refere estar com muita dor e à palpação abdominal observam-se os ligamentos redondos retesados, representando o sinal de:

A. Frommel.
B. Bandl.
C. Clark.
D. Kluge.

24. (UFRJ-2022) Durante um trabalho de parto, ao analisar a estática fetal, o obstetra constatou, ao toque, a seguinte situação:
Pode-se afirmar que se trata de:

A. Assinclitismo posterior.
B. Assinclitismo anterior.
C. Sinclitismo.
D. Insinuação de De Lee.

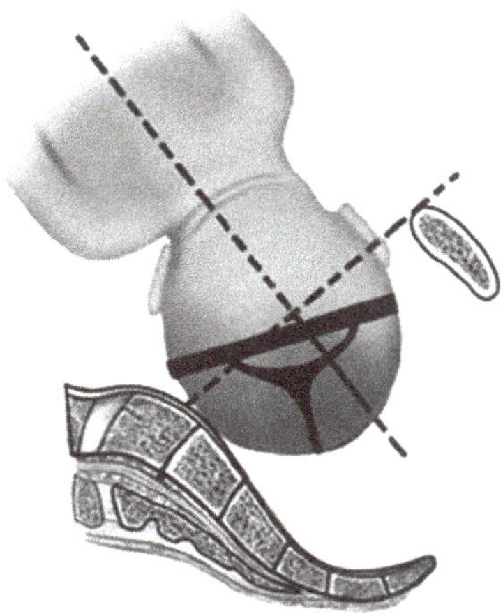

25. (SCMSP-2022) Uma primípara de 39 semanas e seis dias encontra-se no segundo período do trabalho de parto há três horas e meia. Ao exame físico, dinâmica uterina presente, cinco contrações de 50 segundos em 10 minutos e BCF de 72 batimentos por minuto sustentado. Toque vaginal com dilatação cervical de 10 cm, bolsa rota, apresentação cefálica em plano +2 de De Lee e variedade de posição OET. Com base nesse caso hipotético, assinale a alternativa que apresenta a conduta adequada.

A. Fórceps de Simpson.
B. Fórceps de Piper.
C. Fórceps de Kielland.
D. Manobra de Zavanelli.
E. Manobra de Woods reversa.

26. (HSL-SP-2022) Durante o trabalho de parto, o médico identifica a necessidade de realizar anestesia por bloqueio de pudendo. Para aplicar o anestésico, ele deve palpar

A. A eminência iliopectínica.
B. A borda lateral do forame obturatório.
C. A espinha isquiática.
D. O ligamento cardinal.
E. O ligamento sacroespinhal.

27. (HIAE-2022) Parturiente de 38 semanas, secundigesta com 1 cesárea anterior, apresenta 2 contrações em 10 minutos, colo medianizado, bolsa rota há 2 horas e 5 cm de dilatação há 1 hora. A equipe decide introduzir ocitocina endovenosa em dose baixa. Após uma hora, a paciente refere dor intensa, 5 contrações longas em 10 minutos, batimentos cardíacos fetais de 160 por minuto, dilatação de 7 cm e distensão da região segmentar do útero, que apresenta forma de ampulheta. Neste momento, está indicado interromper imediatamente a ocitocina:

A. E realizar cesárea por desproporção cefalopélvica.
B. E realizar cesárea por rotura uterina instalada.
C. Pelo risco iminente de rotura uterina.
D. E indicar analgesia de parto para corrigir a distocia funcional.

28. (ENARE-2022) O partograma é um gráfico no qual são anotadas a progressão do trabalho de parto e as condições materno-fetais. Analise o seguinte partograma e assinale a alternativa correspondente com o padrão encontrado:

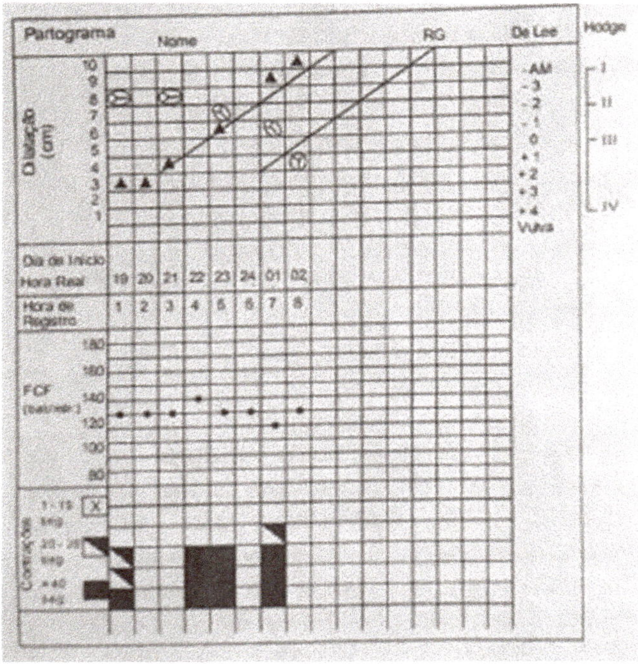

A. Fase ativa prolongada.
B. Parada secundária da descida.
C. Desproporção cefalopélvica.
D. Distocia funcional.
E. Trabalho de parto fisiológico.

29. (ENARE-2022) O fórcipe pode ser classificado, quanto à aplicação, de acordo com o nível de descida e a variedade de posição da apresentação fetal. Durante o período expulsivo prolongado do trabalho de parto, constata-se feto em variedade de posição OET e apresentação no plano +3 de De Lee. O fórcipe idealmente empregado para resolução desse parto é:

A. Kielland.
B. Simpson.
C. Piper.

D. Barton.
E. Elliot.

30. (AMRIGS-2022) **Parto precipitado, ou taquitócico, está relacionado com:**
A. Uma dilatação ativa entre 4 e 6 horas em primigestantes.
B. Uma curva de dilatação que se distancia para a direita na linha de alerta do partograma.
C. Distocia diagnosticada, frequentemente, de maneira antecipada.
D. Maiores riscos de hemorragia puerperal, tanto por atonia uterina quanto por lacerações de trajeto, e sofrimento fetal agudo.

31. (HCPA-2022) **Primigesta de 28 anos, com gestação de 39 semanas de feto único (risco habitual), procurou o centro obstétrico por terem iniciado as contrações há 4 horas. À admissão, negou perda líquida ou sangramento e referiu boa movimentação fetal. Ao exame, foram constatados sinais vitais estáveis. O exame obstétrico revelou altura uterina de 35 cm, 2 contrações irregulares a cada 10 minutos, com duração de 20 segundos, batimentos cardiofetais de 140 bpm com acelerações transitórias e colo uterino de espessura média, 80% apagado e com dilatação de 2 cm. Diante desse quadro, pode-se afirmar que a paciente:**
A. Encontra-se no primeiro período do parto.
B. Encontra-se na fase ativa do trabalho de parto.
C. Deve receber infusão de ocitocina em bomba para correção da dinâmica uterina.
D. Deve realizar cardiotocografia para avaliação do bem-estar fetal.

32. (USP-RP-2021) **Secundigesta (1 parto vaginal prévio), com 39 semanas, chega para avaliação em trabalho de parto na fase ativa da dilatação. O toque vaginal revela colo centrado, curto, dilatado 7 cm, feto em ODP (occipito-direita-posterior), em –1, bolsa íntegra. Escolha a alternativa que contém tempos do mecanismo de parto mais provável, nesse caso.**
A. Rotação interna de 135 graus no sentido horário, hipomóclio por deflexão e rotação externa anti-horária.
B. Rotação interna de 225 graus no sentido anti-horário, hipomóclio em deflexão e rotação externa horária.

C. Insinuação por flexão, rotação interna de 45 graus no sentido anti-horário e hipomóclio por deflexão.
D. Insinuação por assinclitismo, rotação interna de 135 graus no sentido horário e hipomóclio em flexão.

33. (UNIFESP-2021) **Gestante de 40 semanas deu à luz seu segundo filho. Passados 40 minutos do parto vaginal, a dequitação ainda não ocorreu. A melhor conduta neste momento é realizar:**
A. Anticoagulação profilática e curagem uterina.
B. Tração vigorosa do cordão e infusão de ocitocina.
C. Anestesia por bloqueio espinhal e extração manual da placenta.
D. Conduta expectante até pelo menos 1 hora do nascimento.

34. (UFRJ-2021) **Na estática fetal, a variedade de posição se define como a relação dos pontos de referência maternos e fetais. Dentre os pontos fetais, o que representa a apresentação cefálica fletida é:**
A. Glabela.
B. Lambda.
C. Bregma.
D. Mento.

35. (UFRJ-2021) **Em período expulsivo prolongado de uma primípara a termo, optou-se pela aplicação de fórceps. Exame obstétrico: apresentação cefálica, em assinclitismo, variedade de posição occipito-esquerda-transversa e plano +1 de De Lee. Pode-se afirmar que o fórceps a ser utilizado neste parto é:**
A. Simpson.
B. Kielland.
C. Piper.
D. Barton.

36. (SURCE-2021) **Primigesta a termo comparece à emergência da maternidade referindo cólicas e perda de catarro com sangue. Ao exame obstétrico, apresentava 2 contrações uterinas em 10 minutos, feto com cabeça ocupando a escavação pélvica, fixa à mobilização, foco de ausculta principal em quadrante inferior direito a 155 batimentos cardiofetais, colo uterino 50% apagado, em centralização, consistência intermediária, 3 cm de**

dilatação, apresentação no plano -2 De Lee. Sobre esse caso, é correto afirmar que:

A. O feto se encontra em situação longitudinal e posição à direita.

B. A paciente se encontra em trabalho de parto ativo e o partograma deverá ser aberto.

C. A apresentação está insinuada, o que infere em bom prognóstico para o parto vaginal.

D. A variedade de posição fetal será determinada quando houver dilatação cervical mais avançada.

37. (SURCE-2021) **Primigesta de 17 anos, IG 40 semanas, pré-natal sem intercorrências, comparece à emergência em trabalho de parto ativo, sendo admitida para assistência hospitalar. Encontra-se ansiosa e refere não ter sido orientada sobre o processo do nascimento durante o pré-natal. De acordo com as boas práticas na assistência ao parto, indique, dentre as opções abaixo, qual recomendação pode ser repassada à essa paciente no momento da admissão.**

A. Evita-se a indicação de analgesia peridural em fases iniciais de trabalho de parto, mesmo sob a solicitação da mulher.

B. As posições verticalizadas devem ser estimuladas durante todo o trabalho de parto, conforme o desejo e conforto da mulher, mas devem ser evitadas durante o período expulsivo.

C. Conforme recomendações mais recentes, lavagem intestinal, episiotomia e tricotomia genital e perineal devem ser realizadas de rotina, desde que previamente comunicadas e permitidas pela mulher.

D. O exame de toque vaginal para avaliar a progressão da dilatação cervical deverá ser realizado em intervalos mínimos de 2 a 4 horas, evitando-se praticá-lo com muita frequência, exceto se houver alguma preocupação com a evolução rápida do parto ou em resposta aos desejos da mulher.

38. (HSL-SP-2021) **Considere o traçado de partograma mostrado na imagem a seguir.**

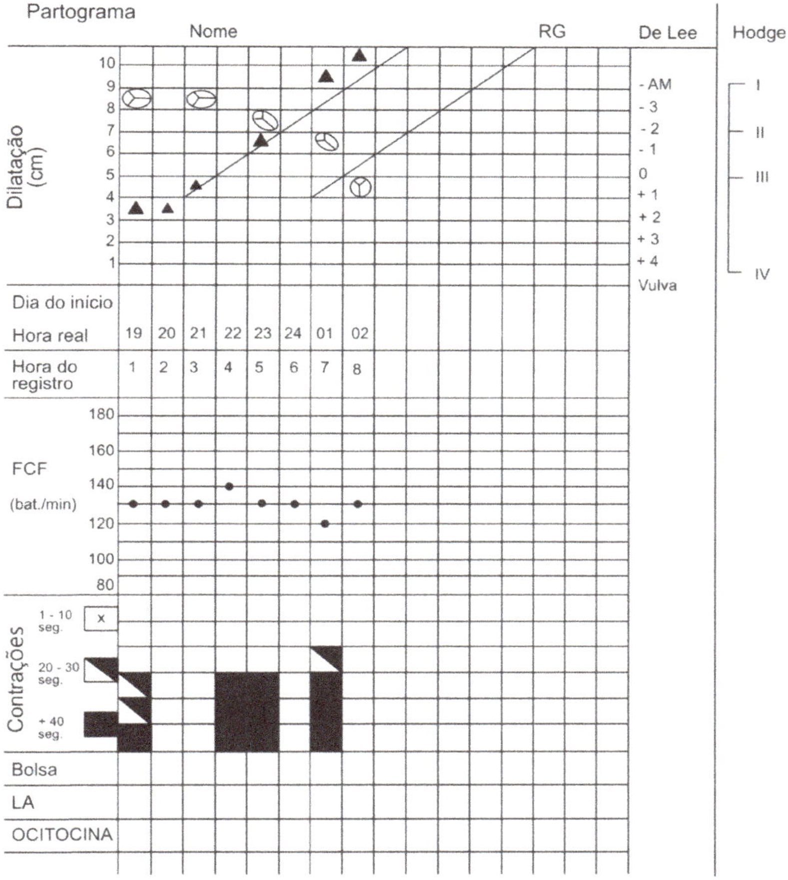

Nesse caso:

A. A linha de batimento cardíaco fetal mostra que o feto não está bem oxigenado.
B. A linha de alerta é a segunda linha oblíqua, que se encontra mais à direita.
C. Observa-se desproporção cefalopélvica com possível formação de bossa no recém-nascido.
D. Os triângulos representam a dilatação cervical, que ocorreu de forma progressiva e fisiológica.
E. O partograma mostra contrações uterinas fracas e irregulares.

39. (PSU-MG-2021) **Paciente primigesta, gestação de 39 semanas, concepto adequado para a idade gestacional e pré-natal sem intercorrências. No seu plano de parto, a gestante solicita o uso de analgesia farmacológica para alívio da dor. Foi admitida às 6h no**

centro obstétrico em fase ativa do trabalho de parto, colo 90% apagado, com dilatação de 3 cm e duas contrações de 30 segundos cada em 10 minutos. Inicia-se a construção do partograma, apresentação cefálica, bolsa íntegra, 140 bpm (batimento cardíaco fetal), plano de De Lee -3. Às 11h, estava com colo fino, central, dilatado 6 cm, apresentação fetal no plano zero de De Lee. Durante o toque, houve ruptura espontânea das membranas com saída de líquido amniótico claro. Traçado cardiotocográfico com padrão fetal tranquilizador. Parturiente solicita analgesia. Às 13h, dilatação de 7 cm, polo fetal no plano +1 de De Lee, quando recebeu analgesia. Às 15h apresentava 8 cm de dilatação, polo cefálico no plano +1 de De Lee. Qual o diagnóstico desse caso?

A. Parada secundária da descida.
B. Parada secundária da dilatação.
C. Fase ativa prolongada.
D. Fase ativa normal.

40. (IAMSPE-2021) **Uma gestante de quarenta anos de idade, secundigesta, com antecedente de miomectomia há cinco anos, sem acompanhamento pré-natal prévio e com altura uterina de 42 cm, deu entrada no pronto-socorro da maternidade. Encontrava-se em trabalho de parto normal, com bolsa rota e contrações uterinas frequentes e intensas, caracterizando parto taquitócico. Houve rápida progressão até a dilatação total, quando se observou sangramento vaginal moderado, sem descida da apresentação. Com base nesse caso hipotético, assinale a alternativa que apresenta, correta e respectivamente, o diagnóstico mais provável e a conduta a ser adotada.**

A. Desproporção cefalopélvica e parto vaginal por vácuo-extração.
B. Descolamento prematuro de placenta e parto a fórcipe de Simpson-Braun.
C. Rotura uterina e parto a fórcipe de Simpson-Braun.
D. Rotura do seio marginal e parto cesáreo emergencial.
E. Rotura uterina e parto cesáreo emergencial.

41. (SCMSP-2021) **Uma parturiente (G3PC1A1), com idade gestacional de 39 semanas e 3 dias e gestação de risco habitual, na admissão, refere trabalho de parto de início espontâneo. Apresenta, ao exame físico, altura uterina de 41 cm, dinâmica uterina de**

quatro contrações de 35″ em 10′ e batimentos cardiofetais de 148 bpm. O toque vaginal: colo posteriorizado, esvaecido 60%, dilatado 4 cm, bolsa íntegra e apresentação cefálica. Durante a evolução do trabalho de parto, detectou-se taquissistolia (6 contrações de 50″ em 10′), bradicardia fetal e intensa hemorragia vaginal. A paciente foi imediatamente encaminhada para sala cirúrgica para cesariana de emergência. Após a anestesia geral e com a paciente aguardando a antissepsia abdominal, o que se viu foi a imagem mostrada a seguir [ao lado].

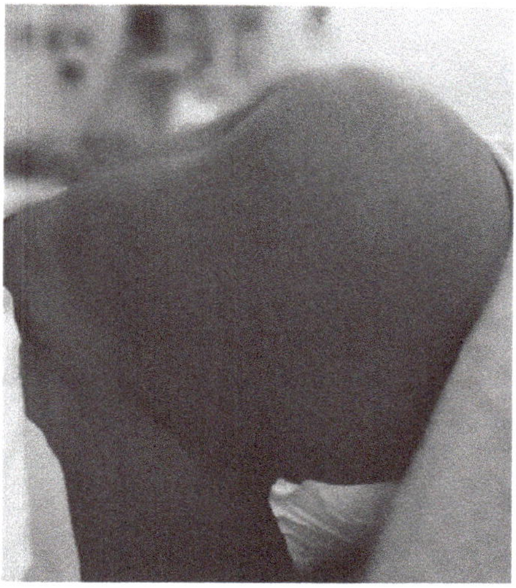

Com base nesse caso hipotético, é correto afirmar que o diagnóstico é o de:

A. Rotura de vasa prévia.
B. Rotura de seio marginal.
C. Descolamento prematuro de placenta.
D. Rotura uterina.
E. Placenta prévia.

42. (SCMSP-2021) Uma primigesta, com 40 semanas e 4 dias de gestação, encontra-se analgesiada, em período expulsivo há 3 horas. Passou, então, a apresentar bradicardia fetal persistente, com BCF de 65 bpm há 4 minutos. Ao exame físico, altura uterina: 34 cm e dinâmica uterina: 4 contrações de 35″ em 10′. Ao toque vaginal, colo com dilatação total. Bolsa rota. Apresentação cefálica fletida, sem assinclitismo, em +2 de De Lee e variedade de posição OEA. Nessa situação hipotética, a conduta será fórceps de:

A. Simpson, com rotação de 45° no sentido horário.
B. Simpson, com rotação de 45° no sentido anti-horário.
C. Kielland, com rotação de 90° no sentido horário.
D. Kielland, com rotação de 90° no sentido anti-horário.
E. Kielland, sem rotação.

43. (SCMSP-2021) **Assinale a alternativa que apresenta, correta e respectivamente, a variedade de posição fetal, o ponto de referência fetal, o diâmetro de insinuação e seu diâmetro em centímetros.**

A. Apresentação cefálica defletida de 1° grau, bregma e diâmetro occipito-frontal com 12 cm.

B. Apresentação cefálica defletida de 2° grau, naso e diâmetro occipito-mentoniano com 12 cm.

C. Apresentação cefálica defletida de 3° grau, mento e diâmetro suboccipito-mentoniano com 9,5 cm.

D. Apresentação cefálica fletida, occipício e diâmetro occipito-bregmático com 9,5 cm.

E. Apresentação cefálica fletida, occipício e diâmetro suboccipito-bregmático com 12 cm.

O caso seguinte se refere às questões 44 e 45

Primigesta, 21 anos de idade, está com 38 semanas de gestação e iniciou trabalho de parto espontâneo. O partograma e a cardiotocografia estão apresentados a seguir.

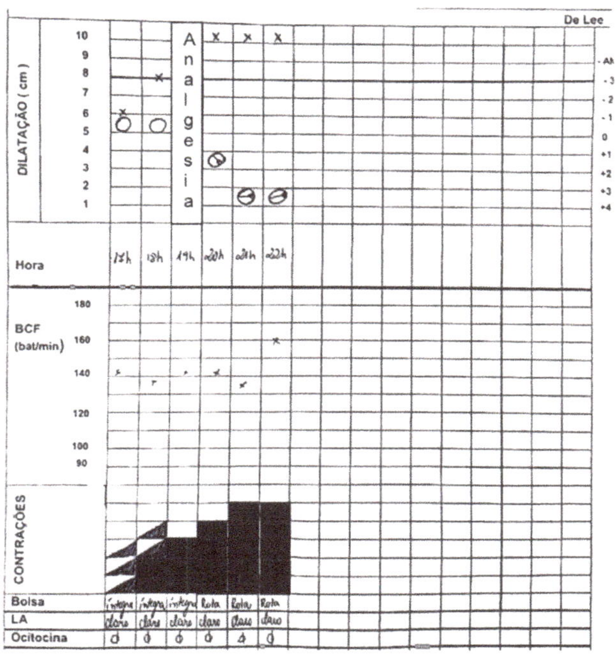

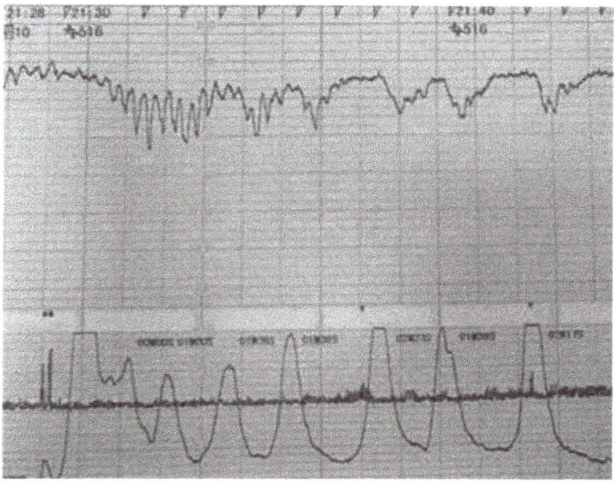

44. (FMUSP-2021) **A fisiopatologia do traçado da cardiotocografia apresentado inclui:**

A. Compressão funicular.

B. Compressão do polo cefálico.

C. Bloqueio atrioventricular fetal.

D. Acidemia fetal.

45. (FMUSP-2021) **Qual é o método indicado para ultimação do parto?**

A. Abreviação com vácuo extrator.

B. Cesárea segmentar transversa.

C. Aguardar parto espontâneo.

D. Rotação com fórcipe Kielland.

46. (FMUSP-2021) **Com base nas novas orientações de cuidados no parto, o que se pode dizer a respeito da indicação do procedimento ilustrado na figura a seguir?**

A. É praticado se houver risco de lacerações graves.

B. Trata-se de um procedimento proscrito.

C. Está reservado para primigestas.

D. É indicado apenas em partos instrumentalizados.

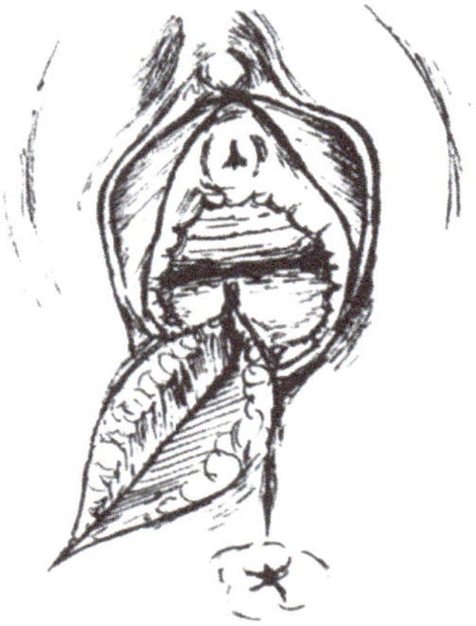

47. (AMRIGS-2021) Durante o trabalho de parto, o preceptor faz um toque vaginal na paciente e diz ao residente que o feto está em OET. Essa nomenclatura obstétrica permite descrever as relações entre o feto e a gestante e, nesse caso, a letra T faz referência à:

A. Apresentação fetal.
B. Posição fetal.
C. Situação fetal.
D. Variedade de posição fetal.

48. (AMRIGS-2021) Durante o trabalho de parto, a apresentação fetal refere-se à região fetal que ocupa a área do estreito superior e nela vai se insinuar. Relacione a coluna 1 à coluna 2, associando as apresentações aos seus respectivos nomes.

Coluna 1

1. Apresentação pélvica.
2. Apresentação cefálica fletida.
3. Apresentação cefálica defletida.
4. Apresentação córmica.

Coluna 2

( ) 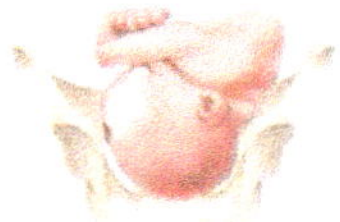

( ) 

( ) 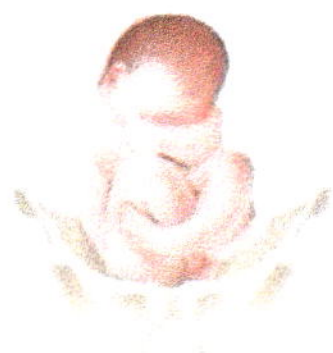

( ) 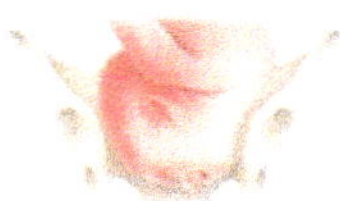

A ordem correta de preenchimento dos parênteses, de cima para baixo, é:

A. 2 – 1 – 4 – 3.
B. 3 – 4 – 1 – 2.
C. 3 – 1 – 4 – 2.
D. 2 – 4 – 1 – 3.

49. (PUCRS-2021) Primigesta, 22 anos, em fase ativa de trabalho de parto há 6 horas, bolsa rota há 2 horas, apresenta-se com dilatação completa, plano +3 de De Lee, feto cefálico em occipitopúbica. A frequência cardíaca fetal encontra-se em 80 bpm de forma sustentada, caracterizando sofrimento fetal. A conduta correta, neste momento, após orientar a paciente, é realizar:

A. Cesariana de urgência, sem sondagem vesical de alívio e anestesia peridural.
B. Episiotomia médio-lateral, sondagem vesical de alívio e aplicar fórcipe de Simpson.
C. Episiotomia médio-lateral, sondagem vesical de alívio e aplicar fórcipe de Piper.
D. Cesariana de urgência, com sondagem vesical de demora e anestesia raquidiana.

50. (HCPA-2021) Analise a variedade de posição da apresentação fetal reproduzida na figura.

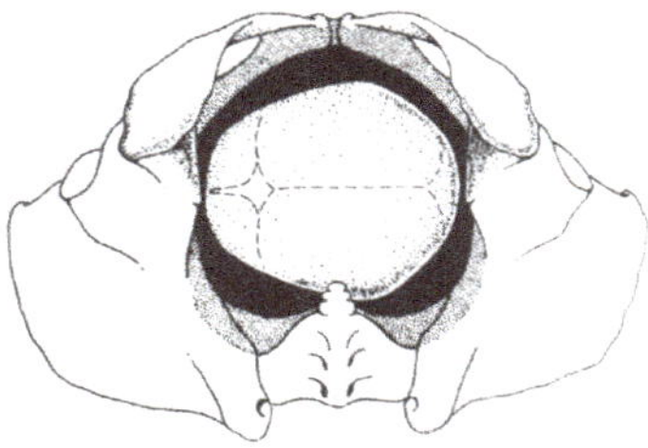

Que fórceps, dentre os abaixo, está indicado?

A) 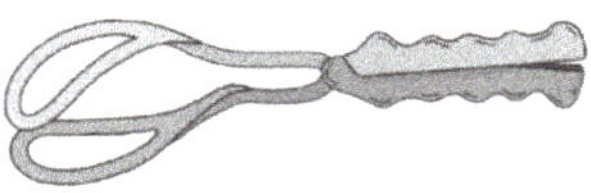

B) 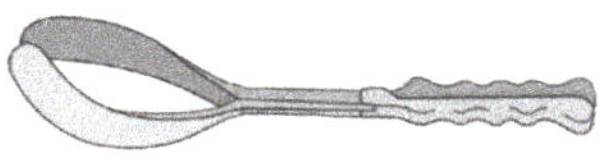

C) 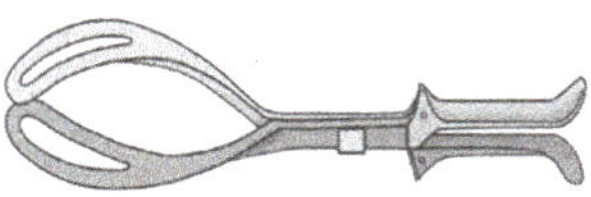

D) 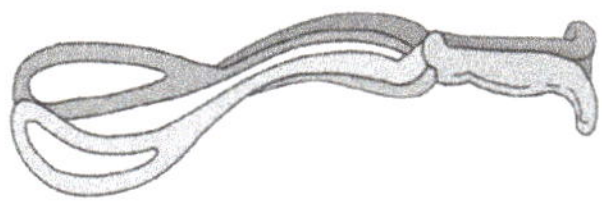

51. (SUS-SP-2020) **Está correta a apresentação fetal e o respectivo ponto de referência:**

A. Cefálica fletida – naso.
B. Cefálica defletida de segundo grau – mento.
C. Cefálica defletida de terceiro grau – glabela.
D. Cefálica defletida de primeiro grau – bregma.
E. Córmica – crista sacrococcígea.

52. (SURCE-2020) **Paciente primigesta, com gestação a termo, procura atendimento em hospital de nível secundário apresentando quadro de dor em baixo-ventre rítmica e perda de tampão mucoso. O exame admissional evidencia dilatação do colo uterino de 6,0 cm, concepto em apresentação cefálica, frequência cardíaca fetal de 148 bpm e pressão arterial de 120 x 70 mmHg. Nega doenças crônicas, uso de medicações ou alergias conhecidas. Para garantir atendimento humanizado durante o trabalho de parto, deve ser oferecido:**

A. Puxos orientados, amniotomia precoce, enteroclisma e delivramento ativo.
B. Acompanhante de livre escolha, alimentação leve, tricotomia pubiana e verticalização.
C. Enteroclisma, estimular deambulação, métodos não farmacológicos para alívio da dor e toques vaginais 4/4 horas.
D. Bloqueio combinado raqui/peridural, posição materna de livre escolha, acompanhante de livre escolha e agentes uterotônicos no pós-parto.

53. (UNIFESP-2020) **Parturiente de risco habitual, 26 anos de idade, 38 semanas completas de gestação, em trabalho de parto espontâneo e sem bloqueio neuraxial. A frequência cardíaca fetal antes, durante e após as contrações uterinas é de 136 batimentos por minuto. Paciente encontra-se em período expulsivo há 4 (quatro) horas, a apresentação é cefálica em OP e plano +3 de De Lee. O diagnóstico mais provável e a conduta mais adequada são, respectivamente:**

A. Período expulsivo prolongado; parto vaginal operatório.
B. Período expulsivo adequado; continuação do período expulsivo.
C. Período expulsivo prolongado; cesárea.
D. Desproporção cefalopélvica absoluta; cesárea.
E. Desproporção cefalopélvica absoluta; parto vaginal operatório.

54. (HIAE-2020) **Durante o parto vaginal de feto macrossômico, o obstetra pede consentimento da parturiente para realizar episiotomia médio-lateral direita, caso seja necessário, e é autorizado. Assim, se decidir realizar esse procedimento, deverá fazê-lo:**

A. Imediatamente antes do desprendimento dos ombros, seccionado o introito vaginal.

B. Durante a distensão perineal, na linha média, seccionado o músculo levantador do ânus.

C. Imediatamente antes da inserção do fórceps de Simpson, seccionado o introito vaginal.

D. Quando o polo cefálico atinge a posição +2, em ângulo de 45° com a linha média.

E. No momento em que o polo cefálico distende o períneo, em ângulo de 60° da linha média.

55. (FMUSP-2020) **O partograma abaixo caracteriza:**

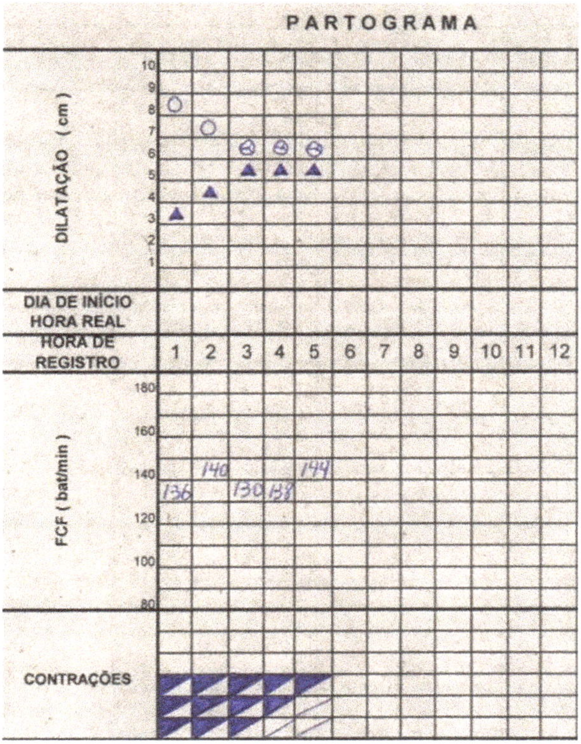

A. Fase de latência.
B. Vício pélvico.
C. Distocia funcional.
D. Expulsivo prolongado.

56. (AMRIGS-2020) **Em relação ao partograma, analise as assertivas abaixo.**

I. Permite corrigir os partos disfuncionais de forma precoce.
II. Facilita o diagnóstico de estado fetal não tranquilizador.
III. Quando uma avaliação no gráfico estiver localizada entre a linha de alerta e a de ação, a terapêutica correta é a indicação de cesariana.

Quais estão corretas?

A. Apenas I.
B. Apenas II.
C. Apenas III.
D. I, II e III.

57. (UNICAMP-2020) **Mulher, 25a, G2P1C0A0, com idade gestacional de 39 semanas, procura o pronto atendimento com queixa de contrações. Exame obstétrico à admissão: altura uterina de 39 cm, batimentos cardíacos fetais = 144 bpm e dinâmica uterina: 3 contrações de moderada intensidade e duração média de 45 segundos em 10 minutos. A evolução do trabalho de parto está representada no partograma:**

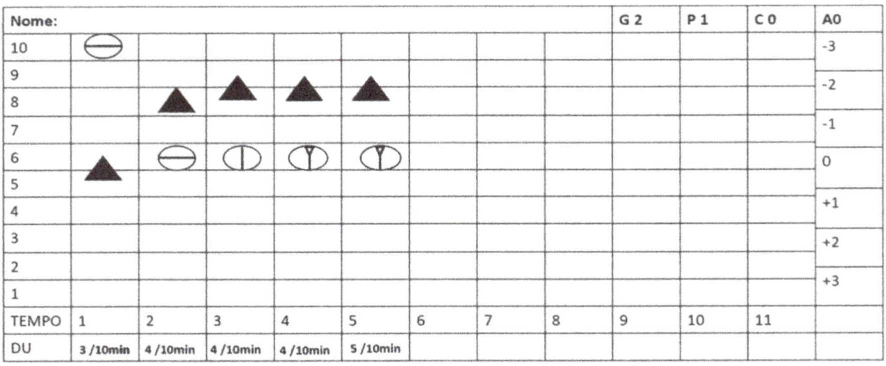

DU= dinâmica uterina (número de contrações/10 minutos)

O DIAGNÓSTICO É:

A. Distocia de rotação.
B. Parto eutócico.
C. Período expulsivo prolongado.
D. Desproporção cefalopélvica.

58. (PUCRS-2020) **Com relação à assistência ao parto, afirma-se:**

I. Durante o trabalho de parto, é permitida a ingestão de pequenas quantidades de líquidos claros por grávidas de baixo risco.
II. Na evolução normal do trabalho de parto, a curva de dilatação cervical se processa à esquerda da linha de ação do partograma.
III. É recomendado toque vaginal a cada 1 hora na fase ativa do trabalho de parto, sob rigorosa assepsia e antissepsia vulvoperineal, para o reconhecimento precoce do parto disfuncional.

Estão corretas as afirmativas:

A. I e II, apenas.
B. I e III, apenas.
C. II e III, apenas.
D. I, II e III.

59. (HCPA-2020) **O médico que está realizando um parto diagnostica uma distocia de ombro. Após solicitar ajuda, a primeira manobra que ele deve realizar está representada na figura:**

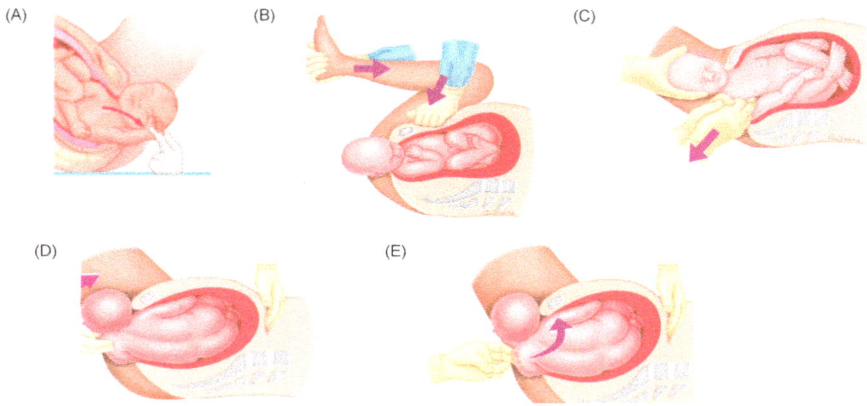

A. A.
B. B.
C. C.
D. D.
E. E.

60. (PSU-MG-2020) Gestante, 22 anos, G2P0A1, idade gestacional 39 semanas, é admitida para assistência ao trabalho de parto. Na hora de registro 8 do partograma, a equipe assistencial reavalia a gestante e faz o seguinte registro conforme figura abaixo. Assinale a alternativa que apresenta a conduta MAIS ADEQUADA e sua justificativa CORRETA.

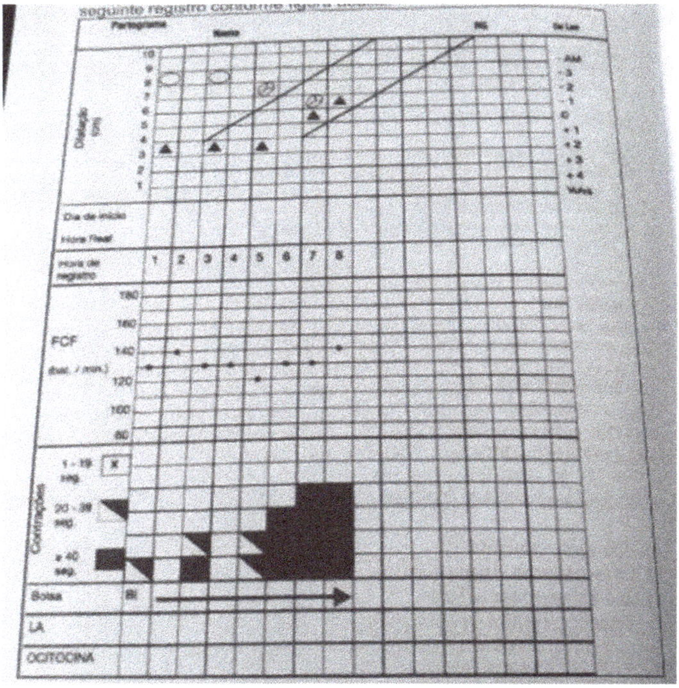

A. Acompanhamento habitual, pois o diagnóstico é de trabalho de parto eutócico.
B. Deambulação materna, pois o diagnóstico é de parada secundária de descida.
C. Operação cesariana, pois o diagnóstico é de desproporção cefalopélvica.
D. Prescrição de ocitocina, pois o diagnóstico é de parada secundária de dilatação.

61. (FMUSP-2019) **Em uma paciente sem doenças, submetida a parto vaginal de termo, 10 minutos após o nascimento, não ocorreu a dequitação. Qual é a conduta indicada para o caso?**

A. Aguardar pelo menos mais 20 minutos para manobras.
B. Extração manual da placenta com antibioticoprofilaxia.
C. Administração de derivados do ergot intramuscular.
D. Laparotomia por suspeita de acretismo placentário.

62. (FMUSP-2019) **Qual é a referência anatômica utilizada para realizar o procedimento anestésico representado na figura abaixo?**

A. Sínfise púbica.
B. Linha íleo pectínea.
C. Espinha isquiática.
D. Forame obturatório.

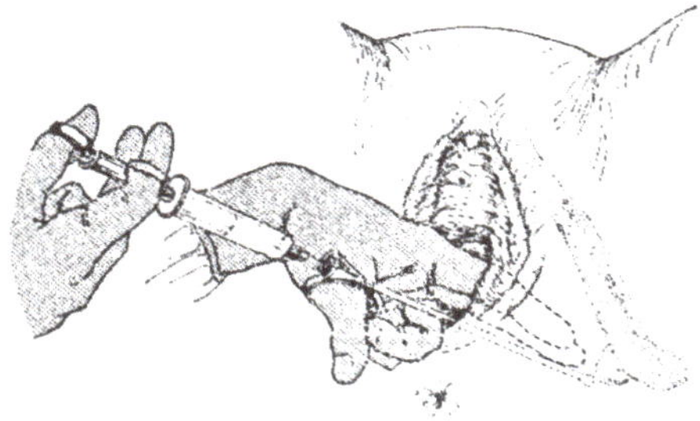

63. (UNIFESP-2019) **Primigesta, 41 semanas, foi submetida a preparo de colo e indução do parto. Analise o partograma apresentado na figura. Nesse caso, as características importantes do partograma, para o prognóstico de sucesso do parto por via vaginal, são:**

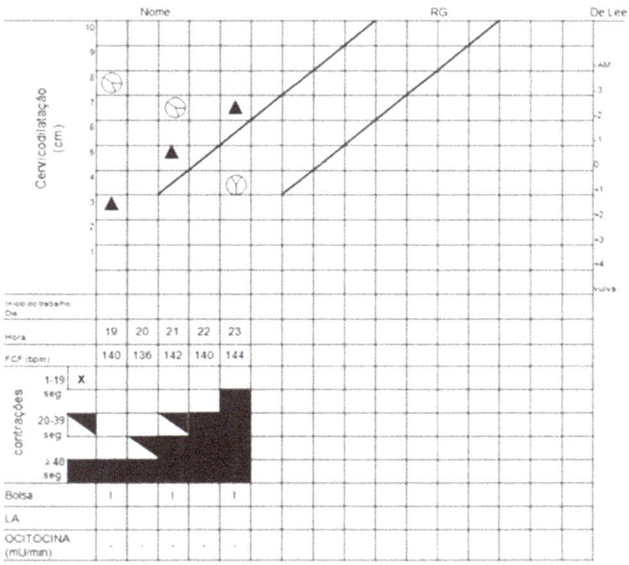

A. Variedade de posição OEP e batimentos cardíacos fetais normais.
B. Dilatação do colo uterino de 7 cm e 4 contrações uterinas em 10 minutos.
C. Descida da apresentação em +1 e bolsa das águas rota.
D. Bolsa das águas íntegra e ter completado a rotação interna para OP.
E. Dilatação do colo uterino de 7 cm e bolsa das águas íntegra.

64. (SUS-SP-2019) **Considere o partograma abaixo:**

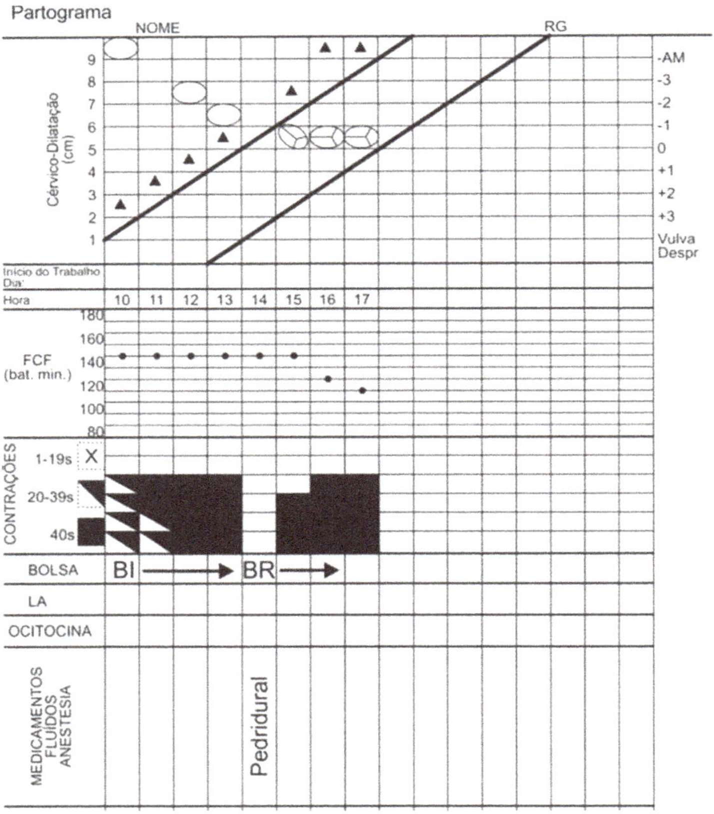

A imagem é compatível com

A. Parada secundária da dilatação.
B. Parto fisiológico.
C. Parada secundária da descida.
D. Distocia funcional.
E. Distocia de bisacromial.

65. (SUS-SP-2019) Considere a imagem abaixo.

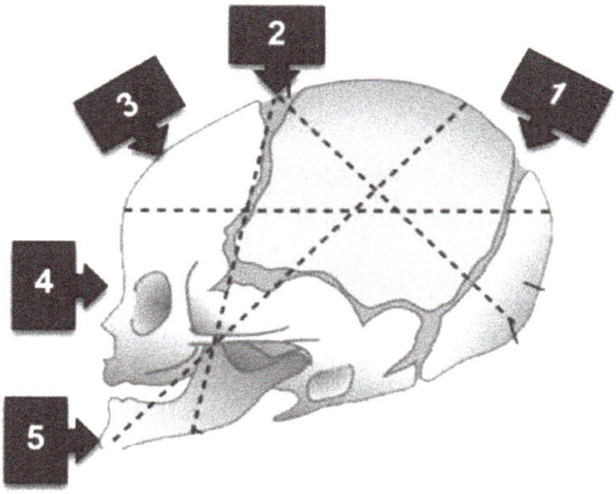

Na apresentação fetal cefálica defletida de primeiro grau, o número que mostra o ponto de referência fetal é:

A. 5.
B. 1.
C. 4.
D. 3.
E. 2.

66. (SUS-SP-2019) A nomenclatura obstétrica permite descrever com exatidão as relações entre o feto e a mãe. Nos fetos em situação longitudinal, as 3 letras empregadas (exemplo: ODA, ODP, OEA, OEP) se referem, respectivamente, a:

A. Posição, variedade de posição e apresentação.
B. Posição, apresentação e variedade de posição.
C. Apresentação, variedade de posição e posição.
D. Variedade de posição, posição e apresentação.
E. Apresentação, posição e variedade de posição.

67. (SUS-SP-2019) O parto vaginal pode ser realizado rotineiramente nos casos de

A. Circular de cordão.
B. Mãe com HIV e carga viral acima de 1.000 cópias/mL.
C. Gêmeos monozigóticos.
D. Cesárea corporal anterior.
E. Herpes genital ativo.

68. (HIAE-2019) Secundigesta, a termo, em trabalho de parto há mais de 12 horas, apresenta dor intensa súbita em baixo-ventre. Ao exame, observa-se queda acentuada da pressão arterial e sangramento vaginal moderado. Ao toque, observa-se dilatação total e a cabeça fetal encontra-se acima do estreito superior. Os batimentos cardíacos fetais não são audíveis. Nesse momento, a conduta é:

A. Hiperflexão das coxas e compressão do fundo uterino.
B. Laparotomia.
C. Fórceps de Kielland.
D. Fórceps de Simpson-Brown.
E. Infusão de ocitocina.

69. (HIAE-2019) Considere a imagem abaixo.

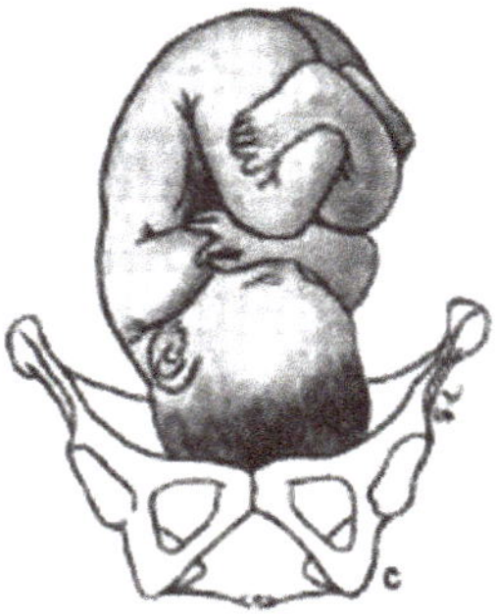

A imagem representa o feto em:

A. Apresentação bregmática, situação longitudinal, sacro-esquerda posterior (SEP).
B. Situação longitudinal, apresentação cefálica defletida, occipitossacra (OS).
C. Apresentação longitudinal, situação fletida, occipito-direita-anterior (ODA).
D. Situação longitudinal, apresentação cefálica fletida, occipito-direita-posterior (ODP).
E. Apresentação cefálica defletida de primeiro grau, situação oblíqua, occipito-esquerda-anterior (OEA).

70. (AMRIGS-2019) Analise as figuras abaixo:

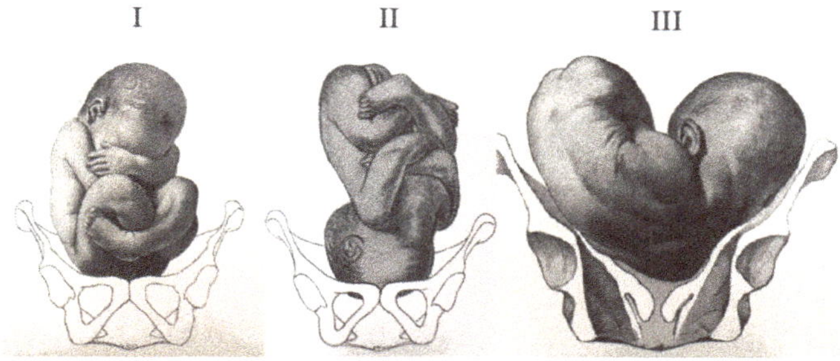

I. Na figura I, a situação é longitudinal e a apresentação é pélvica completa.
II. Na figura II, a apresentação é cefálica defletida de 3° grau ou de face.
III. Na figura III, a situação é transversa e a via de parto sempre será cesariana.
IV. Na figura I, a atitude fetal é de flexão e a posição fetal é esquerda.

Quais estão corretas?

A. Apenas I e II.
B. Apenas III e IV.
C. Apenas I, II e III.
D. Apenas II, III e IV.

71. (AMRIGS-2018) **Considerando a imagem apresentada, analise as assertivas abaixo:**

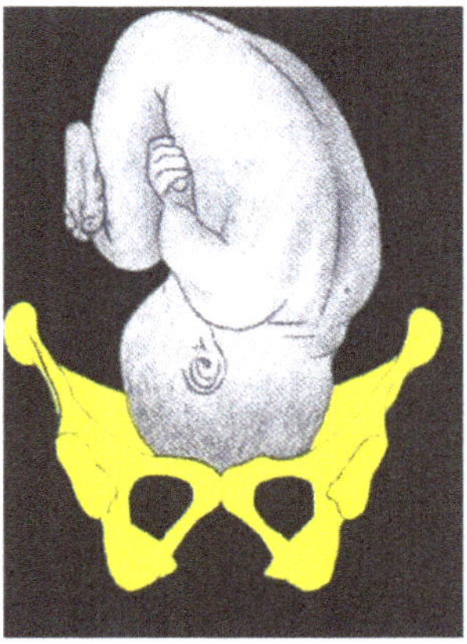

I. A apresentação fetal é cefálica.
II. A situação fetal é longitudinal.
III. A variedade de posição é occipito--esquerda-anterior (OEA).
IV. A altura da apresentação está no plano zero de De Lee.

Quais estão corretas?

A. Apenas I e II.
B. Apenas I e III.
C. Apenas II e IV.
D. Apenas I, II e III.
E. I, II, III e IV.

72. (FMUSP-2018) **Mulher de 25 anos de idade, primigesta, com idade gestacional de 40 semanas e 6 dias, está em período expulsivo do trabalho de parto. Neste momento, nota-se distocia de ombro. Qual das manobras está indicada para a assistência ao caso neste momento?**

A. Rebater o feto sobre o ventre materno.

B. Utilizar o vácuo extrator dorsal.

C. Mudar a paciente para decúbito lateral.

D. Pressão suprapúbica e hiperflexão das pernas.

73. (UNIFESP-2018) **Parturiente, 40 semanas e 2 dias, primigesta, pré-natal sem intercorrências. Ao exame físico: bom estado geral, afebril, normotensa, altura uterina 34 cm, FCF 140 bpm, rítmicos, sem desacelerações, na avaliação da bacia constata-se promontório inatingível, espinhas ciáticas médias, ângulo subpúbico de 90°. Apresenta evolução do trabalho de parto conforme o partograma:**

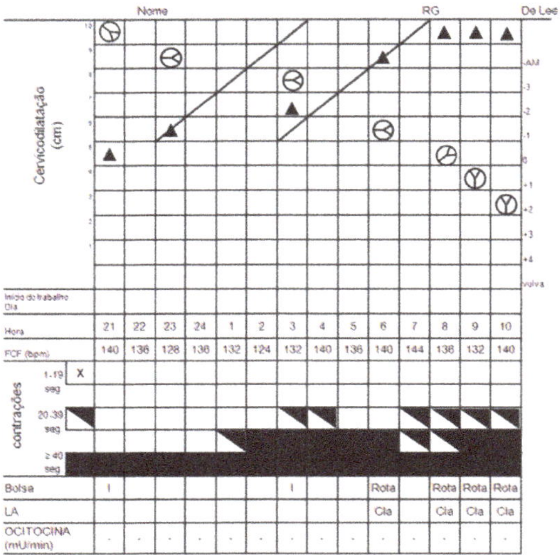

Os diagnósticos constatados no partograma e a conduta nesse caso, respectivamente, são:

A. Fase ativa prolongada e período expulsivo precipitado; ocitocina endovenosa e massagem perineal.

B. Fase ativa protraída e período expulsivo prolongado; cesárea por desproporção feto pélvica relativa.

C. Fase ativa prolongada e período pélvico prolongado; ocitocina endovenosa e posições verticalizadas.
D. Fase ativa prolongada e período pélvico prolongado; aplicação do fórcipe de alívio.
E. Parada secundária da dilatação e período expulsivo prolongado; ocitocina endovenosa.

74. (PUCRS-2018) **Em relação aos mecanismos do parto na apresentação cefálica, assinale a alternativa correta.**
A. O desprendimento do ombro posterior do feto ocorre primeiro.
B. A posição de encaixamento do feto mais frequente é a occipito-púbica.
C. A flexão da cabeça fetal propicia a exposição de seu menor diâmetro à bacia materna.
D. A rotação externa ocorre para o lado contrário da posição em que o feto se encontrava dentro da bacia materna.
E. A cabeça fetal atinge o estreito inferior da bacia materna geralmente na posição occipito-ilíaca esquerda transversa.

75. (HCPA-2017) **Primigesta com 38 semanas de gestação chegou à maternidade em trabalho de parto. A altura uterina era de 36 cm, e o peso fetal estimado, de 3.800 g. A evolução do trabalho de parto pode ser visualizada no partograma abaixo. Qual a próxima conduta obstétrica indicada?**

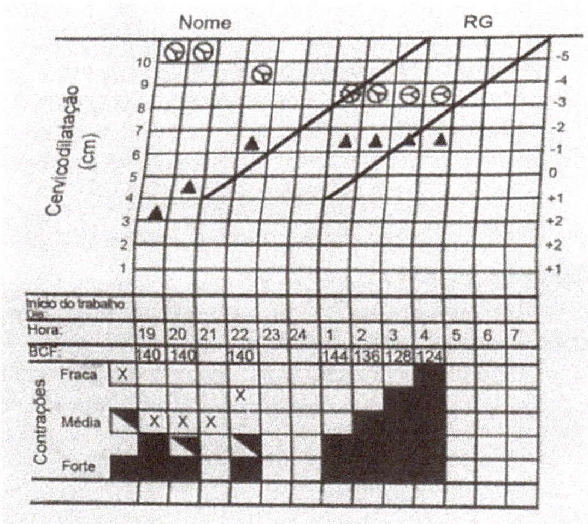

A. Infundir ocitocina.
B. Aplicar fórceps de Kielland.
C. Indicar cesariana.
D. Realizar analgesia peridural.
E. Estimular os esforços expulsivos.

76. (HCPA-2017) **Assinale a alternativa que completa, correta e respectivamente, as lacunas da frase. O feto está encaixado em apresentação pélvica, em situação _________ e a variedade de posição é sacroposterior __________.**

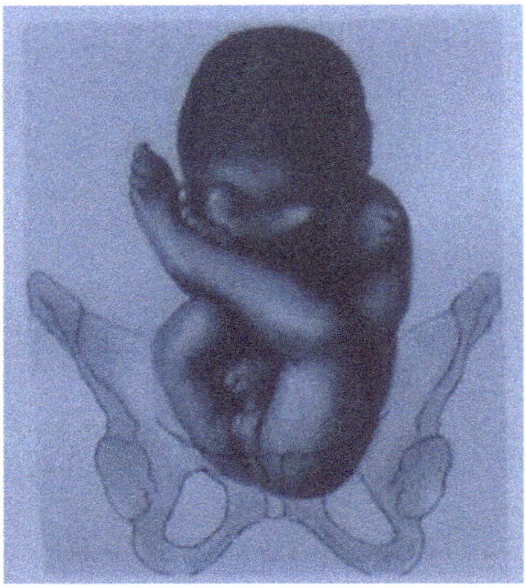

A. Longitudinal – direita.
B. Longitudinal – esquerda.
C. Transversa – direita.
D. De nádegas – esquerda.
E. De nádegas – direita.

77. (PUCRS-2017) **Em relação à assistência ao trabalho de parto, afirma-se:**

I. No toque vaginal, o promontório é a saliência óssea utilizada para a determinação dos planos de De Lee.
II. Os períodos do trabalho de parto são: fase de dilatação, fase de expulsão, desprendimento da placenta e primeira hora pós-parto.

III. A ausculta dos batimentos cardíacos fetais durante a fase de dilatação do trabalho de parto deverá ser feita a cada 30 minutos, preferencialmente 30 segundos após a contração uterina.

Está/estão CORRETA(S) a(s) afirmativa(s):

A. I, apenas.
B. II, apenas.
C. III, apenas.
D. II e III, apenas.
E. I, II e III.

78. (HCPA-2016) **Paciente está em trabalho de parto com bolsa rota, mantendo 4 contrações fortes em 10 minutos. Submetida a 3 exames de toque consecutivos, com intervalos de 2 horas entre eles, permanecia com 9 cm de dilatação e apresentação cefálica no plano zero de De Lee. Diante desse quadro, considere as assertivas abaixo.**

I. No partograma, a linha de ação foi ultrapassada.
II. O diagnóstico de desproporção cefalopélvica está estabelecido.
III. O uso de ocitocina está indicado.

Quais são corretas?

A. Apenas I.
B. Apenas II.
C. Apenas III.
D. Apenas I e II.
E. I, II e III.

79. (AMRIGS-2016) **Paciente em trabalho de parto, Gesta II, Para I, está com 5 contrações em 10 minutos, dilatação completa, em plano +4 de De Lee, bolsa rota e variedade de posição OEA. Foi detectada bradicardia fetal (< 100 bpm), mesmo após cessada a contração, associada à eliminação de mecônio espesso. A conduta mais adequada é:**

A. Ultimar o parto com auxílio de fórcipe.
B. Realizar cesariana imediatamente.
C. Ultimar o parto com manobra de Kristeller.
D. Aguardar a ocorrência do parto espontâneo.
E. Administrar tocolíticos e oxigênio e aguardar evolução espontânea.

80. (PUCRS-2015) Primigesta, com 39 semanas, apresentou rotura espontânea das membranas ovulares há cinco minutos, com líquido amniótico meconial. Colo uterino com 8 cm de dilatação, variedade da posição fetal occipitopúbica, altura da apresentação em +1 de De Lee e monitorização fetal anteparto categoria 1. Atividade uterina de 3 contrações fortes em 10 min. A conduta é:

A. Aguardar a evolução do trabalho de parto.
B. Reduzir o colo manualmente e utilizar o fórceps.
C. Realizar imediatamente o parto por meio de cesariana.
D. Administrar ocitocina para acelerar o trabalho de parto.
E. Realizar imediatamente o parto por meio de extração fetal com fórcipe.

GABARITO

1. D	17. D	33. D	49. B	65. E
2. D	18. D	34. B	50. C	66. E
3. A	19. C	35. B	51. D	67. A
4. C	20. D	36. A	52. D	68. B
5. B	21. C	37. D	53. A	69. D
6. A	22. B	38. D	54. E	70. C
7. B	23. A	39. C	55. C	71. D
8. C	24. B	40. E	56. A	72. D
9. B	25. C	41. D	57. D	73. C
10. C	26. C	42. B	58. A	74. C
11. B	27. C	43. A	59. B	75. C
12. E	28. E	44. D	60. A	76. B
13. A	29. A	45. D	61. A	77. D
14. C	30. D	46. A	62. C	78. D
15. D	31. A	47. D	63. B	79. A
16. C	32. A	48. D	64. C	80. A

PONTOS-CHAVE

- O diagnóstico da fase ativa do trabalho de parto é feito pela presença de, no mínimo, duas contrações uterinas dolorosas e rítmicas em 10 minutos, com duração de pelo menos de 40 segundos, colo apagado e com dilatação de pelo menos 3 a 4 cm.

- O partograma é uma ferramenta útil para o registro da evolução do trabalho de parto e o diagnóstico de distocias.

- A assistência durante o primeiro período do parto engloba o toque vaginal, ausculta dos batimentos cardiofetais, amniotomia e analgesia (bloqueio combinado).

- A realização de episiotomia deve ser seletiva, e não de rotina.

- Os componentes fundamentais na conduta ativa da dequitação placentária são administração de ocitocina, tração controlada do cordão e massagem uterina.

- Após o secundamento, deve ser realizada a revisão do colo e canal do parto, episiorrafia e exame da placenta.

13 INDUÇÃO DO TRABALHO DE PARTO

1. (SUS-SP-2023) Gestante com idade gestacional de 39 semanas e 4 dias internou-se para a indução do trabalho de parto. Foi avaliada na admissão, e o exame de toque vaginal apresentava colo impérvio, longo (aproximadamente 3 cm), apresentação em plano 0 de De Lee, consistência intermediária e posição intermediária do colo. Nesse caso clínico, o índice de Bishop é de:

A. 2.
B. 3.
C. 4.
D. 5.
E. 6.

2. (SURCE-2023) S.P.M.S., 29 anos, G2P1(vaginal)A0, idade gestacional 37 semanas, procura a emergência com quadro de rotura anteparto das membranas ovulares (RAMO). Ao exame, observa-se líquido amniótico claro escoando pelo orifício cervical externo. Toque vaginal apresenta colo posterior, longo, amolecido, dilatado 2 cm, apresentação cefálica –1 de De Lee. Identifique a melhor conduta a ser tomada.

A. Após comprovar bem-estar fetal por meio de cardiotocografia e estimar que o peso fetal se encontra dentro do esperado para a idade gestacional, deve-se iniciar indução farmacológica do trabalho de parto com uso de ocitocina, uma vez que o índice de Bishop é menor que 7.
B. Após comprovar bem-estar fetal por meio de cardiotocografia e estimar que o peso fetal se encontra dentro do esperado para a idade gestacional, deve-se iniciar indução farmacológica do trabalho de parto com uso de ocitocina, uma vez que o índice de Bishop é maior que 7.
C. Após comprovar bem-estar fetal por meio de cardiotocografia e estimar que o peso fetal se encontra dentro do esperado para a idade gestacional, deve-se iniciar indução farmacológica do trabalho de parto com uso de misoprostol, uma vez que o índice de Bishop é maior que 7.

D. Após comprovar bem-estar fetal por meio de cardiotocografia e estimar que o peso fetal se encontra dentro do esperado para a idade gestacional, deve-se iniciar indução farmacológica do trabalho de parto com uso de misoprostol, uma vez que o índice de Bishop é menor que 7.

3. (ENARE-2023) **Gestante de 41 semanas, G2C1, procura o hospital para resolução da gestação, sendo que sua última cesárea foi há 3 anos. Pré-natal de risco habitual e sem complicações durante a gestação. Ao exame físico, apresenta sinais vitais normais, vitalidade fetal preservada, altura uterina de 34 cm, contrações ausentes e movimentos fetais presentes. Ao toque vaginal, apresentação cefálica, colo posterior com 2 cm de dilatação e apagado 20%, De Lee –1 e bolsa íntegra. Nesse caso clínico, qual seria a melhor conduta?**

A. Misoprostol via vaginal a cada 4 horas.
B. Misoprostol via vaginal a cada 6 horas.
C. Indicar cesárea.
D. Preparo de colo com sonda Foley.
E. Indução do trabalho de parto com ocitocina em bomba de infusão.

4. (ENARE-2023) **Referente à indução do trabalho de parto em pacientes que possuem cesárea anterior e feto com boa vitalidade, assinale a alternativa correta.**

A. É contraindicado realizar indução do parto devido ao risco de rotura uterina.
B. Se o índice de Bishop for maior que 6, poderá ser usada ocitocina em bomba de infusão.
C. Misoprostol 25 mcg é a primeira escolha nesses casos.
D. Realizar amniotomia e aguardar início do trabalho de parto.
E. Realizar misoprostol 25 mcg associado à ocitocina.

5. (FMUSP-2022) **Gestante de 17 anos de idade, com 40 semanas e 3 dias de gestação, comparece assintomática para controle de vitalidade. Ao exame clínico: PA 110 x 75 mmHg, FC 78 bpm, altura uterina 36 cm, toque com colo amolecido, grosso, posterior, pérvio para 2 cm, apresentação cefálica no plano –2 de De Lee. Na avaliação ultrassonográfica, feto com tônus preservado, índice de líquido amniótico de 4,6 cm, movimentos fetais e respiratórios presentes. Cardiotocografia apresentada.**

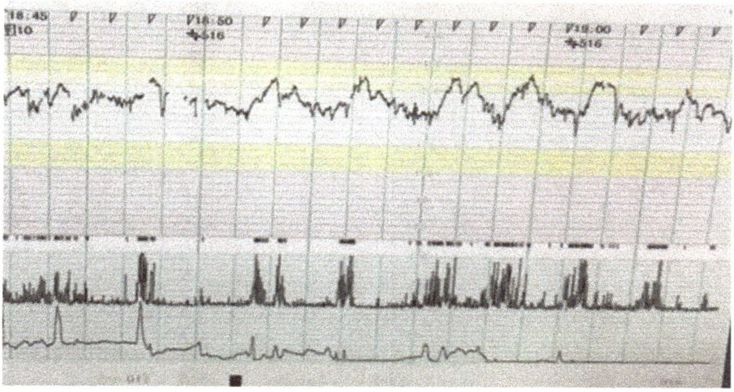

Qual é a conduta obstétrica?

A. Indução do parto com ocitocina.
B. Reavaliação de vitalidade fetal em 48 horas.
C. Parto cesáreo segmentar transversa.
D. Maturação do colo uterino com prostaglandina.

6. (HSL-SP-2022) **Primigesta de 28 anos de idade, 40 semanas de gestação, em trabalho de parto há 2 horas. Pré-natal sem intercorrências. Peso estimado do feto ao ultrassom de 3.500 g. Encontra-se com altura uterina de 34 cm, dilatação de 2 cm, colo esvaecido (45%), consistência amolecida, anteriorizado e apresentação fetal em –1 de De Lee. Com essas informações, o índice de Bishop é:**

A. 6, inconclusivo, devendo ser reavaliado em 3 a 4 horas.
B. 9, muito favorável ao parto vaginal sem episiotomia.
C. 5, inconclusivo sobre evolução para distocia funcional.
D. 8, favorável ao parto vaginal.
E. 2, indicando alto risco de parto instrumentalizado.

7. (HIAE-2022) **Primigesta, 39 anos, 36 semanas, foi para o laboratório realizar ultrassonografia obstétrica e constatou-se óbito fetal intrauterino compatível com 35 semanas, sem causa aparente. No momento, nega queixas álgicas, perda de líquido ou sangramento vaginal. A conduta mais adequada, nesse momento, dentre as abaixo, é:**

A. Cesárea segmentar-transversa.
B. Indução com misoprostol.

C. Cesárea segmentar-corporal.
D. Aguardar o trabalho de parto espontâneo.

8. (HCPA-2021) **Assinale a assertiva correta sobre indução do trabalho de parto.**

A. Tanto o uso da sonda de Foley como o de misoprostol são opções paro o amadurecimento do colo em gestantes a termo com colo desfavorável e histórico de 1 cesariana.
B. A indução eletiva do trabalho de parto antes de 39 semanas de gestação deve ser desencorajada quando se objetiva a redução da prematuridade tardia iatrogênica.
C. Para induzir o parto em paciente com 22 semanas de gestação, deve-se utilizar ocitocina em dose inferior à usada em gestante no 3º trimestre.
D. Na indução do trabalho do parto com ocitocina, deve-se atentar para a ocorrência de hipertonia uterina, definida como mais de 5 contrações em 10 minutos durante 30 minutos.

9. (UNICAMP-2020) **Mulher, 30a, G2P1C1A0, idade gestacional 40 semanas e 3 dias, procura maternidade porque realizou ecografia que evidenciou índice de líquido amniótico (ILA) de 30 mm, peso fetal estimado de 3780 g, feto cefálico, Doppler normal. Nega perda de líquido por via vaginal. Exame ginecológico: especular: pH = 4,5, teste de esforço e prova de cristalização negativos; toque vaginal: colo impérvio. A CONDUTA É REALIZAR:**

A. Preparo de colo com sonda Foley e indução de parto com ocitocina.
B. Coleta de cultura para estreptococo do grupo B e parto cesárea.
C. Retorno em 4 dias para indução de parto.
D. Indução de parto com misoprostol.

10. (UNICAMP-2019) **Mulher, 32a, G3P2A0C1, com idade gestacional de 33 semanas, procura o pronto atendimento obstétrico com queixa de redução da movimentação fetal há uma semana. Pré-natal sem intercorrências. Ultrassonografia obstétrica: óbito fetal. A CONDUTA É INTERNAÇÃO PARA:**

A. Preparo de colo com laminária e indução com prostaglandina E1.
B. Preparo de colo com sonda Foley e indução com ocitocina.
C. Preparo de colo com laminária e indução com misoprostol.
D. Preparo de colo com sonda de Foley e indução com misoprostol.

11. (UNIFESP-2018) **Primigesta de termo, feto vivo, apresentação cefálica, líquido amniótico em quantidade normal, com indicação de indução do parto. O colo uterino está impérvio, grosso e longo. Assinale a melhor estratégia para a indução do trabalho de parto.**

A. Misoprostol 25 microgramas via vaginal a cada 6 horas.
B. Ocitocina 2 unidades em 500 mL de soro, com gotejamento inicial de 8 gotas por minuto.
C. Ocitocina 5 unidades em 500 mL de soro, com gotejamento inicial de 8 gotas por minuto.
D. Misoprostol 100 microgramas via vaginal a cada 6 horas.
E. Não é possível praticar a indução de parto nessas condições.

12. (PSU-MG-2018) **A indução do parto pode diminuir a morbimortalidade materna em casos como gestação prolongada, bolsa rota e pré-eclâmpsia. O sucesso da indução de parto depende de um bom conhecimento do tema. Em relação à indução do parto, assinale a alternativa ERRADA:**

A. A escolha do método farmacológico para a indução deve se basear no escore de Bishop: quanto maior esse escore, maior a probabilidade de boa resposta à ocitocina.
B. Deve ser evitada em caso de feto morto.
C. É necessário certificar-se da vitalidade fetal antes de iniciar esse procedimento nos casos em que o feto estiver vivo.
D. Podem ser utilizadas medidas farmacológicas (misoprostol e ocitocina) ou mecânicas (sonda de Foley).

13. (HCPA-2017) **Paciente de 24 anos, com uma cesariana prévia, foi encaminhada ao centro obstétrico por morte fetal intrauterina. A idade gestacional estimada por ultrassonografia realizada com 18 semanas era de 27 semanas. O exame físico revelou sinais vitais normais, altura uterina de 23 cm, dinâmica uterina ausente e colo sem modificações plásticas. Qual a melhor forma de interrupção dessa gestação?**

A. Amadurecimento cervical com misoprostol vaginal (200 μg a cada 6 horas).
B. Amadurecimento cervical com misoprostol oral (200 μg a cada 2 horas).
C. Amadurecimento cervical com inserção de sonda de Foley.
D. Indução do parto com ocitocina intravenosa.
E. Cesariana.

GABARITO

1. C	4. B	7. B	10. B	13. C
2. D	5. D	8. B	11. A	
3. D	6. D	9. A	12. B	

PONTOS-CHAVE

- A condição do colo uterino é o preditor de sucesso isolado mais importante para um parto vaginal após a indução do parto. A remodelação ou o amadurecimento do colo é quantificada, na prática, pelo índice de Bishop, que avalia dilatação, apagamento, consistência e posição do colo uterino, além da altura da apresentação, pontuando cada parâmetro de 0 a 3. Um índice de Bishop > 6 indica colo uterino favorável, sem necessidade de amadurecimento prévio ao uso de ocitocina para a indução. Um escore < 6 define colo uterino não favorável, apontando a necessidade de amadurecimento do colo antes da indução com ocitocina.

- O índice/escore de Bishop é representado por:

Pontuação	0	1	2	3
Plano de De Lee	–3	–2	–1 ou 0	+1 ou +2
Dilatação	0	1 a 2 cm	3 a 1 cm	≥ 5 cm
Apagamento	0 a 30%	40 a 50%	60 a 70%	≥ 80%
Consistência	Firme	Mediana	Amolecida	–
Posição	Posterior	Centralizado	Anterior	–

- A maturação cervical pode ser realizada por métodos farmacológicos, como as prostoglandinas E2 (dinoprostona) ou E1 (misoprostol), e por métodos mecânicos, como a sonda de Foley, balões cervicais e descolamento digital de membranas ovulares.

- Em pacientes com cesariana prévia, as prostaglandinas são desaconselhadas tanto para amadurecimento do colo como para indução do parto, em razão do aumento potencial do risco de ruptura uterina. Nessas pacientes, a maturação cervical pelos métodos mecânicos é o mais seguro.

- A infusão controlada de ocitocina intravenosa por meio de bomba é o método de escolha de indução do parto em pacientes com colo favorável ou que sofreram o amadurecimento do colo.

14 HEMORRAGIA PUERPERAL

1. (UNIFESP-2024) Puérpera, com parto vaginal a termo de recém-nascido de 4200 g, apresentou sangramento vaginal intenso logo após a expulsão da placenta. A monitorização revelou, naquele momento, pulso de 110 bpm e pressão arterial de 85 x 55 mmHg. Oito minutos após a infusão endovenosa de ocitocina e administração intramuscular de ergometrina, houve redução significativa do sangramento. Peso das compressas ao final do procedimento era de 700 g. A enfermeira acionou corretamente o código de hemorragia pós-parto, pois:

A. As compressas pesaram mais de 500 g.
B. Houve instabilidade hemodinâmica.
C. Foram necessários mais de um agente uterotônico.
D. O sangramento foi controlado após o quinto minuto.

2. (FMUSP-2023) Gestante primigesta de 24 anos, 32 semanas e 5 dias de gestação, chega ao pronto-socorro da obstetrícia referindo dor de cabeça de forte intensidade associada a náuseas e mal-estar gástrico. Ao exame clínico: PA de 152 x 115 mmHg, FC 82 bpm, dinâmica uterina presente e fraca, altura uterina de 34 cm, batimentos cardíacos fetais de 150 bpm, edema +++/4 de MMII, hiper-reflexia patelar. Recebeu hidralazina endovenosa e dose de ataque de sulfato de magnésio pelo esquema de Pritchard. Após 1 hora, refere dor abdominal de forte intensidade. Ao exame obstétrico, útero hipertônico e BCF 98 bpm. Foi encaminhada para o parto cesáreo com feto vivo, masculino, peso de 1.748 g e placenta com aspecto de descolamento de 20% de sua área total. Após histerorrafia, útero mostrava-se bastante amolecido, pastoso, hipoinvoluído. Foi realizada massagem uterina, seguida de infusão de ocitocina. Qual é o próximo passo?

A. Ergotamina.
B. Balão de Bakri.

C. Misoprostol.
D. Sutura de B-Lynch.

3. (HIAE-2023) **Gestante, 34 anos de idade, 37 semanas e 4 dias, 4G2Pc1A, chega no PS com polo cefálico coroando. O parto é ultimado, sem intercorrências. O recém-nascido nasce vigoroso e vai ao colo da mãe. Após 2 minutos do nascimento, a paciente apresenta sangramento vaginal abundante e queda do estado geral, com índice de choque de 0,9. Nota-se que houve dequitação parcial espontânea placentária. O útero está fortemente contraído na cicatriz umbilical e não existem lacerações de trajeto. Ao tentar terminar a dequitação da placenta, percebe-se que não há desprendimento placentário e solicita-se transferência à sala cirúrgica. Entre as opções abaixo, a conduta ideal para essa paciente deverá ser laparotomia exploradora de emergência e:**
A. Histerectomia puerperal.
B. Retirada da placenta com posterior histerorrafia.
C. Tentativa de reparo do local de lesão.
D. Histerectomia puerperal com placenta *in loco*.

4. (UNIFESP-2022) **Primípara, 34 anos de idade, pós-parto vaginal imediato, induzido com 38 semanas por pré-eclâmpsia, apresenta sangramento vaginal em moderada intensidade. Exame físico: corada, PA 100 x 60 mmHg, FC 110 bpm, sangramento vaginal moderado, útero amolecido na altura da cicatriz umbilical. Foi iniciada a administração de volume por via intravenosa em acesso calibroso, administrada ocitocina e realizada massagem uterina. As próximas medidas, para o melhor cuidado da paciente, incluem:**
A. Misoprostol e inserção de balão intrauterino.
B. Ergotamina e tamponamento uterino com compressas.
C. Misoprostol e histerectomia.
D. Ergotamina e realização de sutura de B-Lynch.

5. (UFRJ-2022) **Multípara apresenta hemorragia importante logo após realização de parto normal e nascimento de feto a termo. A hipótese a ser considerada como a causa mais provável dessa hemorragia é:**

A. Distúrbio da coagulação.
B. Restos placentários.
C. Laceração de trajeto.
D. Atonia uterina.

6. (HIAE-2022) **Uma mulher de 34 anos de idade teve parto fórcipe por apresentação occipitossacra, realizado com bloqueio de pudendo. O recém-nascido pesou 3.560 g e foi realizada episiotomia mediolateral direita, sem intercorrências. Na enfermaria, após 1,5 hora do parto, começou a apresentar sangramento vaginal importante. Ao exame, encontra-se corada, com sinais vitais normais, abdome flácido, útero palpável 3 cm abaixo da cicatriz umbilical, contraído. Observa-se sangramento com coágulos em grande quantidade no absorvente. Entre as condutas abaixo, a melhor para esse caso é:**

A. Revisão imediata do canal de parto.
B. Massagem uterina e pesquisa de distúrbios de coagulação sanguínea.
C. Misoprostol por via vaginal.
D. Infusão rápida de ocitocina por via endovenosa.

7. (SURCE-2021) **Paciente, 28 anos, G4P4v, encontra-se no período de Greenberg, parto com auxílio de vácuo extrator. Apresenta quadro de sangramento transvaginal aumentado, com coágulos. Ao exame, evidenciam-se PA: 90 x 40 mmHg, pulso: 135 bpm, agitada, útero amolecido ao nível de flanco direito. A partir do quadro clínico e exame físico apresentados, assinale a afirmação correta.**

A. A principal hipótese diagnóstica é de coagulopatia, necessitando plasma fresco congelado, plaquetas e concentrado de hemácias.
B. O índice de choque é maior que 1,4, sendo necessária abordagem agressiva e imediata, devendo ser aberto protocolo de transfusão maciça.
C. O sangramento ocorrido é descrito como hemorragia pós-parto tardia, sendo pouco frequente e representando mínimos riscos para as pacientes.
D. A conduta ativa no secundamento é efetiva na prevenção da hemorragia pós-parto e consiste na administração de ocitocina (15 UI) EV 100 mL/h em cada soro durante 24 h.

8. (SCMSP-2021) **A hemorragia pós-parto (HPP) está entre as principais causas de óbito materno. O Ministério da Saúde, juntamente com a OPAS/OMS, instituiu a estratégia Zero Morte Materna por Hemorragia Pós-Parto, que consiste em treinamento em massa das equipes assistenciais, a fim de diagnosticar, de maneira adequada, e tomar as medidas para a correção do quadro de HPP em tempo hábil. Essa estratégia vem salvando vidas. Sendo assim, assinale a alternativa que apresenta a definição de HPP de acordo com a FIGO.**

A. Sangramento excessivo no pós-parto imediato que leve à queda dos níveis hematimétricos em 20% dos níveis basais.
B. Sangramento excessivo, pós-parto, devido à atonia uterina.
C. Sangramento excessivo, no 4° período, devido à atonia uterina ou à retenção placentária.
D. Sangramento excessivo no 4° período, devido à atonia uterina e(ou) à retenção placentária e/ou a lesões do trajeto.
E. Perda sanguínea acima de 500 mL após o parto vaginal ou acima de 1.000 mL após o parto cesáreo em 24 h ou qualquer perda sanguínea pelo trato genital capaz de causar instabilidade hemodinâmica.

9. (UNICAMP-2020) **Mulher, 32a, G5P4C0A0, idade gestacional = 39 semanas + 5 dias, evoluiu para parto normal, sob analgesia peridural, com recém-nascido de 4100 g. Revisão de canal de parto sem lacerações. A dequitação ocorreu após 60 minutos e, nesse momento, iniciou sangramento abundante via vaginal. Exame físico: PA = 108 x 62 mmHg; FC = 115 bpm, pulsos finos e mucosas descoradas ++/4+. DIANTE DESSE QUADRO, ALÉM DA REPOSIÇÃO VOLÊMICA, A CONDUTA IMEDIATA É:**

A. Realizar manobra de Taxe, uterotônicos e ácido tranexâmico.
B. Massagem uterina, uterotônicos, ácido tranexâmico e curagem/curetagem uterina.
C. Realizar manobra de Taxe e inserção de balão intrauterino.
D. Realizar laparotomia exploradora para sutura de B-Lynch.

10. (HCPA-2020) **Paciente de 25 anos, hígida, com uma cesariana prévia, teve parto vaginal espontâneo, com laceração perineal de 1° grau, sem necessidade de sutura. Após 45 minutos, apresentou agitação e sangramento vaginal aumentado. Nesse momento, a frequência cardíaca era de 110 bpm, e a pressão arterial, de**

88 x 64 mmHg. Foram administradas ocitocina e solução fisiológica intravenosa e revisado o trajeto, sem achados anormais. Considerando os procedimentos para manejo da paciente, qual a primeira medida a ser adotada?

A. Realizar massagem uterina bimanual.
B. Realizar massagem uterina externa.
C. Realizar hemotransfusão.
D. Administrar solução de Ringer lactato intravenoso.
E. Inserir balão intrauterino.

11. (PUCRS-2020) **Paciente G5P5A0 foi submetida à indução do parto com ocitocina devido a pós-datismo. Teve parto via vaginal com episiotomia e fórceps de alívio há 40 minutos, de RN masculino com 3.875 gramas, e evoluiu com quadro de sangramento vaginal importante. A paciente se apresenta hipocorada, PA 70 x 40 mmHg, FC 140 bpm e com sangramento vaginal abundante. Palpação abdominal com útero acima da cicatriz umbilical de consistência amolecida. Foram coletados exames e imediatamente realizado em sala um teste do coágulo que sugeria coagulação normal.**

Frente ao caso acima, afirma-se:

I. A hipótese diagnóstica mais provável é que a causa da hemorragia esteja associada a lacerações de trajeto, tendo em vista que a paciente foi submetida a parto com fórceps de um feto macrossômico. Assim, além da ressuscitação volêmica inicial, a primeira linha de manejo é levar a paciente à sala de parto para identificar as lacerações e promover sutura imediata dos focos sangrantes.
II. Para o tratamento da hipotonia uterina, é recomendada massagem uterina, sondagem vesical para esvaziamento da bexiga e uso de ocitocina endovenosa. Na ausência de resposta, outras drogas uterotônicas, como misoprostol e metilergometrina, devem ser utilizadas.
III. Na ausência de resposta ao manejo clínico conservador, o manejo cirúrgico torna-se imperativo, sendo a histerectomia total a medida cirúrgica inicial de escolha para o pronto controle da hemorragia e diminuição do risco de mortalidade materna.

Está/estão correta(s) apenas a(s) afirmativa(s):

A. I.
B. II.
C. I e III.
D. II e III.

12. (UNICAMP-2019) Mulher 25a, G1P0C0A0, foi admitida em trabalho de parto e evoluiu para parto fórceps de Simpson para abreviação de período expulsivo. Após 20 minutos da dequitação, apresentou sangramento vaginal intenso com instabilidade hemodinâmica. Exame obstétrico: útero amolecido, 5 cm acima da cicatriz umbilical. Revisão de canal de parto e curagem sem alterações. Após receber 20 UI de ocitocina intravenosa, uma ampola de ergotamina intramuscular e uma ampola de ácido tranexâmico intravenoso, persiste com sangramento. A CONDUTA A SEGUIR É:

A. Inserção de balão de Bakri.
B. Realização de histerectomia.
C. Administração de misoprostol por via retal.
D. Embolização de artérias uterinas.

13. (SURCE-2017) Luci é grande multípara, teve um segundo período do parto prolongado e seu recém-nascido pesou 4500 g. Considerando os riscos, e de acordo com a diretriz nacional de assistência ao parto do Ministério da Saúde do Brasil, qual a primeira conduta para evitar a hemorragia pós-parto em Luci?

A. Massagear o útero.
B. Realizar manobra de Taxe.
C. Tracionar o cordão umbilical.
D. Administrar ocitocina intramuscular.

GABARITO

1. B	4. A	7. B	10. A	13. D
2. C	5. D	8. E	11. B	
3. D	6. A	9. B	12. C	

PONTOS-CHAVE

- A hemorragia puerperal é definida como a perda de sangue maior ou igual a 1.000 mL, independentemente da via de parto, ou a perda de sangue acompanhada de sinais e sintomas de hipovolemia dentro das primeiras 24 horas após o nascimento.

- A causa mais comum de hemorragia pós-parto é a atonia uterina. Outras causas são lacerações do canal do parto, rotura e inversão uterinas, restos placentários e acretismo e coagulopatia.

- A conduta ativa no secundamento é a melhor maneira de evitar a hemorragia pós-parto e consiste em uso universal de ocitocina logo após o nascimento; clampeamento do cordão umbilical após o intervalo de 1 a 3 minutos; tração controlada do cordão umbilical; e massagem uterina bimanual após a dequitação.

- Na atonia uterina, o tratamento medicamentoso resolve o sangramento, na maioria das vezes. A ocitocina intravenosa é o uterotônico de primeira escolha no tratamento da hemorragia puerperal. Os outros uterotônicos utilizados são metilergometrina intramuscular e misoprostol retal. A massagem uterina bimanual, a reposição hídrica de cristaloides em acesso venoso calibroso, a administração de ácido tranexâmico e a sondagem vesical devem ser feitas concomitantemente aos uterotônicos em todas as puérperas com hemorragia pós-parto. Se o sangramento não parar, apesar do tratamento com todos os uterotônicos disponíveis, deve-se fazer o tamponamento com balão e utilizar o traje antichoque não pneumático. Se o sangramento se mantiver, apesar dessas condutas conservadoras, será necessário o uso de intervenções cirúrgicas (sutura compressiva de B-Lynch e suturas vasculares). A histerectomia deve ser a última medida realizada, somente após todas as outras intervenções falharem.

15 DOENÇA HIPERTENSIVA NA GESTAÇÃO

1. (USP-RP-2024) Primigesta, na 31ª semana de gestação, chega em unidade de pronto atendimento referindo dor de cabeça há dois dias. Nega queixas de turvação visual e epigastralgia. Refere pré-natal sem intercorrências até há 2 semanas, quando apresentou elevação dos níveis pressóricos. Exame físico: regular estado geral, mucosas coradas, edema de mãos e tornozelos. PA: 160 x 110 mmHg. Altura uterina compatível com a idade gestacional, feto único, cefálico, BCF de 136 bpm e atividade uterina ausente. Qual é a prescrição mais adequada neste momento?

A. Hidralazina.
B. Metildopa.
C. Nifedipina.
D. Sulfato de magnésio.

2. (USP-RP-2024) Paciente de 35 anos, G2P1 (PC), tempo de amenorreia de 31 semanas, encontra-se no ambulatório de gestação de alto risco em seguimento por hipertensão arterial crônica, em uso de metildopa 250 mg de 6 em 6 h. Nega cefaleia, turvação visual e epigastralgia. Nega sangramento ou outras queixas clínicas e obstétricas. Traz curva pressórica com média de PAS de 160 mmHg e média de PAD de 105 mmHg. Exame físico: bom estado geral, corada, afebril, com PA 160 x 100mmHg, pulso de 82 bpm. US obstétrico: feto único, longitudinal cefálico com dorso à esquerda; PBF 8/8; peso fetal estimado: 1210 g no percentil 1. Doppler da artéria umbilical com índice de pulsatilidade (IP) de 1,32 no percentil 98 e Doppler da artéria cerebral média com IP 1,90 valor no percentil 47. Qual é o diagnóstico mais provável?

A. Hipertensão arterial crônica com pré-eclâmpsia sobreposta.
B. Hipertensão arterial crônica com crise hipertensiva.

C. Pré-eclâmpsia com sofrimento fetal agudo.
D. Pré-eclâmpsia com sinais de gravidade.

3. (HSL-SP-2024) **Segundo o protocolo da Febrasgo, em mulher com hipertensão arterial crônica, as opções medicamentosas de primeira linha para uso na gravidez e no aleitamento são, respectivamente:**
A. Nifedipina e alfa-metildopa.
B. Captopril e amlodipina.
C. Amlodipina e losartana.
D. Alfa-metildopa e hidroclorotiazida.
E. Losartana e hidroclorotiazida.

4. (USP-RP-2023) **Secundigesta com 1 parto cesárea anterior, 24 anos, 31 semanas de gestação, é trazida ao centro obstétrico pela família devido a quadro de crise convulsiva há 30 minutos. Ao exame: regular estado geral, pressão arterial: 160 x 120 mmHg, frequência respiratória: 24 irpm. Abdome: altura uterina de 32 cm, atividade uterina ausente, ausculta fetal de 150 bpm, sem desacelerações. Toque vaginal: colo posterior, longo, amolecido, impérvio. Equipe inicia administração de sulfato de magnésio e decide pela interrupção da gestação por cesárea. Considerando a maior segurança materna, qual(is) exame(s) é(são) mandatório(s) para orientar o procedimento anestésico cirúrgico?**
A. Ureia e creatinina.
B. Fibrinogênio.
C. Hemograma.
D. TP e TTPA.

5. (UNICAMP-2023) Mulher, 35a, G3P2A0, idade gestacional de 37 semanas, refere que há dois dias vem apresentando edema de membros inferiores, dor de estômago e alguns episódios de cefaleia, principalmente nucal. Antecedentes: hipertensão arterial há 10 anos, em uso regular de metildopa 750 mg/dia. Exame físico: PA = 152 x 92 mmHg; FC = 103 bpm; altura uterina = 32 cm; dinâmica uterina = ausente; movimentos fetais = presentes; BCF = 148 bpm; edema em membros inferiores = 2+/4+. A HIPÓTESE DIAGNÓSTICA E A CONDUTA SÃO:

A. Pré-eclâmpsia; solicitar hemograma, creatinina, proteinúria e enzimas hepáticas, realizar cardiotocografia e indicar cesárea.
B. Hipertensão arterial crônica não controlada; ajustar anti-hipertensivo, acompanhar em ambulatório de pré-natal e indicar parto com 38 semanas.
C. Hipertensão arterial crônica com pré-eclâmpsia sobreposta; solicitar hemograma, creatinina, proteinúria e enzimas hepáticas, realizar cardiotocografia e avaliar indução de parto.
D. Hipertensão arterial crônica controlada e enxaqueca; prescrever analgésico, acompanhar em ambulatório de pré-natal e indicar parto com 39 semanas.

Situação-problema para as questões 06 a 08

Mulher admitida em maternidade com gestação de 34 semanas e 2 dias, referindo cefaleia. Ao exame físico: PA: 170 x 110 mmHg. Dinâmica uterina ausente, vitalidade fetal preservada; colo uterino fechado. Solicitados exames laboratoriais que evidenciaram: AST: 80 UI, Hb: 10,5 mg/dL, plaquetas: 92.000, LDH: 650 U/L, bilirrubinas: 1,3 mg/dL e proteinúria ++.

6. (SUS-BA-2023) **Considerando esses dados clínicos, indique o diagnóstico mais provável:**
A. Eclâmpsia.
B. Pré-eclâmpsia.
C. Síndrome HELLP.
D. Esteatose aguda da gravidez.

7. (SUS-BA-2023) **Indique a conduta imediata para o caso:**
A. Sulfato de magnésio, hidralazina e interrupção da gestação.
B. Sulfato de magnésio, hidralazina e avaliar perfil biofísico fetal para decidir sobre interrupção da gestação.
C. Hidralazina e acompanhamento, dispensando uso de sulfato de magnésio se houver correção da PA.
D. Sulfato de magnésio e hidralazina, com liberação para acompanhamento ambulatorial se houver correção da PA.

8. (SUS-BA-2023) **Identifique a principal causa de óbito materno nesses casos:**
A. Ruptura hepática.
B. Sangramento pós-parto por atonia uterina.

C. Hemorragia cerebral (AVC hemorrágico).

D. Intoxicação por sulfato de magnésio.

9. (SURCE-2023) **Primigesta de 17 anos, idade gestacional de 39 semanas, comparece à emergência de maternidade referindo cólicas, inchaço, cefaleia e escotomas visuais. Ao exame: pressão arterial de 140 x 90 mmHg, dinâmica uterina de 3 contrações em 10 minutos, batimentos cardíacos fetais de 144 por minuto, toque vaginal evidenciando colo com 5 cm de dilatação, centralizado e apagado, apresentação cefálica, variedade de posição em OEA (occipito-esquerda-anterior), plano 0 de De Lee. Durante a admissão, paciente apresenta convulsão tônico-clônica generalizada. A conduta prioritária a ser tomada pela equipe obstétrica é:**

A. Oxigênio sob cateter nasal, contenção da paciente no leito, proteção da língua, avaliação laboratorial (hemoglobina, plaqueta, creatinina).

B. Contenção da paciente no leito, proteção da língua, prescrição de benzodiazepínico, avaliação laboratorial (hemoglobina, plaqueta, creatinina).

C. Prescrição de sulfato de magnésio e cesárea de urgência.

D. Prescrição de sulfato de magnésio e de ocitocina, solicitação de analgesia de parto com fórceps de alívio.

10. (SCMSP-2023) **Uma primigesta, com 33 semanas de gestação, sem comorbidades prévias, apresenta cefaleia occipital, turvação visual e epigastralgia. Encontra-se agitada e com pressão arterial de 170 × 120 mmHg, conforme exame físico. Os dados do exame obstétrico são os seguintes: útero globoso; AU = 32 cm; tônus uterino normal; batimentos cardíacos fetais = 140 bpm. Com relação ao caso clínico acima, assinale a alternativa que apresenta corretamente o diagnóstico e a opção terapêutica adequada, respectivamente.**

A. Iminência de eclâmpsia; sulfato de magnésio e hidralazina na dose inicial de 5 mg, via intravenosa, repetindo-se a dose de 5 mg a cada vinte minutos, se necessário.

B. Hipertensão arterial superajuntada; nifedipino na dose inicial de 10 mg, via oral, repetindo-se, se necessário, a dose de 10 mg a cada vinte a trinta minutos.

C. Síndrome HELLP; hidralazina na dose inicial de 5 mg, via intravenosa, repetindo-se a dose de 10 mg a cada vinte minutos, se necessário.

D. Pré-eclâmpsia grave; sulfato de magnésio e alfa-metildopa na dose de 750 mg a 2.000 mg por dia.
E. Eclâmpsia; sulfato de magnésio e hidralazina 5 mg, via intravenosa, repetindo-se a dose de 5 mg a cada vinte minutos, se necessário.

11. (IAMSPE-2023) **Com relação ao adequado acompanhamento pré-natal de gestantes hipertensas, assinale a alternativa correta.**
A. O ganho de peso excessivo (maior que 500 mg por semana), assim como níveis séricos de ácido úrico superiores a 3 mg/dL no primeiro trimestre, são fatores preditores de pré-eclâmpsia.
B. A prescrição de ácido acetilsalicílico (AAS), 150 mg, via oral, diariamente, a partir da 20ª semana de gestação, é uma medida preventiva de pré-eclâmpsia.
C. Uma gestante que apresente proteinúria de 600 mg/24 horas em total de 1.500 mL de urina excreta uma concentração proteica aproximada de 100 mg/dL, que poderá não ser detectada nos testes com fitas reagentes.
D. A osmolaridade plasmática modifica-se durante a gravidez, devido à inativação do sistema renina-angiotensina-aldosterona e ao aumento do limiar para secreção de hormônio antidiurético (ADH).
E. A medida de proteinúria na urina de 24 horas pode ser estimada utilizando-se a razão proteinúria/creatinúria em amostra isolada de urina.

12. (HSL-SP-2023) **Primigesta de 32 anos de idade comparece à primeira consulta de pré-natal com 15 semanas. Nega comorbidades. Referia apenas cefaleia e que se sentia bastante edemaciada desde o início da gravidez. Segundo sua informação, já havia ganhado 6 kg desde que descobriu a gravidez, há 2 meses. Durante o exame físico, observa-se PA: 150 × 100 mmHg, exame obstétrico compatível com 15 semanas, feto com batimentos cardíacos presentes. Edema +/4+ de membros inferiores. O médico realiza pesquisa de proteinúria de 24 horas, com resultado de 200 mg. É correto afirmar que se trata de:**
A. Pré-eclâmpsia leve.
B. Pré-eclâmpsia sobreposta.
C. Feocromocitoma.
D. Hipertensão arterial crônica.
E. Hipertensão gestacional.

13. (HCPA-2023) **Primigesta de 18 anos, com 28 semanas de gestação, apresentou convulsão tônico-clônica generalizada na UBS. Naquele momento, a pressão arterial era de 130 x 90 mmHg, e o exame de urina não revelou proteinúria. Mesmo desacompanhada, a paciente deverá ser imediatamente encaminhada a uma maternidade de alto risco. Para evitar convulsões durante o transporte, a conduta mais adequada é administrar:**

A. Sulfato de magnésio intramuscular.
B. Sulfato de magnésio intravenoso.
C. Diazepam intramuscular.
D. Fenitoína intravenosa.

14. (ENARE-2023) **Em relação à síndrome HELLP, assinale a alternativa INCORRETA.**

A. Plaquetas abaixo de 50.000 são contraindicação à anestesia raquidiana.
B. A cesárea é a via de parto de melhor escolha na síndrome HELLP.
C. Pode ocorrer síndrome HELLP sem elevação dos níveis pressóricos.
D. O sulfato de magnésio é indicado quando se apresentar esse diagnóstico.
E. Pacientes com passado obstétrico de síndrome HELLP devem ser alertadas quanto ao maior risco de apresentar o mesmo quadro em gestação futura.

15. (UFRJ-2022) **Gestante, 30 anos, com idade gestacional (IG) de 35 semanas, chega à maternidade, trazida por familiares, com quadro clínico compatível com eclâmpsia. A primeira medida a ser tomada pela equipe médica nesse caso é:**

A. Administrar benzodiazepínico venoso.
B. Administrar sulfato de magnésio.
C. Oferecer oxigênio com 6 L/min.
D. Utilizar o protetor de língua.

16. (PSU-MG-2022) **Os distúrbios hipertensivos na gestação constituem causa de morte materna e morbimortalidade neonatal importantes no mundo. Sobre a fisiopatologia da pré-eclâmpsia e os mecanismos conhecidos de lesão endotelial, assinale a alternativa ERRADA:**

A. Placentação anormal, com invasão deficiente do interstício materno, mediada pela baixa produção de receptores de fator de crescimento do endotélio vascular (VEGF), é um mecanismo aceito.

B. A placentação deficiente, que leva à lesão endotelial dos vasos placentários, mediada pelo aumento de produção de substâncias antiangiogênicas, explica a fisiopatologia da pré-eclâmpsia.
C. O aumento dos níveis circulantes de substâncias antiangiogênicas associado à desregulação do sistema renina-angiotensina compromete a atividade do óxido nítrico, causando a lesão endotelial e pré-eclâmpsia.
D. O estresse oxidativo, que consiste em um desequilíbrio entre substâncias pró-oxidativas (radicais livres e outros) e antioxidantes, está ligado à lesão endotelial e ao desenvolvimento da pré-eclâmpsia.

17. (ENARE-2022) **Primigesta de 37 anos, tabagista, idade gestacional de 34 semanas, vai à maternidade queixando-se de cefaleia intensa, epigastralgia e alterações visuais. Exame físico: AFU 30 cm, MF +, DU negativa, PA 160 x 120 mmHg. O diagnóstico mais provável e a medicação indicada nesse momento são, respectivamente:**

A. Síndrome HELLP e hidralazina intravenosa.
B. Eclâmpsia e benzodiazepínico.
C. Pré-eclâmpsia grave e metildopa.
D. Pré-eclâmpsia grave e sulfato de magnésio.
E. Eclâmpsia e sulfato de magnésio.

18. (AMRIGS-2022) **Assinale a alternativa que apresenta o grupo de drogas anti-hipertensivas que NÃO deve ser ministrado na gestação.**

A. Bloqueadores de canal de cálcio.
B. Inibidor adrenérgico de ação central.
C. Inibidores da enzima de conversão da angiotensina.
D. Diuréticos tiazídicos.

19. (AMRIGS-2022) **Em relação à pré-eclâmpsia, analise as assertivas abaixo:**

I. A aspirina em baixas doses pode ser usada para prevenção de pré-eclâmpsia em pacientes de risco, quando iniciada antes das 16 semanas de idade gestacional.
II. O diagnóstico de pré-eclâmpsia requer relação alterada de proteinúria/creatininúria (P/C) em amostra com ou sem a presença de pressão arterial acima de 140 x 90 mmHg.

III. Os fármacos anti-hipertensivos de escolha para tratamento crônico da hipertensão arterial na gestação são os inibidores da ECA e os betabloqueadores.

Quais estão corretas?

A. Apenas I.
B. Apenas II.
C. Apenas III.
D. Apenas I e II.

Caso clínico para as questões 20 e 21

Primigesta de 16 anos foi trazida à emergência pelo SAMU desacordada, com história de ter sido encontrada caída em casa, realizando movimentos descoordenados compatíveis com convulsões tônico-clônicas. Na carteira de pré-natal, havia registro da consulta realizada na 34ª semana de gestação e da condição de normotensa há 2 semanas, quando a pressão arterial (PA) indicou 140 x 90 mmHg. Durante a avaliação inicial, novamente ocorreram convulsões. Apresentava mucosas coradas, PA de 170 x 120 mmHg, frequência cardíaca de 100 bpm, frequência respiratória de 20 irpm e temperatura axilar de 36,8°C. Os batimentos cardiofetais estavam em 110 bpm (logo após a convulsão), e o tônus uterino, normal, sem atividade contrátil percebida à palpação. Ao toque vaginal, o colo uterino encontrava-se fechado, e o feto, em apresentação cefálica. Imediatamente, foi cateterizada uma veia periférica e instalado um frasco de 1.000 mL de solução fisiológica, tendo sido coletadas amostras de sangue e de urina para exames. O teste de fita em amostra urinária revelou proteinúria de 4+.

20. (HCPA-2022) **Qual é o diagnóstico mais provável?**
A. Epilepsia gestacional.
B. Eclâmpsia.
C. Síndrome HELLP.
D. Acidente vascular encefálico (hemorrágico ou isquêmico).

21. (HCPA-2022) **Diante do quadro clínico, a conduta mais adequada é administrar:**
A. Diazepam (10 mg) + hidralazina (5 mg) por via intravenosa (IV), solicitar tomografia computadorizada de cérebro e indicar cesariana.
B. Hidantal (10 mg/kg) por IV + nifedipino 5 mg por via oral (VO), solicitar tomografia computadorizada de cérebro e indicar cesariana.

C. Midazolam (1 g) por IV + nifedipino 5 mg por VO + betametasona (12 mg) por via intramuscular, fazer perfil biofísico fetal e, se possível, aguardar até a 36ª semana para a resolução da gestação.
D. Sulfato de magnésio (dose de ataque de 4 g) por IV, infundindo 1 g/h em bomba + hidralazina (5 mg) por IV, aguardar a recuperação do sensório e iniciar a indução do trabalho de parto.

22. (USP-RP-2021) **Multigesta (G4P3A0), 28 anos, 36 semanas e 4 dias de gestação, segue em pré-natal de alto risco por hipertensão arterial crônica e retorna para consulta. Refere boa movimentação fetal, nega queixas de qualquer natureza. Está em uso de alfa-metildopa 1,5 grama/dia. Ao exame: bom estado geral, corada, hidratada, afebril, pressão arterial de 150 x 100 mmHg. Exame obstétrico: altura uterina de 34 cm e frequência cardíaca fetal de 144 bpm, com movimentos fetais. Exames laboratoriais: relação proteína/creatinina de 580 mg, creatinina 0,56 mg/dL, AST (aspartato aminotransferase) 37 U/L, concentração de hemoglobina de 12,5 g/dL, plaquetas: 180.000/mm^3, bilirrubinas totais de 0,34 mg/dL. Cardiotocografia: feto ativo. Nesse caso, escolha a alternativa com as melhores condutas.**
A. Associar nifedipina retard e agendar indução com 39 semanas.
B. Manter metildopa e induzir trabalho de parto com 37 semanas.
C. Prescrever hidralazina endovenosa e parto cesárea.
D. Orientar curva de pressão arterial e agendar retorno para 1 semana.

23. (UNIFESP-2021) **Para o diagnóstico de pré-eclâmpsia, segundo a classificação dos distúrbios hipertensivos na gestação proposta pela Sociedade Internacional para o Estudo da Hipertensão na Gestação (ISSHP), a presença de:**
A. Proteinúria não é obrigatória.
B. Edema é obrigatório.
C. Hipertensão não é obrigatória.
D. Plaquetopenia é obrigatória.

24. (UNICAMP-2021) **Mulher, 28 anos, G2P1C1A0, vem para a primeira consulta de pré-natal às 14 semanas de gestação. Antecedentes pessoais: hipertensão arterial crônica e eclâmpsia às 28 semanas da primeira gestação, há 3 anos. A CONDUTA É:**

A. Prescrever heparina de baixo peso molecular em dose profilática durante a gestação.
B. Prescrever AAS e carbonato de cálcio durante a gestação.
C. Programar parto cesárea eletivo às 36 semanas de gestação.
D. Prescrever corticosteroide a partir de 26 semanas de gestação.

25. (IAMSPE-2021) **Conforme o guia pragmático para rastreamento e prevenção primária da pré-eclâmpsia no primeiro trimestre de gestação, da International Federation of Gynecology and Obstetrics, de 2019, assinale a alternativa correta.**
A. A mulher é considerada como de alto risco para o desenvolvimento de pré-eclâmpsia na gestação quando esse risco for maior ou igual a 1/200, observados os níveis da proteína plasmática A específica da gestação (PAPP-A), o índice de pulsatilidade das artérias uterinas e a pressão arterial sistólica na primeira consulta de pré-natal.
B. A doença hipertensiva específica da gestação (DHEG) grave pode evoluir para pré-eclâmpsia e síndrome de HELLP, doença que é caracterizada por elevação das plaquetas, elevação das enzimas hepáticas e hiperbilirrubinemia.
C. O rastreamento combinado de primeiro trimestre da pré-eclâmpsia deverá incluir, quando possível, a dosagem de fibronectina, o Doppler da artéria umbilical fetal e a avaliação dos antecedentes maternos.
D. As pacientes identificadas como de alto risco para o desenvolvimento de pré-eclâmpsia precoce, como medida de prevenção, deverão iniciar o uso diário de 100 mg de aspirina a partir de 16ª semana de gestação e mantê-lo até o momento do parto.
E. O rastreamento combinado da pré-eclâmpsia no primeiro trimestre deverá incluir, quando possível, a avaliação dos fatores de risco maternos, a pressão arterial média materna, o índice de pulsatilidade das artérias uterinas e a dosagem de PLGF (*placental growth factor*).

26. (FMUSP-2021) **Gestante de 25 anos de idade, primigesta, com 33 semanas e 3 dias de gravidez, chega ao pronto atendimento obstétrico em crise convulsiva tônico-clônica generalizada. O companheiro refere que a paciente estava com dor de cabeça intensa antes da convulsão. No exame clínico, está em mau estado geral, descorada +/4, hidratada, pressão arterial 152 x 105 mmHg, FC 92 bpm, FR 18 ipm, saturação 96%, edema de MMII de 3+/4. No exame obstétrico, AU 33 cm,**

BCF presente e rítmico, dinâmica uterina presente (2 contrações em 10 minutos), toque vaginal com colo dilatado 3 cm, médio, medianizado. Após o tratamento adequado, com estabilização do quadro clínico e avaliação laboratorial, a conduta obstétrica é:

A. Cesárea imediata.
B. Inibição do trabalho de parto.
C. Condução do parto.
D. Cesárea após corticoterapia.

27. (UNICAMP-2020) Mulher, 33a, G3P2C0A0, idade gestacional de 37 semanas, chega à maternidade após crise convulsiva há 1 hora (tônico-clônica generalizada). Refere dor de cabeça de forte intensidade há 3 dias. Antecedentes pessoais: primeiro filho com o atual parceiro, nega complicações em gestações anteriores. Exame físico: PA = 142 x 86 mmHg, FC = 86 bpm, FR = 22 irpm; edema em face, mãos, membros inferiores, exame neurológico: normal. Exame ginecológico: altura uterina 35 cm, ausência de contrações, feto cefálico. Plaquetas = 230.000 mm^3, RNI = 1,02, creatinina = 0,9 mg/dL, AST = 15 UI/L, bilirrubina total = 0,8 mg/dL, relação proteína/creatinina urinária = 0,4. Cardiotocografia:

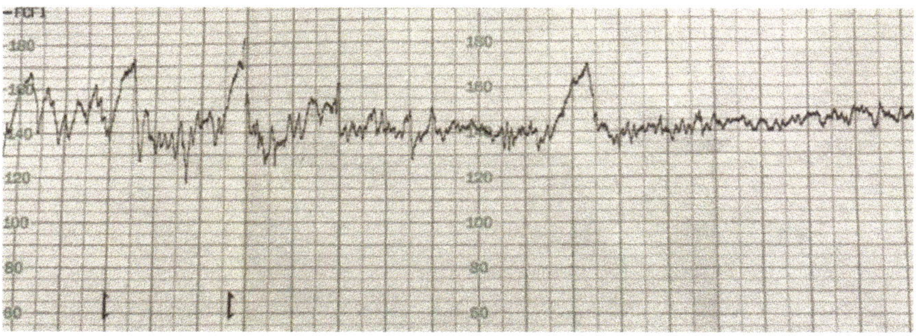

A CONDUTA É:

A. Sulfato de magnésio e parto cesárea imediato.
B. Tomografia computadorizada de crânio e parto cesárea imediato.
C. Sulfato de magnésio e indução de parto.
D. Tomografia computadorizada de crânio e indução de parto.

28. (SURCE-2020) **Gestante 15 anos, no curso de 29 semanas de gestação, apresenta-se em consulta de pré-natal referindo cefaleia, visão turva e pressão arterial de 160 x 90 mmHg mantida após decúbito lateral esquerdo. Indique a melhor conduta a ser adotada.**

A. Encaminhar a gestante para seguimento na emergência. Solicitar avaliação laboratorial para avaliação de proteinúria, função renal e diagnóstico de síndrome HELLP. Iniciar terapia anti-hipertensiva para tratamento do pico hipertensivo com uso de nifedipina oral e vigiar bem-estar fetal. Faz-se necessário iniciar uso de sulfato de magnésio para profilaxia de convulsões.

B. Encaminhar a gestante para seguimento na emergência. Solicitar avaliação laboratorial para avaliação de proteinúria, função renal e diagnóstico de síndrome HELLP. Iniciar terapia anti-hipertensiva para tratamento do pico hipertensivo com uso de nifedipina sublingual e vigiar bem-estar fetal. Faz-se necessário iniciar uso de sulfato de magnésio para profilaxia de convulsões.

C. Permanecer com o seguimento pré-natal ambulatorial, com consultas mensais. Solicitar avaliação laboratorial para avaliação de proteinúria, função renal e diagnóstico de síndrome HELLP. Iniciar terapia anti-hipertensiva oral para tratamento da elevação pressórica com uso de metildopa e vigiar bem-estar fetal. Não se faz necessário iniciar uso de sulfato de magnésio para profilaxia de convulsões.

D. Permanecer com o seguimento pré-natal ambulatorial, com consultas semanais. Não se faz necessário solicitar avaliação laboratorial para avaliação de proteinúria, função renal e diagnóstico de síndrome HELLP. Iniciar terapia anti-hipertensiva para tratamento do pico hipertensivo com uso de nifedipina oral e vigiar bem-estar fetal. Não se faz necessário iniciar uso de sulfato de magnésio para profilaxia de convulsões.

29. (FMUSP-2020) **Primigesta, 27 anos de idade, vem para iniciar pré-natal. É hipertensa crônica diagnosticada aos 22 anos de idade, fez uso de enalapril por 3 anos e, após mudança de hábitos de vida, suspendeu o tratamento medicamentoso. Tem diabetes tipo 2, usava metformina antes de engravidar, que também suspendeu. Idade gestacional de 9 semanas, assintomática. Ao exame clínico inicial, apresenta pressão arterial de 166 x 102 mmHg, confirmada em segunda ocasião. Nesse momento, qual é a conduta com relação à pressão arterial?**

A. Tratamento medicamentoso ambulatorial.

B. Tratamento endovenoso em regime de internação.

C. Sulfato de magnésio em regime de urgência.
D. Não há necessidade de tratamento pressórico.

30. (AMRIGS-2020) **Analise as assertivas abaixo em relação à pré-eclâmpsia:**

I. Na gestação, quando a pré-eclâmpsia ocorre, evidencia-se hemoconcentração progressiva, processo contrário do encontrado na gestante hígida.
II. A insuficiência renal grave como complicação da pré-eclâmpsia constitui evento raro, podendo ser encontrada necrose tubular ou cortical.
III. Entre as complicações cerebrais mais graves relacionadas à pré-eclâmpsia, encontramos as convulsões eclâmpticas e o acidente vascular hemorrágico (AVE).

Quais estão corretas?

A. Apenas I e II.
B. Apenas I e III.
C. Apenas II e III.
D. I, II e III.

31. (AMRIGS-2019) **Primigesta com 19 anos previamente hígida, com idade gestacional de 38+2 semanas e 3 consultas de pré-natal, é atendida em setor de emergência com queixa de epigastralgia, náuseas e vômitos. Ao exame, apresentava tensão arterial de 165 x 110 mmHg, FC de 88 bpm, TAX de 37,2°C, AU = 35 cm, BCF = 140 bpm, dinâmica uterina ausente, tônus uterino normal e toque vaginal com colo grosso, posterior e 1,5 cm de dilatação. Submetida a exames laboratoriais com os seguintes resultados: ácido úrico = 6,8; hematócrito = 32; hemoglobina = 12; plaquetas = 99.000; TGO = 165; creatinina = 0,8; relação proteinúria/creatinúria em amostra de 0,6. Foi realizada também cardiotocografia anteparto com resultado igual à categoria I. A conduta frente ao quadro, considerando a hipótese diagnóstica mais provável, é:**

A. Estabilização da tensão arterial com nifedipina e acompanhamento ambulatorial com exames laboratoriais seriados.
B. Internação hospitalar para acompanhamento evolutivo com exames laboratoriais e solicitar eco Doppler para avaliação de bem-estar fetal.
C. Internação hospitalar, administração de sulfato de magnésio e interrupção da gestação por cesariana.

D. Internação hospitalar, administração de nifedipina, sulfato de magnésio e interrupção da gestação pela via baixa com administração de análogos de prostaglandina ou sonda Foley.

32. (HCPA-2019) **Dentre os anti-hipertensivos, propranolol não deverá ser empregado por gestantes devido à sua associação com:**

A. Oligodrâmnio.
B. Restrição do crescimento fetal.
C. Malformações cardíacas fetais.
D. Malformações neurológicas fetais.
E. Diminuição do volume plasmático materno.

Caso clínico para as questões 33 e 34

Primigesta de 19 anos, que realiza pré-natal na unidade básica de saúde, apresentou quadro de convulsão tônico-clônica na sala de espera do centro obstétrico. Na carteira de pré-natal, havia registro de gestação de 35 semanas, sem intercorrências, e de pressão arterial de 140 x 90 mmHg na última consulta, realizada há 7 dias. A acompanhante informou que a paciente estava se queixando de cefaleia e visão turva. Ao exame físico, encontrava-se inconsciente, com pressão arterial de 170 x 120 mmHg, frequência respiratória de 16 mpm, SaO_2 de 95% e temperatura de corporal de 37,2°C. A dinâmica contrátil do útero estava ausente, e os batimentos cardiofetais eram de 120 bpm, sem desacelerações ou acelerações transitórias. O feto encontrava-se em situação longitudinal, em apresentação cefálica, e o colo uterino era médio, posterior e com dilatação de 2 cm.

33. (HCPA-2019) **Com base no quadro clínico, que exame subsidiário, dentre os abaixo, pode ser feito para confirmar a hipótese diagnóstica mais provável?**

A. Ultrassonografia com Doppler das artérias uterinas e vasos fetais.
B. Ressonância magnética do cérebro.
C. Dosagem de creatinina sérica.
D. Eletroencefalografia.
E. Avaliação da proteinúria em amostra de urina.

34. (HCPA-2019) **Durante o exame físico, a paciente apresentou novo quadro de convulsão tônico-clônica. Nesse momento, os batimentos cardiofetais chegaram a 80 bpm. Assinale a alternativa que contempla medidas iniciais adequadas.**

A. Administrar diazepam intravenoso e nifedipina oral e indicar cesariana sob anestesia geral.

B. Administrar fenitoína e hidralazina intravenosas e indicar cesariana sob bloqueio subdural.

C. Administrar sulfato de magnésio e hidralazina intravenosos e aguardar recuperações materna e fetal para iniciar indução do trabalho de parto.

D. Administrar diazepam, sulfato de magnésio e hidralazina intravenosos e betametasona intramuscular e aguardar 36 horas para maturação pulmonar e realizar cesariana.

E. Administrar fenitoína, sulfato de magnésio e hidralazina intravenosos e betametasona intramuscular e aguardar 12 horas para a maturação pulmonar e iniciar indução do trabalho de parto.

35. (PUCRS-2019) **Gestante vem ao centro obstétrico com queixa de dor epigástrica, cefaleia e escotomas. A idade gestacional é de 35 semanas por ecografia de 7 semanas. A pressão arterial é de 170 x 125 mmHg e os batimentos cardiofetais são 144 por minuto. Diante desse quadro, qual é a conduta?**

A. Fazer ecografia com Doppler e, se for normal, prescrever alfa-metildopa e aguardar até a 37ª semana.

B. Prescrever sulfato de magnésio, captopril ou enalapril e fazer a cesariana após estabilização materna.

C. Prescrever nifedipina e sulfato de magnésio, monitorizar o feto e interromper a gestação após a estabilização materna.

D. Fazer avaliação fetal, solicitar exames laboratoriais e interromper a gestação se a proteinúria for maciça e o ácido úrico for superior a 6 mg/L.

36. (PSU-MG-2019) **Gestante comparece à unidade básica de saúde para iniciar o cuidado pré-natal e relata ao médico a seguinte história clínico-obstétrica: "Tenho 28 anos e estou grávida pela terceira vez, sendo que meu primeiro parto aconteceu antes da data prevista por conta de elevação de pressão arterial, pela pré-eclâmpsia. Na segunda gravidez, não tive complicações, e**

meu bebê nasceu bem e na data prevista. Agora, essa gestação foi inesperada, pois acabo de iniciar um novo relacionamento e estava tomando pílula anticoncepcional. Tenho muitos parentes com problemas de hipertensão arterial, entre eles, minha mãe e uma irmã, que também teve pré-eclâmpsia. Estou com medo de ter essa doença de novo". Entre os fatores de risco presentes, assinale o que NÃO se associa ao maior risco de pré-eclâmpsia:

A. Histórico familiar.
B. Idade da gestante.
C. Pré-eclâmpsia na primeira gestação.
D. Primeiro filho com o parceiro atual.

37. (PSU-MG-2018) Paciente de 37 anos, G2PN1A0, procura serviço de pré-natal com idade gestacional (IG) de 12 semanas e 3 dias calculada pela data da última menstruação. Informa que é portadora de hipertensão arterial sistêmica, fazendo uso regular de captopril (50 mg de 12/12 h) até uma semana atrás, quando o suspendeu ao saber do resultado positivo para gravidez através do exame de beta-HCG. Ao exame físico: PA 150 X 100 mmHg em duas medidas com intervalo de 30 minutos, FC 74 bpm, útero pouco aumentado de volume (compatível com IG calculada); colo uterino longo, posterior e fechado. Dentre as opções abaixo, assinale a conduta MAIS ADEQUADA neste momento para essa paciente:

A. Encaminhar para pronto atendimento em obstetrícia para realizar propedêutica para síndrome HELLP.
B. Iniciar metildopa ou nifedipina, orientar a paciente a medir a pressão arterial diariamente e retornar em uma semana para reavaliação ou antes desse prazo em caso de elevação da pressão arterial.
C. Prescrever nifedipina sublingual para tratamento da crise hipertensiva.
D. Reiniciar captopril nas doses em que já usava e encaminhar paciente para ser acompanhada em pré-natal de alto risco.

38. (FMUSP-2018) Mulher de 32 anos de idade, com antecedente de pré-eclâmpsia, está no puerpério imediato de parto cesáreo. Durante o parto, ocorreu hipotonia uterina, que foi revertida com misoprostol por via retal. Ainda no centro obstétrico, apresentou crise convulsiva tônico-clônica generalizada, que

cessou após a terapêutica adequada. A paciente foi transferida para recuperação pós-anestésica. No momento, está orientada, sonolenta, em regular estado geral. Útero contraído, com loquiação fisiológica. Os controles de sinais vitais e diurese estão apresentados a seguir.

Hora	Pressão arterial	Frequência cardíaca	Frequência respiratória	Diurese
9h30	130 x 80 mmHg	90 bpm	18 ipm	25 mL/h
10h30	150 x 90 mmHg	92 bpm	14 ipm	25 mL/h
11h30	150 x 90 mmHg	100 bpm	13 ipm	8 mL/h

Qual a conduta para o caso neste momento?

A. Hidratação endovenosa.
B. Transfusão de hemácias.
C. Furosemida endovenosa.
D. Gluconato de cálcio.

39. (AMRIGS-2018) **Primigesta, 36 semanas de gestação, chega à emergência referindo cefaleia occipital, escotomas e epigastralgia intensa com náuseas e vômitos. Nega contrações e perdas vaginais. Familiar refere que o pré-natal foi sem anormalidades até então e que a paciente nunca teve pressão alta. Ao exame: pressão arterial de 170 x 110 mmHg, altura uterina de 33 cm, tônus uterino normal, ausência de contrações, batimentos cardiofetais de 140 bpm, edema pronunciado de face e membros inferiores. Em relação a essa paciente, analise as assertivas abaixo.**

I. Deve-se avaliar o grau de comprometimento materno-fetal, com rastreamento de síndrome de HELLP, critérios de gravidade de pré-eclâmpsia e avaliação da vitalidade fetal com cardiotocografia e dopplervelocimetria.
II. Há indicação de terapia preventiva anticonvulsivante com sulfato de magnésio, assim como tratamento da crise hipertensiva com hidralazina endovenosa ou nifedipina via oral.
III. Por se tratar de pré-eclâmpsia grave, está indicada a interrupção da gestação. Na presença de hematoma hepático, a cesariana deverá ser a via de parto.
IV. Há baixo risco de recorrência de pré-eclâmpsia em gestação futura nessa paciente.

Quais estão corretas?

A. Apenas I e II.
B. Apenas II e III.

C. Apenas I, II e III.
D. Apenas I, III e IV.
E. I, II, III e IV.

40. (PUCRS-2018) **Primigesta, 21 anos, previamente hígida, 35 semanas de idade gestacional, pré-natal sem intercorrências até o momento, é trazida à emergência apresentando confusão mental e história de convulsão tônico-clônica generalizada com duração de 1 minuto. PA de 180 x 110 mmHg, monitorização fetal categoria 1. Tônus uterino normal e toque vaginal com colo fechado sem sangramento. Exame de relação proteinúria e creatininúria em amostra no valor de 1,3 g/mg. A hipótese diagnóstica mais provável para esse caso é de_____ (1)_____, e a conduta apropriada é o uso de _____(2)_____, para prevenção das convulsões; de_____ (3)_____, para controle da pressão; e_______ (4)________.**

A. (1) epilepsia / (2) diazepam IM / (3) nifedipina VO / (4) conduta expectante para interromper a gestação com 37 semanas.
B. (1) eclâmpsia / (2) sulfato de magnésio IV / (3) hidralazina IV/ (4) interrupção imediata da gestação após estabilização materna.
C. (1) síndrome PRES / (2) sulfato de magnésio IV / (3) nifedipina sublingual / (4) interrupção da gestação com 37 semanas.
D. (1) eclâmpsia / (2) sulfato de magnésio IV / (3) hidralazina IV/ (4) corticoide para maturação pulmonar fetal e interrupção da gestação com 37 semanas.
E. (1) síndrome PRES / (2) diazepam IM / (3) nifedipina VO/ (4) interrupção da gestação com 37 semanas.

41. (UNICAMP-2017) **Mulher, 35a, G3P2A0C0, idade gestacional de 11 semanas, procura a unidade básica de saúde para iniciar pré-natal. Refere ser hipertensa crônica em uso de captopril 50 mg ao dia. Exame físico: PA = 130 x 90 mmHg, peso = 85 kg, altura = 1,52 m; membros: ausência de edema; exame ginecológico: compatível com a idade gestacional. A CONDUTA É:**

A. Suspender a medicação anti-hipertensiva, iniciar aspirina e orientar controle da pressão arterial.
B. Trocar para alfa-metildopa, iniciar aspirina e carbonato de cálcio; solicitar exames de avaliação da hipertensão.
C. Manter o anti-hipertensivo, iniciar carbonato de cálcio e solicitar exames de avaliação da hipertensão.

D. Internar para controle da pressão arterial, realização de exames de avaliação da hipertensão e iniciar alfa-metildopa.

42. (PUCRS-2017) **Primigesta com 34 semanas de idade gestacional chega ao centro obstétrico com dor epigástrica, escotomas e cefaleia. A pressão arterial é 165 x 120 mmHg. Não está em trabalho de parto. A cardiografia de repouso é categoria 1. O índice proteinúria/creatininúria em amostra é 0,75, e o ácido úrico é 4,9 mg/dL. Além de solicitar provas para síndrome HELLP, qual é a conduta mais indicada?**

A. Como há sinais de eclâmpsia iminente, a cesariana deve ser feita de imediato.
B. Existe sofrimento fetal inicial, e o parto deve ser induzido sob monitorização eletrônica.
C. Deve-se prescrever sulfato de magnésio, nifedipina ou hidralazina. Após estabilidade materna, interromper a gestação.
D. Deve-se prescrever repouso absoluto no leito, monitorar a pressão arterial de 4 em 4 horas e, se persistir elevada, iniciar a indução do parto.
E. Deve-se prescrever sulfato de magnésio e enalapril. Interromper a gestação após 48 h de corticosteroide, para amadurecimento pulmonar fetal.

Caso clínico para as questões 43 e 44

Paciente de 32 anos, primigesta com idade gestacional de 35 semanas (compatível com o primeiro ultrassom), procura o pronto-socorro com queixa de diminuição da movimentação fetal há 1 dia. Seguem as anotações de pré-natal:

IG	Peso (kg)	PA (mmHg)	BCF	AU (cm)	Edema
11 sem	69,6	140 x 90	+	-	-
15 sem	69,6	140 x 80	+	-	-
17 sem	71,0	110 x 70	+	16	-
23 sem	75,5	110 x 80	+	22	-
27 sem	78,8	120 x 80	+	25	-
31 sem	79,2	130 x 80	+	27	-
33 sem	82,0	130 x 90	+	29	1+/4+

Ao exame clínico, bom estado geral, corada, hidratada, eupneica. PA 160 x 100 mmHg, FC 84 bpm. BRNF 2T sopro sistólico foco aórtico 2+/6+. Abdome gravídico, altura uterina 29 cm, batimento cardíaco fetal presente,

dinâmica uterina ausente. Edema de mãos e face 2+/4+, edema simétrico de membros inferiores 2+/4+, sem sinais de trombose venosa profunda (TVP). Apresenta os seguintes exames realizados no dia anterior: proteinúria de 24 horas de 1,54 g/volume, ácido úrico 7,5 mg/dL.

43. (FMUSP-2017) Neste momento, o diagnóstico dessa gestante é:

A. Descompensação de hipertensão arterial crônica.
B. Hipertensão arterial secundária à nefropatia crônica.
C. Cardiopatia gestacional com hipertensão secundária.
D. Pré-eclâmpsia superajuntada à hipertensão arterial crônica.

44. (FMUSP-2017) Após 2 dias de internação, a paciente apresenta novo pico hipertensivo, com pressão arterial de 170 x 120 mmHg. Foi realizada a avaliação de vitalidade fetal, com índice de líquido amniótico de 7,3 cm e a cardiotocografia abaixo.

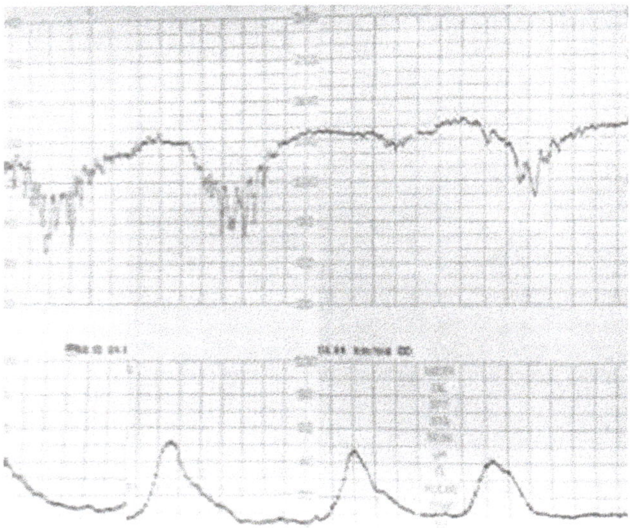

Nesse caso, o traçado cardiotocográfico indica:

A. Compressão funicular.
B. Resposta vagal imediata.
C. Consequência de hipóxia fetal.
D. Redução de retorno venoso materno.

45. (HCPA-2016) Gestante com 34 semanas de gestação foi trazida à maternidade por sangramento vaginal. O marido relatou que o pré-natal estava normal até o momento. Ao exame, a paciente apresentava pressão arterial de 140/90 mmHg, frequência cardíaca de 80 bpm e batimentos cardiofetais de 148 bpm. A dinâmica uterina estava ausente, havia 2 cm de dilatação, a bolsa estava íntegra e a apresentação era cefálica. Os exames laboratoriais de urgência evidenciaram TGO de 100 UI, plaquetas de 70.000/mm^3, DHL de 800 UI/L e ácido úrico de 6,5 mg/dL. A relação proteinúria/creatininúria era de 0,5. Qual o diagnóstico mais provável?

A. Síndrome HELLP.
B. Síndrome hemolítico-urêmica.
C. Pré-eclâmpsia.
D. Fígado gorduroso da gestação.
E. Sepse.

GABARITO

1. D	10. A	19. A	28. A	37. B
2. A	11. E	20. B	29. A	38. D
3. A	12. D	21. D	30. D	39. C
4. C	13. A	22. B	31. D	40. B
5. C	14. B	23. A	32. B	41. B
6. C	15. D	24. B	33. E	42. C
7. A	16. A	25. E	34. C	43. D
8. C	17. D	26. C	35. C	44. C
9. A	18. C	27. C	36. B	45. A

PONTOS-CHAVE

- Na pré-eclâmpsia (PE), a presença de proteinúria significativa é comum, mas não indispensável, na presença de pelo menos um sinal clínico, laboratorial ou hemodinâmico de envolvimento de órgãos-alvo.
- A morbidade e a mortalidade maternas e perinatais são elevadas na forma grave da PE.

- A fisiopatologia da PE inclui placentação inadequada, que leva à liberação de fatores angiogênicos e inflamação endotelial, com repercussão sistêmica.
- A assistência pré-natal precária facilita a evolução da forma leve para a forma grave de PE.
- A síndrome HELLP e a eclâmpsia são complicações da PE grave.
- A síndrome HELLP é caracterizada por hemólise, elevação das enzimas hepáticas e trombocitopenia.
- A predição da PE pode ser realizada pela presença de fatores de risco na história clínica ou obstétrica e, mais recentemente, por métodos combinados, que, além da história pessoal da gestante, leva em conta a pressão arterial sistêmica média, Doppler da artéria uterina na 12ª semana de gestação e marcadores séricos.
- A PE precoce (antes de 34 semanas) pode ser prevenida com o uso de ácido acetilsalicílico (100-150 mg/dia à noite) a partir de 11 a 14 semanas de gestação, em mulheres com alto risco. Pode-se usar, associada ao ácido acetilsalicílico, a suplementação de cálcio em pacientes com baixa ingesta desse mineral.
- A crise hipertensiva deve ser tratada com nifedipina VO ou hidralazina IV.
- O sulfato de magnésio é a droga de escolha para a profilaxia das convulsões e como tratamento da eclâmpsia.
- O tratamento da PE grave/eclâmpsia/síndrome HELLP é realizado com a interrupção da gravidez, após estabilização do quadro materno.

16

DIABETE MELITO E GESTAÇÃO

1. (SUS-SP-2024) **Durante uma consulta de pré-natal, uma gestante com histórico de diabetes *mellitus* tipo 2 mal controlado está preocupada com os possíveis efeitos desse problema para seu bebê. Com base nessa situação hipotética e considerando o impacto do diabetes *mellitus* descompensado durante a gravidez, assinale a alternativa que apresenta um risco aumentado durante a organogênese, devido ao controle glicêmico inadequado.**

A. Cardiopatia congênita.
B. Macrossomia fetal.
C. Polidrâmnio.
D. Rim em ferradura.
E. Displasia pulmonar.

2. (PUCRS-2024) **Gestante, 31 anos, primigesta, com idade gestacional de 25 semanas, vem à consulta de pré-natal. Traz os exames de segundo trimestre, incluindo teste de tolerância à glicose (TOTG): jejum 94 mg/dL, 60 minutos 170 mg/dL, 120 minutos 153 mg/dL. Ao revisar a carteira de gestante, o médico identifica que, com 10 semanas de gestação, a glicemia de jejum era de 94 mg/dL. Em relação ao caso, assinale a alternativa correta.**

A. O valor de glicemia de jejum encontrado no primeiro trimestre de gestação foi limítrofe para confirmação de diabetes gestacional, o que corrobora a realização do TOTG entre 24 e 28 semanas de gestação.
B. A paciente não apresentava indicação de realizar o TOTG, pois já tinha critério para diabetes gestacional com o resultado da glicemia de jejum no primeiro trimestre de gestação.
C. O diagnóstico seria de diabetes *mellitus* tipo 2 pré-gestacional caso o resultado da glicemia de jejum no primeiro trimestre fosse 125 mg/dL.
D. O diagnóstico de diabetes gestacional foi primeiramente realizado através do TOTG, no segundo trimestre de gestação.

3. (USP-RP-2023) Primigesta, 24 anos, com 29 semanas de idade gestacional, sem comorbidades prévias à gestação. Retorna à consulta de pré-natal sem queixas. Recebeu diagnóstico de diabetes *mellitus* gestacional há 10 dias, com adequada adesão ao plano nutricional, programa de atividade física e automonitorização glicêmica, porém mantendo-se acima das metas glicêmicas em aproximadamente 50% dos valores aferidos. Exame físico geral e obstétrico dentro dos padrões de normalidade. Ganho de peso de 300 gramas em uma semana. Foi indicada insulinoterapia, porém paciente é moradora de área rural, com dificuldade de acesso, transporte e armazenamento adequados da insulina. Considerando as recomendações brasileiras de 2019 (Organização Pan-Americana da Saúde, Ministério da Saúde, Federação Brasileira das Associações de Ginecologia e Obstetrícia e Sociedade Brasileira de Diabetes), qual a alternativa terapêutica farmacológica mais adequada para essa paciente?

A. Glibenclamida.
B. Acarbose.
C. Liraglutida.
D. Metformina.

4. (UNIFESP-2023) Secundigesta, 38 anos de idade, com idade gestacional de 10 semanas, apresenta glicemia de jejum de 94 mg/dL, colhida há 2 dias. A gestação anterior, há 5 anos, transcorreu sem complicações e com parto normal a termo de recém-nascido com peso adequado (3300 g). Qual deve ser a orientação, baseado no resultado laboratorial apresentado?

A. Solicitar nova glicemia de jejum e Hb glicada após as 12 semanas.
B. Solicitar curva glicêmica com 24 semanas.
C. Não é necessário solicitar exames adicionais.
D. Solicitar curva glicêmica com 28 semanas.

5. (UNICAMP-2023) Mulher, 30a, G1P0A0, idade gestacional de 26 semanas, é encaminhada com a seguinte curva glicêmica gestacional (CGG): jejum = 89 mg/dL; 1h = 182 mg/dL; 2h = 154 mg/dL. Antecedentes: obesidade grau II, pai e avô diabéticos. O DIAGNÓSTICO E O TRATAMENTO SÃO:

A. Euglicemia; orientar dieta, atividade física e repetir CGG com 28 semanas.
B. Diabetes gestacional; orientar dieta, atividade física e controle glicêmico.

C. Diabetes *mellitus* tipo 2; orientar dieta, atividade física e introduzir insulina.
D. Intolerância à glicose; orientar dieta e atividade física, não sendo necessário repetir o exame.

6. (HIAE-2023) **Primigesta, 24 semanas, procura maternidade com disúria e polaciúria há 3 dias. Nega outras queixas. Médico que a atende verifica o cartão de pré-natal e identifica uma glicemia de jejum realizada com 10 semanas de 91 mg/dL e um teste de tolerância oral à glicose (TTOG) 75 g realizado com 21 semanas: 94 mg/dL em jejum; 140 mg/dL após 1 hora; 104 mg/dL após 2 horas. Nesse caso:**
A. A paciente realizou corretamente a glicemia de jejum na primeira consulta de pré-natal, pois deve-se avaliar gestantes sem diagnóstico prévio com o objetivo de detectar *overt* diabetes *versus* diabetes *mellitus* gestacional.
B. A paciente não realizou hemoglobina glicada, apesar de ser o principal exame laboratorial para diagnóstico de diabetes *mellitus* gestacional e poder ser realizado em qualquer momento da gestação.
C. O TTOG 75 g realizado está normal e indicação adequada, pois recomenda-se a realização do teste para investigação de diabetes *mellitus* gestacional entre as 20ª e 24ª semanas de gestação.
D. A paciente não tem diagnóstico de diabetes *mellitus* gestacional, pois o diagnóstico, feito por glicemia de jejum, tem como valor positivo acima de 126 mg/dL, sendo que pode ser feito em qualquer idade gestacional.

7. (ENARE-2023) **Gestante, 23 semanas, refere que não fez nenhum dos exames solicitados na rotina de primeiro trimestre. Nega doenças prévias; o peso pré-gestacional era 80 kg e, atualmente, está com 90 kg, sendo que a altura é de 1,60 m. Considerando a disponibilidade técnica adequada, a melhor conduta para o diagnóstico de diabetes gestacional é solicitar:**
A. Hemoglobina glicada e glicemia de jejum no momento da consulta.
B. Teste oral de tolerância à glicose com 100 g em jejum e duas horas após sobrecarga.
C. Teste oral de tolerância à glicose com 75 g em jejum de duas horas imediatamente.
D. Apenas hemoglobina glicada.
E. Teste oral de tolerância à glicose com 75 g em jejum, uma e duas horas após sobrecarga, entre 24 e 28 semanas.

8. (UNIFESP-2022) **Primigesta de 36 semanas, 37 anos de idade, diabética gestacional, controlada com dieta e atividade física até a 26ª semana, quando necessitou de insulina regular nas doses de 20 UI no café da manhã, 18 UI no almoço, 18 UI no jantar e 14 UI de insulina NPH às 21h. Teve bom controle glicêmico até a 35ª semana, quando apresentou vários episódios de hipoglicemia. Qual é o diagnóstico mais provável?**

A. Insuficiência placentária.
B. Hipoinsulinismo fetal.
C. Resistência periférica à insulina.
D. Elevação de lactogênio placentário.

9. (UNIFESP-2022) **Gestante, de 28 semanas, apresenta TTOG com sobrecarga de 75 g de glicose realizada com 26 semanas: 92-182-152 mg/dL. Recebe orientação quanto à dieta, à atividade física e ao controle glicêmico. Retorna 7 dias depois dessa consulta, relatando ter seguido todas as orientações e perdido 2 kg de peso.**

	Dia 1	Dia 2	Dia 3	Dia 4	Dia 5	Dia 6	Dia 7
Jejum	95	93	97	101	99	95	96
1 h pós-café	134	140	141	144	137	146	140
1 h pós-almoço	128	145	135	140	133	144	139
1 h pós-jantar	144	134	142	128	153	124	142

Com esse perfil glicêmico, a conduta correta será a seguinte:

A. Deve-se prescrever insulina regular às 22h para melhorar o nível glicêmico da manhã.
B. Deve-se reforçar dieta e atividade física por mais 15 dias, antes de propor medicação.
C. Os controles estão dentro do razoável, manter orientação de dieta e atividade física.
D. Deve-se prescrever insulina, pois tem muitos controles inadequados.

10. (UNICAMP-2022) **Mulher, 32a, G2P1A0, idade gestacional de 30 semanas e 2 dias, queixa-se de cefaleia, coriza, dor de garganta e tosse há 3 dias. Nega náuseas, vômitos, febre e contato com pessoas com covid-19. Antecedentes pessoais: hipertensão arterial crônica, diabetes gestacional controlado com dieta e covid-19 há 5 meses. Medicamentos em uso: sulfato ferroso,**

carbonato de cálcio 1 g/dia, AAS 100 mg/dia, metildopa 1 g/dia. Recebeu vacina contra covid-19 Pfizer® há 2 meses. Exame físico: IMC = 38 kg/m²; PA = 109 x 76 mmHg; T = 37,8°C; FR = 26 ipm; FC = 109 bpm, oximetria de pulso (ar ambiente) = 97%. Realizou perfil glicêmico há 6 dias: jejum = 134 mg/dL, pós-café = 163 mg/dL, pós-almoço = 220 mg/dL e pós-jantar = 188 mg/dL. A CONDUTA É:

A. Internar para introdução de insulina; realizar RT-PCR covid-19 e isolamento respiratório.
B. Introduzir insulina e seguimento ambulatorial; descartada covid-19 pelo antecedente de infecção prévia e vacinação.
C. Internar para introdução de insulina; sem necessidade de isolamento respiratório.
D. Orientar dieta para diabético, realizar RT-PCR covid-19 e isolamento domiciliar.

11. (SCMSP-2022) **Uma tercigesta com doze semanas, um parto normal e um abortamento anterior, apresenta glicemia de jejum de 112 mg/dL. Com base nesse caso hipotético, assinale a alternativa correta.**

A. Trata-se de *overt* diabetes, sendo indicado o início do tratamento medicamentoso.
B. Deve ser realizada a curva glicêmica com 75 g para confirmação do diagnóstico de diabetes gestacional.
C. Trata-se de diabetes gestacional, sendo indicado o início do tratamento comportamental, com dieta e atividade física.
D. Trata-se de *overt* diabetes, sendo indicado o início do tratamento comportamental, com dieta e atividade física.
E. Trata-se de diabetes gestacional, sendo indicado o início do tratamento medicamentoso.

12. (PSU-MG-2022) **Sobre o diabetes gestacional, assinale a alternativa CORRETA.**

A. A glicemia de jejum e o teste de tolerância à glicose com 75 g de glicose são exames utilizados para o diagnóstico.
B. Na maioria das mulheres, o metabolismo de carboidratos não retorna às funções normais após o parto.
C. Seu tratamento tem como pilares: a dieta, o exercício físico e o uso de hipoglicemiantes orais.

D. Se o controle glicêmico for insatisfatório, a resolução da gravidez pode ser considerada entre 39 e 40 semanas.

13. (IAMSPE-2022) **Uma paciente de 37 anos de idade, primigesta, com idade gestacional de 29 semanas e diabetes *mellitus* gestacional, diagnosticada por alterações no teste oral de tolerância à glicose (TOTG 75 g), retorna à consulta pré-natal com os seguintes valores diários de glicemia capilar (dextro) domiciliar.**

Perfil glicêmico domiciliar (mg/dL)

Data [dia]	Glicemia de jejum	Glicemia pós-prandial duas horas após o café da manhã	Glicemia pós-prandial duas horas após o almoço	Glicemia pós-prandial duas horas após o jantar
1º/12	92	116	114	118
2/12	79	120	118	116
3/12	90	119	100	117
4/12	82	98	110	100
5/12	80	100	98	98
6/12	78	118	116	113
7/12	88	114	99	110

Realiza dieta orientada por nutricionista e faz exercícios regularmente há quinze dias. Com base nas diretrizes do artigo "Tratamento do diabetes mellitus gestacional no Brasil", da Organização Pan-americana da Saúde, do Ministério da Saúde, da Federação Brasileira das Associações de Ginecologia e Obstetrícia e da Sociedade Brasileira de Diabetes (2019), é correto afirmar que a conduta adequada nesse caso hipotético é:

A. Prescrever hipoglicemiante oral (metformina), em associação com dieta e atividade física regular.
B. Acrescentar suplementos dietéticos noturnos, pois as glicemias capilares de jejum sugerem ocorrência de hipoglicemias.
C. Manter as orientações dietéticas e a atividade física regular.
D. A insulinoterapia, em associação com dieta e atividade física regular.
E. A insulinoterapia, em associação com hipoglicemiante oral (metformina), atividade física regular e dieta.

14. (ENARE-2022) **Gestante, 28 anos, obesa, vem para a consulta de pré-natal de sua segunda gestação preocupada com o resultado do seu teste oral de tolerância à glicose com 75 mg de glicose (TOTG-75), visto que teve diabetes gestacional em sua última gravidez. No dia da consulta, a paciente se encontra com 26 semanas e 3 dias de gestação e traz o resultado de sua glicemia de jejum realizada na primeira consulta pré-natal, com o seguinte resultado: 89 mg/dL. Traz também TOTG-75, com os resultados: glicemia de jejum 91 mg/dL, após 1 h da ingesta: 176 mg/dL, e após 2 h: 140 mg/dL. Sendo assim, o médico deve informar à paciente que:**

A. Ela possui diabetes gestacional e o tratamento deve ser com dieta e exercícios físicos.
B. Ela possui diabetes gestacional e o tratamento deve ser com insulina.
C. Ela possui diabetes pré-gestacional (preexistente) e deve iniciar dieta e exercícios físicos.
D. Ela possui diabetes pré-gestacional (preexistente) e o tratamento deve ser instituído com metformina.
E. Ela não possui diabetes gestacional, mas, por ter histórico e outros fatores de risco, deve ficar atenta e seguir rotina com alimentação saudável e exercícios para prevenção.

15. (HCPA-2022) **Paciente de 38 anos, com 11 semanas de gestação, moradora da capital, trouxe à consulta pré-natal o resultado da glicemia de jejum de 90 mg/dL. Em seu histórico, constavam registros de IMC pré-gestacional de 42 kg/m^2 e de hipertensão arterial. A conduta mais adequada, no momento, é solicitar:**

A. Medida de hemoglobina glicada.
B. Teste de tolerância à glicose imediatamente.
C. Teste de tolerância à glicose entre 24-28 semanas.
D. Repetição da glicemia de jejum entre 24-28 semanas.

16. (SURCE-2021) **Paciente A.B.C., 40 anos, obesa, no curso da 25ª semana de gestação, comparece à consulta pré-natal com queixas de edema em membros inferiores, poliúria e ganho ponderal de 3 kg nos últimos 30 dias. Traz exame de TTOG com 75 g de glicose (curva glicêmica) com resultados: 90, 170 e 168 mg/dL (jejum, 1 h e 2 h). Após avaliar o quadro clínico e exames labora-**

toriais acima, assinale o diagnóstico correto e as metas glicêmicas esperadas.

A. Diabetes *mellitus* tipo 1. Níveis glicêmicos de jejum ≤ 99 mg/dL, o de 1ª h ≤ 140 mg/dL, e o de 2ª h ≤ 120 mg/dL.

B. Diabetes *mellitus* tipo 2. Níveis glicêmicos de jejum ≤ 92 mg/dL, o de 1ª h ≤ 180 mg/dL, e o de 2ª h ≤ 153 mg/dL.

C. Diabetes *mellitus* gestacional. Níveis glicêmicos de jejum ≤ 95 mg/dL, o de 1ª h ≤ 140 mg/dL, e o de 2ª h ≤ 120 mg/dL.

D. Diabetes *mellitus* pré-gestacional. Níveis glicêmicos de jejum ≤ 92 mg/dL, o de 1ª h ≤ 126 mg/dL, e o de 2ª h ≤ 110 mg/dL.

17. (HSL-SP-2021) **Primigesta, 25 anos de idade, com IMC 29 kg/m², retorna para a segunda consulta do pré-natal com glicemia de jejum de 102 mg/dL. Preocupada com diabetes, já começou a fazer dieta adequada e atividade física por conta própria. Em relação à diabetes gestacional:**

A. O cálculo da dose inicial de insulina na gestante com diabetes *mellitus* gestacional é de 1,0 UI/kg/dia.

B. A metformina é a primeira escolha na terapêutica medicamentosa para controle glicêmico no período gestacional.

C. A maioria das parturientes com diabetes *mellitus* gestacional necessita de insulina intraparto, apesar do bom controle glicêmico na gestação.

D. As metas do controle glicêmico na gestação são: jejum < 95 mg/dL, 1 hora pós-prandial < 140 mg/dL e 2 horas pós-prandial < 120 mg/dL..

E. Para evitar a hipoglicemia neonatal, recomendam-se níveis glicêmicos acima de 140 mg/dL durante o trabalho de parto.

18. (IAMSPE-2021) **Segundo as diretrizes do rastreamento e diagnóstico de diabetes *mellitus* gestacional no Brasil de 2016 e o que propõe o documento "Tratamento do diabetes *mellitus* gestacional no Brasil", de 2019, da Organização Pan-americana da Saúde, da Organização Mundial da Saúde, do Ministério da Saúde, da Federação Brasileira de Ginecologia e Obstetrícia (Febrasgo) e da Sociedade Brasileira de Diabetes, assinale a alternativa correta com relação à diabetes *mellitus* na gestação.**

A. As gestantes com diabetes *mellitus*, conforme a viabilidade financeira, a disponibilidade técnica e o tratamento utilizado, devem realizar uma monitorização glicêmica por meio da medida da glicemia sanguínea capilar, em quatro a seis períodos específicos do dia.

B. O uso de análogos da insulina de ação lenta, como insulinas asparte e lispro, não é seguro na gravidez, pois propicia pior controle dos níveis de glicemia pós-prandial e maior risco de hipoglicemia.
C. O teste oral de tolerância à glicose (TOTG) de 75 g deverá ser indicado às gestantes que apresentarem glicemia de jejum inferior a 99 mg/dL no início da gestação.
D. Considera-se como *overt* diabetes o caso em que a gestante apresenta glicemia de jejum maior ou igual a 92 mg/dL na primeira consulta pré-natal.
E. A dieta recomendada às gestantes diabéticas deve ser fracionada em seis refeições, constituídas por 15 a 20% de carboidratos, 30 a 35% de lipídeos e 50% de proteínas.

19. (SCMSP-2021) **Uma gestante de 39 anos de idade, G2 PN1 A0, com idade gestacional de dez semanas e três dias, compareceu à consulta de pré-natal com glicemia de jejum de 94 mg/dL. Com base nesse caso hipotético, assinale a alternativa correta.**
A. A paciente deverá repetir a glicemia de jejum e, caso esteja acima de 94 mg/dL, realizar imediatamente TOTG 75 g para a confirmação diagnóstica de diabetes gestacional.
B. A paciente deverá realizar TOTG 75 g para a confirmação diagnóstica de diabetes gestacional. Caso seja confirmada, deverá ser encaminhada para acompanhamento nutricional e iniciar tratamento medicamentoso e controle glicêmico.
C. A paciente deverá realizar TOTG 75 g para a confirmação diagnóstica de diabetes gestacional. Caso seja confirmada, deverá ser encaminhada para acompanhamento nutricional, recebendo indicação de atividade física e controle glicêmico.
D. A paciente tem diagnóstico de diabetes gestacional, devendo ser encaminhada para acompanhamento nutricional e iniciar tratamento medicamentoso e controle glicêmico.
E. A paciente tem diagnóstico de diabetes gestacional, devendo ser encaminhada para acompanhamento nutricional e iniciar atividade física e controle glicêmico.

20. (HCPA-2021) **Paciente de 35 anos, G2P0Ab1, com IMC de 48 kg/m^2 e 14 semanas de amenorreia, veio à consulta pré-natal com resultados de exames de rotina, dentre eles glicemia de jejum de 132 mg/dL e hemoglobina glicada de 6,7%. Sem queixas atuais, negou histórico de doenças crônicas. Qual o diagnóstico mais provável e qual a conduta adequada?**

A. Diabetes gestacional; não há necessidade de exame diagnóstico complementar.

B. Diabetes na gestação; solicitar imediatamente teste oral de tolerância à glicose 75 g – 2 h com 3 medidas de glicemia (jejum, 1 hora e 2 horas).

C. Suspeita de diabetes gestacional precoce; confirmar com teste oral de tolerância à glicose 75 g – 2h com 3 medidas de glicemia (jejum, 1 hora e 2 horas) entre a 24ª e a 28ª semanas.

D. Diabetes na gestação; não há necessidade de exame diagnóstico complementar.

21. (FMUSP-2021) **A enfermeira aciona o médico plantonista para avaliar a paciente JMB, gestante, de 23 anos de idade. A paciente tem diabetes tipo I e foi internada para ajuste do controle glicêmico. Ela é quartigesta, com 3 abortamentos anteriores. A idade gestacional é de 18 semanas. Chamou a enfermeira por estar com mal-estar e sudorese fria. A glicemia capilar é de 38 mg/dL. Na avaliação clínica, a paciente está torporosa e não responde adequadamente aos questionamentos, PA 110 x 70 mmHg, FC 82. A conduta imediata deve ser:**

A. Oferecer o lanche da tarde.

B. Soro glicosado 5% 300 mL endovenoso.

C. Administrar 15 g de glicose via oral.

D. Glucagon subcutâneo imediato.

22. (AMRIGS-2021) **Na primeira consulta de pré-natal, com 11 semanas de gestação, gestante apresenta seus exames de rotina com uma glicemia de jejum de 93 mg/dL. Segundo a Organização Mundial de Saúde, a Federação Internacional de Ginecologia e Obstetrícia e a American Diabetes Association, qual o diagnóstico e a conduta para o caso?**

A. Glicemia normal; realizar teste de tolerância com 75 g de glicose com 24-28 semanas.

B. Glicemia normal; encerrar a investigação.

C. Diagnóstico de diabete melito gestacional; iniciar tratamento com dieta e atividade física.

D. Diagnóstico de diabete melito gestacional; iniciar tratamento com dieta, atividade física e insulina.

23. (AMRIGS-2021) **São condições associadas ao hiperinsulinemismo fetal no diabetes durante a gestação, EXCETO:**

A. Retardo na produção de surfactante pulmonar.

B. Hipoxemia fetal crônica.
C. Hipertrofia do septo interventricular cardíaco.
D. Restrição do crescimento fetal.

24. (UNICAMP-2020) **Mulher, 24a, G1P0C0A0, vem para segunda consulta pré-natal com idade gestacional de 10 semanas. Antecedente pessoal: obesidade grau 3. Glicemia de jejum = 97 mg/dL. ALÉM DE ORIENTAÇÃO DE HÁBITOS SAUDÁVEIS, A CONDUTA É:**
A. Curva glicêmica gestacional.
B. Perfil glicêmico.
C. Repetir glicemia de jejum.
D. Iniciar insulina.

25. (UFRJ-2020) **Pode-se afirmar que o diagnóstico de diabetes gestacional aumenta o risco de:**
A. Macrossomia fetal e hiperglicemia neonatal.
B. Pré-eclâmpsia e hiperglicemia neonatal.
C. Pré-eclâmpsia e tocotraumatismo.
D. Macrossomia fetal e acretismo placentário.

26. (SUS-SP-2020) **Gestante de 25 semanas, com teste oral de tolerância à glicose compatível com diabetes gestacional, foi orientada a fazer dieta e atividade física e vem seguindo rigorosamente as orientações. Está monitorando a glicemia capilar em seu domicílio. Na consulta do mês seguinte, apresenta glicemias de jejum entre 96 e 120 mg/dL e pós-prandiais entre 142 e 180 mg/dL. Indica-se:**
A. Introdução de insulina.
B. Introdução de metformina.
C. Manutenção da dieta e exercícios físicos sem alterações.
D. Redução da ingestão de calorias e introdução de metformina.
E. Aumento da atividade física e introdução de metformina.

27. (FMUSP-2020) **Paciente com diagnóstico pré-natal de diabetes gestacional realizado no teste de tolerância à glicose com 26 semanas, controlada com insulina NPH e regular. No pós-parto imediato, a prescrição deve contemplar:**

A. Dieta geral e suspensão da terapêutica hipoglicemiante, sem controle de glicemia.
B. Dieta para diabetes, manter insulina, controle de glicemia capilar às refeições.
C. Dieta para diabetes, suspensão da terapêutica hipoglicemiante, glicemia às refeições.
D. Dieta geral, iniciar hipoglicemiante oral, controle de glicemia capilar às refeições.

28. (UNIFESP-2019) **Gestante, 31 anos de idade, 2G 1P (natimorto de termo) com diagnóstico de diabetes *mellitus* gestacional estabelecido com 34 semanas, foi orientada a realizar atividade física diária e dieta para diabetes. A gestante, pouco aderente ao tratamento, não seguiu as orientações e retornou com 36 semanas, quando foi constatado, à ultrassonografia, que o feto apresentava peso no percentil 99, polidrâmnio e diminuição da movimentação fetal. Nessa situação, a conduta é:**

A. Orientação dietética com nutricionista e avaliação semanal.
B. Internação para corticoterapia e insulinização.
C. Internação e resolução da gestação.
D. Avaliação da vitalidade fetal, insulinização e retorno em 1 semana.
E. Internação para corticoterapia e resolução da gestação.

29. (PSU-MG-2019) **Sabe-se que o feto e a placenta têm uma atividade integrada, que é determinante para seu crescimento e desenvolvimento intrauterinos. Para isso, além da oferta de nutrientes, gases e fluxo sanguíneo adequados, interação hormonal complexa entre os organismos materno e fetal se faz necessária. Analise os dados deste cartão de pré-natal.**

Consulta	1	2	3	4
Idade gestacional	8 semanas e 5 dias	18 semanas e 3 dias	25 semanas e 4 dias	31 semanas e 4 dias
Pressão arterial (mmHg)	105 / 65	100 / 55	105 / 60	110 / 60
Peso (kg)	58,5	60,2	63,1	69,9
Medida do fundo do útero (cm)	–	14	24	34
Toque	Colo fechado	Colo fechado	Colo fechado	Colo fechado
Exames complementares: Grupo sanguineo O Rh positivo. Hemograma sem anormalidades. Glicemia de jejum 90 mg%. VDRL: não reator. HBsAg: negativo. Sorologia para toxoplamose: IgG e IgM negativas. Anti-HIV: negativo. Exame de urina rotina: sem anormalidades. Urocultura: negativa. Curva de tolerância à glicose (75 g de dextrosol): jejum 98mg%, 1 hora 167mg%, 2 horas 179mg%.				

Com base nos registros deste cartão, assinale a alternativa que apresenta o desequilíbrio hormonal que MELHOR se associa ao distúrbio de crescimento fetal clinicamente evidenciado nesta gestação.

A. Deficiência de progesterona ovariana.
B. Hiperinsulinismo fetal.
C. Hipertireoidismo materno.
D. Hipoestrogenismo placentário.

30. (PSU-MG-2019) **Gestante de 30 anos, G3P2A0, com 14 semanas e quatro dias, comparece à primeira consulta de pré-natal na unidade básica de saúde. Relata estar preocupada porque, na gestação anterior, teve diabetes e o recém-nascido nasceu com o peso acima do esperado para a idade gestacional. Foi aconselhada, na época, a retornar seis semanas após o parto para repetir rastreio para o diabetes, mas acabou se esquecendo disso. Preocupa-a, também, o fato de estar acima do peso. Ao exame físico, IMC 42 kg/m^2. Com relação ao rastreio e ao diagnóstico do diabetes na gestação, no caso dessa paciente, assinale a afirmativa CORRETA.**

A. Considerar diagnóstico de diabetes *mellitus* se medida aleatória da glicemia plasmática for "maior ou igual que" 126 mg/dL na presença de poliúria, polidipsia e perda de peso inexplicável.
B. Considerar diagnóstico de diabetes *mellitus* gestacional se glico-hemoglobina for "maior ou igual que" 6,5%.
C. O teste de tolerância à glicose oral de 75 g (TOTG) deve ser o primeiro exame a ser realizado, já que essa paciente tem fatores de risco para diabetes *mellitus* gestacional.
D. Valores de glicemia em jejum entre 92 e 125 mg/dL permitem o diagnóstico de diabetes *mellitus* gestacional.

31. (IAMSPE-2019) **Assinale a alternativa correta com relação à diabetes na gestação, segundo a Organização Pan-Americana da Saúde (OPAS, 2017), o Ministério da Saúde (MS, 2017) e a Sociedade Brasileira de Diabetes (SBD, 2017).**

A. A resistência à insulina aumenta durante a gestação em virtude da elevação de alguns hormônios considerados diabetogênicos, como hormônio do crescimento, cortisol e hormônio lactogênio placentário.
B. Os hipoglicemiantes orais como a metformina, aprovados pelo Food and Drug Administration (FDA) em 2017, devem ser utilizados rotineiramente na

gravidez de gestantes diabéticas devido aos efeitos comprovadamente não teratogênicos.

C. O teste de tolerância oral à glicose (TOTG) de 75 g deve ser solicitado às gestantes que apresentarem glicemia de jejum inferior a 98 mg/dL no início da gestação.

D. A hiperglicemia materna que pode promover a hiperinsulinemia fetal é causa frequente de restrição de crescimento fetal e oligoâmnio.

E. O diagnóstico de diabetes *mellitus* em gestantes com antecedentes de cirurgia bariátrica deve ser realizado pela glicemia em jejum, hemoglobina glicada e teste oral de tolerância à glicose (TOTG) de 75 g.

32. (HIAE-2019) **Primigesta de 36 anos de idade inicia o pré-natal com 10 semanas de gestação. Apresenta glicemia de jejum de 99 mg/dL. Segundo as recomendações do Ministério da Saúde do Brasil, a paciente tem diagnóstico de:**

A. Diabetes prévio à gestação, porém não conhecido (*overt* diabetes), sendo indicada curva de tolerância à glicose nesse momento.

B. Diabetes melito pré-gestacional, indicando-se medidas terapêuticas imediatamente.

C. Intolerância à glicose, sendo indicada a realização de curva glicêmica de 3 horas no 2° trimestre.

D. Diabetes melito gestacional, dispensando a realização de curva glicêmica no 2° trimestre.

E. Glicemia adequada para gestação inicial, devendo-se realizar curva glicêmica após a 28ª semana.

33. (AMRIGS-2019) **Em relação ao metabolismo da glicose na gestação e à fisiopatologia do diabetes gestacional (DG), analise as assertivas abaixo:**

I. A resistência à insulina aumenta progressivamente durante a gestação normal, em virtude da secreção placentária de alguns hormônios, como o lactogênio placentário.

II. A resistência à insulina atende às necessidades metabólicas do feto, que precisa de maior disponibilidade de glicose, a qual é transportada pela placenta por meio de difusão facilitada.

III. O defeito metabólico nas mulheres com DG é a sua incapacidade de secretar insulina em níveis necessários para atender à demanda aumentada.

IV. O mecanismo primário na macrossomia é a hiperinsulinemia fetal decorrente da hiperglicemia materna, o que leva a uma maior transferência de glicose da mãe para o feto.

Quais estão corretas?

A. Apenas I e III.
B. Apenas II e IV.
C. Apenas I, II e III.
D. I, II, III e IV.

34. (UNIFESP-2018) **Mulher de 20 anos tem diagnóstico de diabetes desde 7 anos de idade e faz uso de insulina. Foi verificado resultado de hemoglobina glicada de 12% no mesmo dia em que foi diagnosticada gestação, por atraso menstrual de três semanas. Em relação ao risco fetal e ao controle da glicemia, é correto afirmar:**

A. Há maior risco de polidramnia mesmo com controle glicêmico a partir deste momento.
B. O feto será macrossômico, mesmo com controle glicêmico a partir deste momento.
C. Há maior risco de malformações do concepto mesmo com controle glicêmico a partir deste momento.
D. Se a glicemia de jejum estiver entre 70 e 90 mg no primeiro trimestre, haverá maior risco de óbito fetal.
E. Se a glicemia ficar controlada no último mês antes do nascimento, o concepto não será macrossômico.

35. (PUCRS-2018) **Em relação ao diabete melito e à gestação, afirma-se:**

I. O diabete gestacional ocorre devido ao mau funcionamento das células beta pancreáticas que secretam insulina insuficiente para vencer a resistência à insulina da gestação.
II. O fundamental no cuidado do pré-natal é estabelecer o diagnóstico de diabete na gestação, nãos sendo importante distinguir o pré-gestacional do gestacional.
III. A principal complicação do diabete gestacional é o elevado número de malformações congênitas.

Está(ão) correta(s) apenas a(s) afirmativa(s):

A. I.
B. II.

C. III.
D. I e II.
E. I e III.

36. (UNIFESP-2017) **Paciente, 25 anos de idade, diabética tipo 1 desde 9 anos de idade, planeja engravidar. Para essa paciente, quais exames laboratoriais devemos solicitar no aconselhamento pré-gestacional com o objetivo de minimizar a morbimortalidade materno-fetal?**
A. Cálculo da glicemia média, ecocardiograma, curva de insulina.
B. Insulinemia, dosagem de glicemia de jejum e de hemoglobina glicada.
C. Exame de fundo de olho, dosagem de creatinina e de hemoglobina glicada.
D. Exame de fundo de olho, dosagem de peptídeo C e de hemoglobina glicada.
E. Exame de fundo de olho, perfil glicêmico e insulinemia.

37. (SUS-SP-2017) **Em relação à diabetes gestacional, é correto afirmar que:**
A. Os critérios estabelecidos para a diabetes anterior à gestação não diagnosticada (*overt* diabetes) incluem glicemia de jejum maior ou igual a 92 mg/dL e hemoglobina glicada maior ou igual a 6,0%.
B. Glicemia de jejum entre 92 e 125 mg/dL durante a gestação faz o diagnóstico de diabetes gestacional.
C. A hemoglobina glicada igual ou acima de 6,5% faz o diagnóstico de diabetes gestacional.
D. Glicemia de jejum menor que 92 mg/dL no início do pré-natal descarta o risco de diabetes gestacional.
E. Entre as principais complicações associadas à diabetes gestacional, destaca-se a macrossomia, o poli-hidrâmnio e a microcefalia.

38. (PUCRS-2017) **Gestante com 18 semanas traz, na sua segunda consulta de pré-natal, glicemia de jejum de 98 mg/dL, realizada com 14 semanas. Assinale a alternativa correta quanto ao rastreamento e ao diagnóstico de diabetes na gestação.**
A. Deverá ser solicitada o TTG nesta consulta, para realizar o diagnóstico de diabetes gestacional.
B. Deverá ser solicitado TTG após a 24ª semana, para realizar o diagnóstico de DG.
C. O diagnóstico de DG fica estabelecido pelo resultado da glicemia de jejum.

D. O diagnóstico de diabetes prévio à gestação fica estabelecido pelo resultado da glicemia de jejum.
E. Deverá ser solicitado o TTG somente para as gestantes com glicemia maior de 110 mg/dL e/ou com fatores de risco para desenvolver diabetes.

39. (PSU-MG-2017) **Paciente G3P2A0, 34 anos de idade, está com 21 semanas de gestação e apresenta os seguintes resultados de exames: glicemia de jejum = 102 mg/dL, realizada com 16 semanas de gestação; glicemia duas horas após 75 g de dextrosol = 156 mg/dL, realizada após retorno com resultado da glicemia de jejum. O filho de seu último parto pesou 3.980 gramas ao nascimento. Assinale a alternativa com a CONDUTA MAIS INDICADA para essa gestante, dentre as abaixo:**
A. Iniciar conduta para controle glicêmico, pois se trata de diabetes gestacional.
B. Repetir a glicemia após dextrosol entre 24 e 28 semanas de gestação.
C. Repetir a glicemia de jejum imediatamente.
D. Solicitar teste oral de tolerância à glicose completo (glicemias de jejum, 1, 2 e 3 h após dextrosol).

40. (SURCE-2017) **Primigesta de 35 anos, com índice de massa corpórea de 28 kg/m^2, com gestação de 12 semanas, retornou à unidade básica de saúde da família para mostrar os resultados dos exames laboratoriais de rotina pré-natal. O valor da glicemia de jejum foi de 88 mg/dL. Ante o exposto, de acordo com a orientação do Ministério da Saúde do Brasil, como se deve prosseguir na pesquisa diagnóstica do diabetes gestacional?**
A. Repetir a glicemia de jejum entre 24 e 28 semanas.
B. Indicar teste oral de tolerância à glicose 75 g de imediato.
C. Fazer teste oral de tolerância à glicose 50 g entre 24 e 28 semanas.
D. Solicitar teste oral de tolerância à glicose 75 g entre 24 e 28 semanas.

41. (UFRJ-2017) **Um exame importante para controle e acompanhamento do diabetes na gestação e que se correlaciona com a frequência das malformações fetais é:**
A. Frutosamina.
B. Glicemia pós-prandial de 2 horas.
C. Curva glicêmica.
D. Hemoglobina glicosilada.

42. (AMRIGS-2016) **Em uma mulher com 39 semanas de gestação, com altura uterina acima do percentil 90 para a idade gestacional, é mais provável a presença materna da seguinte condição:**

A. Tabagismo.
B. Hipertensão arterial.
C. Diabetes gestacional.
D. Insuficiência placentária.
E. Oligodramnia.

43. (AMRIGS-2016) **Primigesta de 38 anos, com 30 semanas de gestação, tem o diagnóstico de diabetes melito gestacional estabelecido nesse momento. Em relação ao tratamento, analise as assertivas abaixo:**

I. O controle dietético deve ser a primeira intervenção.
II. Quando o tratamento farmacológico for necessário, a metformina pode ser uma alternativa à insulina.
III. A insulinoterapia é o tratamento-padrão e deve ser usado na falha de controle glicêmico.

Quais estão corretas?

A. Apenas I.
B. Apenas II.
C. Apenas III.
D. Apenas I e III.
E. I, II e III.

GABARITO

1. A	10. A	19. E	28. C	37. B
2. B	11. C	20. D	29. B	38. C
3. D	12. A	21. B	30. D	39. A
4. C	13. C	22. C	31. A	40. D
5. B	14. E	23. D	32. D	41. D
6. A	15. C	24. B	33. D	42. C
7. E	16. C	25. C	34. C	43. E
8. A	17. D	26. A	35. A	
9. D	18. A	27. A	36. C	

PONTOS-CHAVE

- O diagnóstico de diabetes na gestação é feito por meio da glicemia de jejum na primeira consulta de pré-natal e teste de tolerância à glicose de 75 g entre 24 e 28 semanas.
- É essencial a avaliação pré-concepcional para gestantes com diabetes tipos 1 e 2.
- O grande problema do diabetes pré-gestacional é o risco de malformações fetais, que está associado ao controle glicêmico inadequado nas primeiras 8 semanas de gestação.
- As complicações do diabetes gestacional estão relacionadas ao controle glicêmico inadequado, sendo as principais a macrossomia fetal e a hipoglicemia e a hiperbilirrubinemia neonatais.
- O tratamento inicial do diabetes gestacional é feito com dieta e exercício físico. Se não houver controle metabólico, a droga de escolha é a insulina humana.
- As gestantes com diabetes gestacional têm risco aumentado de desenvolverem pré-eclâmpsia e, no futuro, diabetes tipo 2.
- Mulheres com diabetes gestacional devem ser rastreadas pelo teste oral de tolerância à glicose de 75 g entre 8 e 12 semanas do pós-parto.

REFERÊNCIAS BIBLIOGRÁFICAS

Brasil. Ministério da Saúde. Secretaria de Atenção Primária à Saúde. Departamento de Ações Programáticas. Manual de gestação de alto risco [recurso eletrônico]. Brasília: Ministério da Saúde, 2022.

Cunningham FG, Leveno KJ, Bloom SL, Dashe JS, Hoffman BL, Casey BM et al. Obstetrícia de Williams. 25.ed. Porto Alegre: AMGH, 2021.

Fernandes CE, Sá MFS (eds.). Tratado de obstetrícia da FEBRASGO. Rio de Janeiro: Elsevier, 2019.

Ramos JGL, Martins-Costa SH, Magalhães JÁ, Passos EP, Wender COM, Oppermann MLR. Rotinas em obstetrícia. 8.ed. Porto Alegre: Artmed. 2023.

Rezende Filho J. Rezende obstetrícia. 14.ed. Rio de Janeiro: Guanabara Koogan, 2022.

Zugaib M. Obstetrícia. 5.ed. Barueri: Manole, 2023.

ANOTAÇÕES

ANOTAÇÕES

ANOTAÇÕES

ANOTAÇÕES

ANOTAÇÕES

ANOTAÇÕES